卢祥之——著

名中医医论阐挥

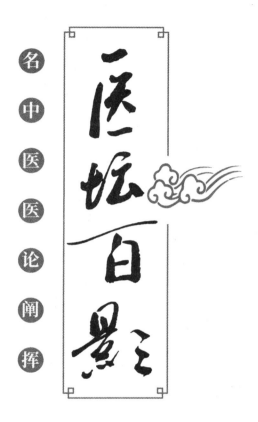

医坛百影

U0189140

中国科学技术出版社
·北 京·

图书在版编目（CIP）数据

医坛百影：名中医医论阐挥 / 卢祥之著. — 北京：中国科学技术出版社，2019.8
ISBN 978-7-5046-8249-9

Ⅰ.①医… Ⅱ.①卢… Ⅲ.①中医临床—经验—中国—现代 Ⅳ.①R249.7

中国版本图书馆CIP数据核字(2019)第052928号

策划编辑	焦健姿　王久红
责任编辑	焦健姿
装帧设计	长天印艺
责任校对	刘　健
责任印制	李晓霖

出　　版	中国科学技术出版社
发　　行	中国科学技术出版社有限公司发行部
地　　址	北京市海淀区中关村南大街16号
邮　　编	100081
发行电话	010-62173865
传　　真	010-621739148
网　　址	http://www.cspbooks.com.cn

开　　本	710mm×1000mm　1/16
字　　数	327千字
印　　张	18.5
版　　次	2019年8月第1版
印　　次	2019年8月第1次印刷
印　　刷	北京威远印刷有限公司
书　　号	ISBN 978-7-5046-8249-9 / R·2380
定　　价	45.00元

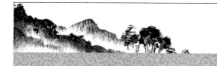

余序

　　我和祥之先生相识很早。20世纪80年代初，祥之先生曾在山西创办中华人民共和国成立后山西省第一份中医学术期刊——《中医药研究》。期刊创办时，卫生部老部长崔月犁和吕炳奎局长等许多人极为关注，多次题词并具体指导。我和中国中医研究院、北京中医学院及山东、江苏、上海诸地不少同仁都应祥之先生之邀到山西讲学，又集中撰写论文在《中医药研究》上连续刊出，可谓20世纪80年代中末期中医学界之蔚为大观。

　　祥之先生是中国中医研究院1995年研究生部的客座教授，当时的研究生部主任是时振生先生，我是医史文献所所长，王伯岳、沈仲圭、谢海洲、高辉远诸公对祥之先生都有举荐。

　　这本《医坛百影》是医话医论的简要举述，最可贵的是祥之先生在前人论述后附上了自己的一些体悟。这些体悟有的是联想，有的是札记，有的是发挥、引述或文献注释，这些对读者了解相关医学人物学术观点和医史文献无疑是有很大帮助的。

　　学习中医，就要经典、理法、方药、医论互读，这样才能有助提高。中医的经典，示人以规矩。清代学者俞震在《古今医案按·原序》中谓："孟子言'梓匠轮舆，能与人规矩，不能使人巧'。巧者何？变通之谓也。巧固不能使人，其实不出规矩，人可即规矩以求巧……病不依规矩以为患，医第循规矩以为治，常者生焉，变者死矣！转恨医之法未备也。不知法岂能备？要在乎用法之巧耳……闻之名医能审一病之变与数病之变，而曲折以赴之。操纵于规矩之中，神明于规矩之外，靡不随手而应。始信法有尽而用法之巧无尽之也。"这是段名言。清代学者赵濂《医门补要·自序》亦谓："……法贵乎活，治贵乎巧……。"通常医者治病，大多熟悉常法，但欲更好地提高效应，尤当辨证精审，须识变法，掌握巧治，才能逐渐达到"操纵于规矩之中，神明于规矩之外"的境界。

作为医生，不能只满足于论治方药。史上宋代奸相蔡京患了便秘，请来国医多人治疗，均无效。蔡某又不肯服用通便的大黄，医多束手。有位名医史载之，往诊，切脉后，嘱以二十文钱购买紫菀，研末冲服，"须臾大便遂通。元长（即蔡京）惊异，忙问其故。史曰：'大肠，肺之传道，今之秘结无它，以肺气浊耳。紫菀能清肺气，是以通也。'自此医名大进，元长深敬服之"。《医学广笔记》还载述，缪仲淳治李夫人因亡女忽患腰痛一案，病家艰于转侧，甚则影响张口授食。前医或从肾虚论治，或从湿痰论治，均无效。缪氏细询因证，指出非肾虚所致。处方以白芍、制香附、橘红、白芷、肉桂、炙草、乳香、没药，加灯芯草共研细末，"一剂腰痛脱然，觉通体痛，再煎滓服，立起。寻骇问故？仲淳曰：此在《素问》'木郁则达之'，故诸君不识耳"。这些治法，与通常医籍所载迥异，既说明高明的医生要通权达变，也提示临床者要广开思路。这些记载，就是医论医话中所记，学医之人读后都会或多或少得到启迪。而祥之先生的这本《医坛百影》，就能给人这些启迪。

在本书即要付梓前，祥之先生携清样索序，我于灯下翻阅良久，略感于斯，写下数语，权作为序。此处并不想褒扬作者在书中体现的文脉中医深厚学养及身兼中医、中文教授的知识广博，心中想得更多的是，寄望读者，能各取所需，通过阅读本书，获益并有利于临床。

余瀛鳌
于中国中医科学院

余瀛鳌：中国中医科学院医史文献所原所长，当代著名中医文献家、中医学家。先生卓绝之能，大才盘盘，曾任国务院学位委员会中医组副组长、多所院校教授，是中国近代著名中医大家余无言先生之子。

写在前面

　　历代，尤其是近现代，中医学界的许多著名中医大家在接受西方新知，并广泛吸收、学习、消化前人诸多流派精华的基础上，发表过不少零金碎玉般的医论、医述、医说，这些对于入室登堂的中医学子，无疑会有很多启发。

　　清代学者叶天士对当时一些医生临证盲无定识，用药轻淡塞责曾经针砭道："轻剂起沉疴，混沌疗痼疾"，"假兼备以幸中，借和平以藏拙"。临证病情往往错综万变，治疗必须全面权衡，统筹兼顾。过去人们常说施今墨先生用药庞杂，实际上就是统筹兼顾，所以又有人说施先生用药"雍容华贵"。我们学习孙思邈的学术思想，孙氏医论重诚，选方臻精，其用药特点为简易见长、平正取胜、奇崛跳脱、杂乱有章。后世有些医家也说其"庞杂繁乱"，而其方之杂正是奥妙之所在。如孙氏之姜桂与大黄并用，人参与硝黄相伍，就体现了"制方之反、激、逆、从"的妙用。历代组方庞杂或配伍奇特而起沉疴、愈危疾的案例比比皆是。又如裘沛然先生早年曾治疗一痢疾危证。患者一日痢下数十次，病延二旬，已濒危殆。裘为之处一方，方中集补气温肾、清热燥湿、通里攻下、涩肠收敛及养阴等于一炉，似乎是一张"杂乱无章"的"兼备"之方，可谓"混沌而又混沌"。结果药后翌日即痢止神清，腹痛亦除，脉转有力，胃思纳谷，仅二剂而病瘥。这就说明"兼备"之方并非杂凑成方，其中寓有缜密和巧思。类似这样的验案虽然为数不多，但在医话、医论中仍可寻见，故愿作集，荐于读者。

　　本书主要着眼于近现代医坛一些大家的约略身影、治学观点和经验点滴。既是"一些"，定不是全部，肯定有遗，况限于篇幅，既是"身影"，定不是全貌，也不全是学术特点介绍。书中所涉医家著述，仅是把其吉光片羽，所云"阐挥"，不过是某一点上的体会和札记，所记所述，是当非当，仁智各见，聊供参阅。另，杜甫有"献芹则小小，荐藻明区区"的诗句，亦如我书，寻常的"芹""藻"，卑之无甚高论，书中的讹误和欠妥，衷心祈望得到读者诸君的匡正和指教。

目 录

上 篇

"喻氏尚论，慨仲景伤寒，天苞地符，为众法之宗，群方之祖，但究金匮之遗，分门析类，罩思九载，以通玄奥。故观者爽然心目，为济川之舟楫，烹鱼之釜。"

■ 范文甫 ……………………………………………………（029）

"医之用药，与将之用兵，文人操觚无异也，随机应变，自出机抒而已。"

■ 杨伯雅 ……………………………………………………（032）

"凡诊病，必先辨阴阳。只要阴阳分清，病无遁形。"

■ 萧龙友 ……………………………………………………（034）

"余于医道并无发明，仍用四诊之法以治群病，无论男妇老幼皆然。"

■ 夏应堂 ……………………………………………………（038）

"用药难，识病理难；单从表面或片面去辨证，定然容易发生错误，深入细致的寻找重点，探得骊龙颔下珠，则胸有成竹，病无遁形。"

■ 朱南山 ……………………………………………………（041）

"夫治妇科者，大纲有四，一调气血，二疏肝气，三健脾气，四补肾气。"

■ 赵文魁 ……………………………………………………（043）

"凡病皆根于内而形诸外。症或有假不可凭者，而脉必无假而诊知其本。"

■ 韩一斋 ……………………………………………………（045）

"夫治病者，应首重视肝郁，无治虚损、血证或呕或吐，治必重升降补泻。总以稳妥、轻灵为要务，切不可急速求功，用药过猛，顾此失彼，反而有害。"

■ 包识生 ……………………………………………………（047）

"伤寒用药，虽取材于本经，然间亦有为所未录者，且其性格又自成一家，治病效能，往往与本经药性不符，个药经配成方剂，施之于病，效捷如影响，其分量更神妙不可思议。"

■ 陈鼎三 ……………………………………………………（050）

"耳闻不如目见，目见不如足践。"

■ 杨鹤龄 ……………………………………………………（052）

"病有经络，药亦有经络，某药专入某经，或兼入某经，果识之真而用之当，自尔百发百中；尚辨之不明，焉能凿柄相投？"

■ 卢朋著 ……………………………………………………（054）

"凡医：不求有利，先求无弊；不求有功，先求无过。弊与过甚多，而偏之为害实甚。"

■ 赵熙 ………………………………………………………（059）

"上古疗疾，始而祈祷，而祝由，而针砭，至神农尝百草，乃有药物，故《内经》以针灸一道，治疾较捷，非深明十二经脉之流注标本经络，何能知气之升降出入，合天地之化育，运行不息哉？"

"仲景本论三阳三阴之定义，三阳标识其部位，三阴标识其质体。"

"中医有三类：玄理、经验与药物。玄理为冥想哲学，自与科学实验不相容，唯药物则实物也，经验则实象也，二者自古施诸治病而有验，故必有科学之理致存。"

"学医读书如汗牛，捷径有用是王书。"

"药不论寒温，要在审辨证情，正确掌握辨证论治的精神实质。桂、麻、附等虽性温力猛，易以化热助火，亡阴劫液，但使用确当，能收奇效。不然，即桑、菊、荆、防亦足债事。"

"唐宋医学朴质尚实，方多法众，应是继承发扬的主要对象，金元以后诸子学术，以及后世大量所谓秘方，大抵亦渊源于此。"

"小儿之疾，能不药，则不药；能少药，则少药。能取推拿者，不取药；能取乳母者，不取病儿。"

"医理通天，一举手、一投足，性命攸关，不可不精；病家痛楚，一皱眉、一呻吟，皆言所苦，事在必察。"

"《内经》是根，《伤寒》是次，根是根本之经，次是次第之仑。"

"今之医家，不审标本，不论八纲，用补药为病家之所喜，每每错补误温，病者无怨。

"十年读书，十年临证；存心济世，存心对天。"

"针灸之道，登堂入室，非尽解《灵枢》则无以成就。"

"《伤寒杂病论》乃经方之冠首，治疗之极则，学医所必由也。"

"风温虽系感受春令之邪而发，但四季皆有。风温之治，辛凉解表，清肃上焦。其法运用的恰到好处，并非所易。"

下　篇

阳气无炎上之忧；阴气常降，火蒸腾而上升，阴津无涸竭之虞。"

"人以气血为纲，气血通畅，生命为本。气又为百病之长，血为百病之胎，气血病变是临床辨证的基础，亦是疑难病的辨证基础。故气血不和，百病乃变化而生。"

上篇

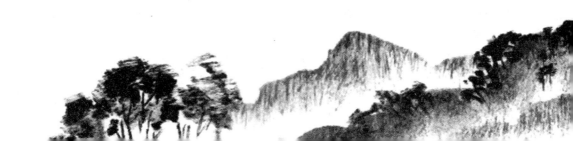

郑钦安

"仲景立法，只在这先天之元阴、元阳上探取盛衰，不专在后天之五行生克上追求。附子、大黄，诚阴阳二症之大柱脚也。"

"万病起于一元伤损，如中风，众人皆作中风治之，专主祛风化痰不效。予经手专主先天真阳衰损，在此下手，兼看何部病情独现，用药即在此攸分。要知人之所以奉生而不死者，恃此先天一点真气耳。真气衰于何部，内邪外邪即在此处窃发。治之但扶其真元，内外两邪皆能绝灭，是不治邪而实以治邪，未治风而实以祛风，握要之法也。"

郑钦安（1824—1911），即郑寿全，四川邛州人，清末民初著名伤寒学家。郑氏学医于一代通儒兼名医刘止唐先生。学术上溯《周易》《内经》，中得《伤寒》心法，下览历代医家著作，其著《医理真传》《医法圆通》《伤寒恒论》三书，具有非常重要的学术价值。

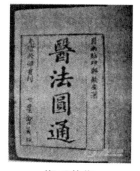

郑氏著作

钦安先生精研典籍，参悟出"天地一阴阳耳，分之为亿万阴阳，合之为一阴阳；于是以病参就，一病有一病之虚实、一病有一病之阴阳"，认为"万病一阴阳耳"；"发病损伤各有不同，总以阴阳二字为主，阴盛则阳必衰，阳盛则阴必弱，不易之理也"。他十分强调阴阳辨证的重要地位和作用，"按定阴阳虚实，外感内伤治之，发无不中"，还再三强调"务要将内外两形，阴阳实据，熟悉胸中，方不致误人性命也"。

在钦安先生医学思想中，无论辨病识症，还是解方论药，都以阴阳为准则，并提出明确的辨别阴阳的标准："阳虚证，其人必面色唇口青白、无神、目瞑、倦卧、声低、息短、少气、懒言、身重、畏寒、口吐清水、饮食无味、舌清滑或黑润青白色、淡黄润滑色、满口津液、不思水饮、即饮亦喜热汤、二便自利、脉浮空、细微无力、自汗肢冷、爪甲青、腹痛囊缩、种种病形，皆是阳虚的真面。阴虚证，其人必面目、唇口红色、精神不倦、张目不眠、声高响亮、口臭气粗、身轻恶热、二便不利、口渴饮冷、舌苔干黄或黑黄、全无津液、芒刺满口、烦躁谵语，或潮热、盗汗、干渴、无痰、饮水不休，六脉长大有力，种种病形皆是阴虚的真面目。"

钦安先生之"真气存一日，人即活一日，真气立刻亡，人亦立亡"认识影响深远。临床上，寒热疑似、阴阳难辨这种复杂局面，最是关键时刻，亦所谓识见不明，"误用即死"的紧要之处。陈修园曾谓："良医之救人，不过能辨认此阴阳而已；庸医之杀人，不过错认此阴阳而已。"可见识别阴阳的重要。在这方面总结出的"阴阳实据"或"阴阳辨诀""用药真机"应该说是钦安先生一大贡献。

钦安先生最重要的学术观点是重视阳气，在人身各种阳气中，其又最推崇肾阳。认为肾阳是人身立命之根本，这是就正常生理而言。那么在病理状态下，自然重视阳气，认为"万病皆损于阳气"，"阳气无伤，百病自然不作。有阳则生，无阳则死"。也就是说，阳气衰弱与否是疾病善恶转化的关键。故其治病立法，首重扶阳，临证时首先考虑元气损伤情况，以辛热之药扶阳抑阴，擅用姜、附、四逆汤之类的方药，形成近代历史上非常鲜明的用药风格，以致创立了一个近代历史上十分独特的医学流派，即"火神派"。

"火神派"，即"扶阳派"，其传人有卢铸之、吴佩衡、范中林、祝味菊等著名医家。扶阳学术思想的基本特点是重视人体真阳（真火），擅长治疗阴寒之证，临床上善于应用附子、姜（生姜、干姜、炮姜）、桂（肉桂、桂枝）等辛热回阳、温阳、通阳药物，特别是擅长大剂量而灵活应用附子，并将其功效发挥到极致而屡起沉疴大症。

实际上，张仲景在《伤寒论》中除了保胃气、存津液，还有一个重要特点，就是处处以顾护阳气为要。六经方证的虚寒证，许多地方应用了附子、桂枝、干姜，如四逆汤、通脉四逆汤、白通汤、附子汤、真武汤、理中汤、桂枝汤及其衍生方，主旨就是以扶阳气而祛邪。故云，扶阳学术思想的理论根基就是《伤寒论》。

扶阳学术思想的基本内核仍然是阴阳相对平衡，也就是生理上的相互制约、相互消长、互根互用、相互转化，并不是不重视阴。在病理上，认为生病就是阴阳平衡失调。治病的关键就是调和阴阳，纠正阴阳的偏盛偏衰，防止阴阳互损，或阴阳离绝的现象发生。扶阳派医家多是伤寒大家，他们在临证中深刻领悟了《伤寒论》四逆汤、桂枝汤等方证的精义，可见，要想领悟扶阳学派的学术思想，就须学好《伤寒论》。

严鸿志

"四季有寒温之序。春时气暖多风，肺经见证多，每取辛凉疏风；暑为熏蒸之气，湿为重浊之邪，暑湿互蕴，三焦翁受，方用辛苦芳香，上下分消；秋令肃杀，药选味辛体润，甘凉肃上；严冬凛冽，卫阳被遏，多和辛温。不为时令囿，随证巧思而心裁。"

严鸿志（约1842—1901），苏地人，向治女医，于温病之治心得亦颇为人重。曾辑女科三种：《女科精华》《女科证治约旨》《女科医案选粹》，合《感证辑要》一书，共为《退思庐医书四种》，刊刻于1921年。

其《感证辑要》，辑于1920年。严氏鉴于六淫所致感证于临床上十分多见，有

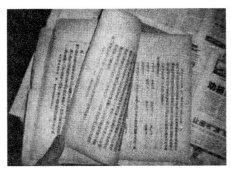

严氏《退思庐医术四种》

必要加以总结，故将散见于各家著作中的外感证纂辑其精要编成本书。卷一名医通论，主要选录明、清伤寒、温病家有关辨证、治法等多方面的论述；卷二以伤寒为主，卷三以温病为主，详述各种病症的诊法和证治；卷四辑感证方剂，分为发表、涌吐、攻里、和解、开透、清热、祛寒、补益八类，融经方、时方于一炉。其书资料丰富，但若读之，亦略有驳杂之憾。

严氏力倡的藿朴夏苓汤，直到今天，仍为效方。其出自《医原》，发扬于《感证辑要》，斯方能宣通气机，燥湿利水，主治湿热病邪在气分而湿偏重者。方中香豉、藿香芳化宣透以疏表湿，使阳不内郁；藿香、白蔻仁、厚朴芳香化湿；厚朴、半夏燥湿运脾，使脾能运化水湿，不为湿邪所困。再用杏仁开泄肺气于上，使肺气宣降，则水道自调；茯苓、猪苓、泽泻、薏苡仁淡渗利湿于下，使水道畅通，则湿有去路。全方用药照顾到了上、中、下三焦，以燥湿芳化为主，

开宣肺气，淡渗利湿为辅，而且与三仁汤结构略同，而利湿作用过之。

盖其六淫论治，直接启迪于近代医家思路，如治风，微寒头痛肢酸，身热微汗，脉浮滑而数。用疏风宣达法，畏寒已瘥，身热不退，胸闷心烦，咳嗽痰稠，清热宣泄；身热稽留不退，头脑昏痛，或舌苔黄腻，清化肺胃；身热渐退，或有鼻衄，唇燥齿干，口渴舌燥，清解养津；热郁肺胃，口渴烦躁，二便不爽，脉浮数，用清宣透达。

治寒，见形寒凛凛，头痛项强，舌苔白滑，用辛温疏表；寒邪郁久，汗阻肌腠，表之不达，形寒渐渐减退，身热渐渐升高。口略思饮，但喜热饮，以宣外达之；肾阳虚弱，寒多热少，头蒙流泪，骨节酸重，用温中逐寒；寒邪直人三阴，寒凛肢厥，用扶阳救逆。

治暑热当令，肢酸溲赤，用苦辛疏泄开达；受暑身热，面色如油，口渴思饮，心烦胸闷，用解暑化湿。暑热外受，秽气直犯，用清暑开窍、芳香逐秽；暑热伤气，汗出口渴，舌干少津，心烦撩乱，短气喘促，用清暑益气。

治湿，遍身酸楚，头胀如裹，脘闷，脉濡紧，苔白腻，温中化湿；湿郁化热，热蒸阳明，汗出而身热不退，口苦苔黄，心烦胸闷，呕泛苦水，宣化泄热；湿热互蕴，偏于湿重。头胀肢酸，身热日晡较甚，口干不欲饮，脘腹痞胀，疏泄化湿；湿热互蕴，偏重于热。头胀口干，汗出而身热反增，清化湿热；湿热互蕴，营分受灼，身热甚壮，谵语杂出，神烦少寐，唇焦口干，脉弦数，舌红绛而乏津润，或舌边尖红刺满布，苔薄黄，清营泄热，宣窍生津；湿热内蕴，迫入心包，激动肝风，濒于痉厥，身热唇焦，口渴齿枯，神烦谵语，用清宫宣窍，存阴熄风。

治燥，燥令头痛鼻塞，形寒身热，辛凉解表，略佐辛温透卫；燥刑肺金，治节无权，头胀微热，咳呛痰稀，咽喉燥痛，口干衄血。用清肃肺金。

治火，心肝热炽，肺胃燔灼，头痛筋掣，耳疼轰响，清泄内热，通其腑气，制其燎原；阴虚于下，火炎于上，肝阳用事，肺胃热灼，脑鸣昏眩，口渴咽干，滋阴柔肝，清润肺胃；肺仰五脏，华盖于上，上受熏灼，治节失司，咳呛痰稠，鼻干衄血，口唇皲裂，咽喉燥痛，心胸内热，清肃肺火，顺其治节。

其《女科证治约旨》凡四卷，在妇科诊断方面尤为详尽。严氏认为妇女每多隐疾，羞愧讳言，非神乎四诊，不能得到其病源。因此在妇科问诊方面，一问口渴，二问二便，三问经带，四问胎孕，五问产后；此外，如按脐间动气以诊冲任脉等，都体现了妇科特色。他主张"医药固须对证，而手术亦不可少。此产科学之所以宜兼讲手术也"。

中医妇科学发展到了民初，与严氏并肩的医家有顾鸣盛，字滨秋，江苏无锡人。曾问业于丁福保，通中西医学，在发起组织医学团体及主编医学期刊方面做了不少工作，其《中西合纂妇科大全》（1918年）一书，详论病源，分列"中医学说""西医学说"，两者比勘并观，颇能互相启发。

陈稚泉（约1860—1930）对于妇科疾病因根据不同性格、体格类型予以不同治疗方面较前人更为重视。如其所著《妇科心得》视不同体格类型予以不同治疗。

朱南山（1872—1938），晚年致力于妇科，极重视妇女婚孕育产和经带肿瘤等方面的保健防治及有关的胸腹诊断。曾手订妇科要诀以为门人法式："一问年月二问经，及笄详察婚与亲；三审寒热汗和便，四探胸腹要分明；头痛腰酸多带下，味嗅辨色更须清；五重孕育胎产门，崩漏注意肿瘤症；六淫七情括三因，八纲九候祖先问；本病杂症弄清楚，十全诊治方得准。"南山先生与严鸿志一样，认为胸是"虚里"的所在，欲辨别宗气的虚实，是必须诊察的；腹是冲任所在地，欲辨别孕育和瘕的病症，确定腹中胎儿生长的情况，也必须触按。为了准确地了解病情，得其究竟，颇能突破封建礼教的束缚，必要时从事胸腹的切诊。此外，在女子肝气郁结诊治方面，重视以乳胀为主要征象。

另外一位值得一提的人物是陈筱宝（1872—1937），专长妇科，对宋代名医陈素庵《妇科医要》深有研究，诊病亦注重根据妇女特点进行四诊。善于体念病者精神所苦，劝喻譬解，以精神劝慰与药物治疗两者结合，多获良效。强调病人以元气为本，元气充沛，人体自能调节却病。妇科以调治血分为主，杂病以调肝为中心环节。滋血宜取流畅，行瘀宜取和化，顺气应取疏达，清不可寒凉，温不宜辛燥。对于崩漏，主以塞流、澄源、复旧三法次第治之。还有名家张锡纯，一生治验中有关妇科方面的案例颇多。后人从其《医学衷中参西录》中辑出《女科要旨》三卷，涵括了女科医论、医话、医方、医案多方面内容。晚近大家还有张山雷，其《沈氏女科辑要笺正》，作为浙江兰溪中医专门学校妇科读本，后经多次印行，并于1934年重加厘定。

这些医家，都直接影响了晚近妇科学的发展和向现代妇科学推进的进程。后来妇科上有影响的著作，寄湘渔父的《达生保赤编》（1886年）、程门雪的《妇科学讲义》、恽铁樵的《妇科大略》、秦伯未的《妇科学》、时逸人的《中国妇科病学》等，都受到了先行者严鸿志先生的启发和教益。

王季寅

"用之得当，虽硝黄亦称补剂，予斯益信。余自治急疾，经方神妙，竟有令人不可思议者矣！"

曹颖甫先生《经方实验录》中录王季寅先生作《同是泻药》篇曰："四月某日，狂风大作，余因事外出，当时冒风，腹中暴疼。余夙有腹疼病，每遇发作，一吸阿芙蓉，其疼立止。不料竟不见效，服当归芍药汤加生军一剂，亦不应。

时已初更，疼忽加剧，家人劝延针医。余素拒针，未允所请。至午夜，疼如刀绞，转侧床笫，号痛欲绝。无何，乃饮自己小便一杯，始稍安。已而复作，状乃如前。黎明家人已延医至矣，遂针中脘，以及各穴，凡七针。行针历五小时，痛始止。据该医云，腹部坚硬如石，针虽止痛一时，而破坚开结，非药不克奏功。因拟顺气消导之方。

余不欲服，家人再三怂恿，勉进一剂，病不稍减。翌日，家人仍欲延前医。余坚辞曰：余腹坚硬如石，决非顺气化痰所能奏效，唯大承气汤或可奏功，因自拟生军三钱，枳实二钱，厚朴三钱，芒硝五分。服后，时许，下积物甚多，胸腹稍畅。次日胸腹仍觉满闷硬疼，又进二剂，复下陈积数次。元气顿形不支，因改服六君子汤三剂。后元气稍复，而胸腹满疼，仍自若也。更服大承气二剂，不惟疼痛丝毫未减，腹中满硬如故，而精神衰惫，大有奄奄欲毙之势。因念攻既不任，补又不可，先攻后补，攻补兼施，其效尤复如此。生命至是，盖已绝望矣！谈次，忽忆伤寒小结胸病，正在心下，按之则痛，大结胸则从心下至少腹硬满，不待按，即痛不可近。

余之初病，即胸腹坚硬如石，号痛欲绝者，得毋类是？唯大结胸以大陷胸汤为主治，此汤之药仅大黄、芒硝、甘遂三味。硝黄余已频服之矣。其结果既如上述，加少许甘遂，即能却病回生耶？兴念及此，益彷徨无以自主。既思病势至此，不服药即死，服之或可幸免，遂决计一试。方用生军二钱，芒硝五分，甘遂一分。

药既煎成，亲友群相劝阻，余力排众议，一饮而尽。服后，顿觉此药与前大不相同。盖前所服硝黄各剂，下咽即觉药力直达少腹，以硝黄之性下行最速故也。今服此药，硝黄之力竟不下行，盘旋胸腹之间，一若寻病者然。逾时，忽下黑色如棉油者碗许，顿觉胸中豁朗，痛苦大减。四五剂后，饮食倍进，精神焕发。古人所谓用之得当，虽硝黄亦称补剂者，予斯益信。唯此汤与大承气汤，只一二味出入，其主治与效力有天渊之别，经方神妙，竟有令人不可思议者矣！嗣又守服十余剂，病已去十之八九，本可不药而愈。余狃于前服此汤，有利无弊，更服一剂，以竟全功。讵药甫下咽，顿觉心如掀，肺如捣，五脏鼎沸，痛苦不可名状。亟以潞参一两，黄芪五钱，饴糖半茶杯，连服二剂，始安。余深奇同是泻药，初服硝黄，则元气徒伤，继加甘遂，则精神反形壮旺。故详述颠末，而为之记。"

王季寅（约1843—1925），伤寒名家。上述是《医界春秋》载其"同是泻药"一文的摘要。对于结胸证与阳明病的异同及大陷胸汤和大承气汤功用的区别，有的医家作了较深入的注释，有很好的参考价值。如尤在泾说："大陷胸与大承气，其用有心下，胃中之分。以愚观之，仲景所云心下者，正胃之谓；所云胃中者，正大小肠之谓也。胃为都会，水谷并居，清浊未分，邪气入之。夹痰杂食，相结不解，则成结胸。"自此，可以体会到，阳明病的病位在胃肠之中，是燥屎结聚；结胸证在胃肠之外，是热与水的结合。一般病人服医者之药，每不能详言服后之变化，唯有医者服自疏之药，乃能体察周详，言之有物。兹观王氏之言，"今服大陷胸后，硝黄之力竟不下行，盘旋胸腹之际，一若寻病者然"。可谓一言发千古之秘，胜于注家诸书，徒以空谈矣。

王季寅说的是以大陷胸汤泻热逐水破结，治疗结胸证，治疗消化道穿孔引起的腹膜炎，确为有效，大毒治病，十去其六，常毒治病，十去其七，小毒治病，十去其八，无毒治病，十去其九，食养尽之，勿使过之，以伤正也，始用大承气是不对，故要虚脱，后来用大陷胸汤，但中病即止，不可再用，没想到其要追穷寇，除恶务尽，要除根，所以最后这次吃完了（药），就伤了正气，幸亏家有独参汤，否则会导致不良后果，所以用这类方子，真要注意中病即止。

大结胸者，《伤寒论·辨太阳病脉证并治》谓："太阳病，脉浮而动数……医反下之，动数变迟，膈内拒痛，胃中空虚，客气动膈，短气躁烦，心中懊憹，阳气内陷，心下因硬，则为结胸，大陷胸汤主之。""结胸者，项亦强，如柔痉状，下之则和，宜大陷胸丸。"

张锡纯有曰："结胸之证，有内伤外感之殊。内伤结胸，大抵系寒饮凝于贲门之间，遏抑胃气不能上达，阻隔饮食不能下降。当用干姜八钱，赭石两半，川朴、甘草各三钱开之。"

费伯雄曾说："结胸有五：一为邪气结胸，一为痰气结胸，一为滞气结胸，一为水气结胸，其一则误下之结胸也。同一中脘痞满，而受病不词，施治各异，倘一混投，为祸最烈，学人当明辨之。邪气结胸，不外因寒因热。寒气遏抑，则胃阳不通，故中脘痞满，四肢倦怠，祛寒平胃散主之。误下之结胸，但邪未入阳明，下之太早，徒伤元气，邪反乘虚而入，居于心胸之间，内既不能从肠胃而下，外又不能从肌表而出，逗留蕴结，胸脘痞满，按之不痛；盖无形之邪，非有形之滞，邪在心胸而不在胃也。"

而《景岳全书》则说："结胸一证，观《伤寒论》所载，如前数条，凡太阳表邪未解而误下者，成结胸，少阳证亦然，太阳少阳并病者亦然，此不当下而误下之，以致脏气空虚，外邪乘虚内陷，结于胸膈之间，是皆因下而结者也。"

读至此，盖可知结胸证治，并可知王氏季寅先生之用经方胆大心细之致矣。

名医曹颖甫说过："药不由于亲试，纵凭思索理解，必有一间未达之处。予昔服生附子，一身麻痹，至于洞泄秽浊之水，不能自禁，久乃沉沉睡去，比觉，而二十余日之泄泻竟尔霍然。若夫大陷胸汤，予但知令上隔湿痰，并中下燥矢俱去耳，且甚不解下后之更用硝黄，今观王君自记，始知硝黄与甘遂同煎，硝黄之性即与甘遂化合，而为攻治上膈湿痰之用，固不当失之毫厘也！"

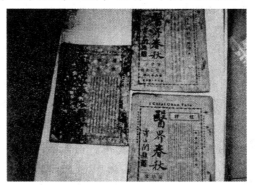

《医界春秋》王季寅"同时泻药"一文在此刊发表（图片来源：故纸收藏网）

费绳甫

"病有宜补而以泻为补之道；有宜泻而以补为泻之道。有宜寒剂者，以寒剂为类之引。病在上者治其下，病在下者治其上。病同而药异，病异而药同，其义至微，非心细如发者不能辨。药与病合，虽一药可以瘳疾，盖功专而效速。若不识病源，不辨病症，药品数多，攻补杂施，寒温乱投，失其专力，则病未有不加者，欲求有功，难矣。"

费绳甫（1851—1914），字承祖，秉承家学，治学每有独到，兼取东垣、丹溪之长，以善养胃阴为一帜，治虚劳主清润平稳，主气味甘淡，有"近代一大宗"称谓。笔者业师，百岁老医扬州顾氏兆农公，幼时曾随他医拜访过绳甫公，谓其求诊者日以百计，以善治危、大、奇、急病著誉于斯时。孟河费氏一支，14世业医，代有传人，原籍江西，几经迁徙，后定居吴中孟河。

"孟河旧价千金重，岐伯遗书四部高。"这是著名的爱国人士、中央文史研究馆馆长章士钊先生南游的赋诗。

孟河名人辈出，明末清初，费氏祖上费尚有弃官从医，定居于斯，开创孟河费氏医业。略晚，法征麟、法公麟二兄弟，行医以治伤寒著名。乾隆年间，有沙晓峰、沙达周，以外科名重一时。乾嘉年间，有费士源以内科闻名。而丁氏甘仁，又以儿科见长。其地尚有马氏、巢氏，亦为名医。至道光、咸丰、同治年间，余听鸿，贺季衡，邓星伯出，名医云集，学术流派逐渐形成。费尚有之六世孙费伯荣、费士源及其孙费兰泉、马家的马省三和马文植以及马日初、巢家的巢沛山等，均名震两江。

费家以调治内伤杂病见长，马家以内、外、喉三科兼擅著称。孟河医家在杂病、外疡方面的突出建树，使孟河医家的声名大扬。如丁甘仁在《诊余集》序中所说："吾吴医家之盛甲天下，而吾孟河名医之众，又冠于吴中。"孟河医家，代表者是费、马、巢、丁。费家以伯雄（1800—1879）、绳甫（1851—1914）祖孙两人为著。伯雄以归醇纠偏，平淡中出神奇盛名于晚清；绳甫以善治危、大、奇、急证闻名沪上。

费氏九世祖云庵公与马氏之祖、镇江名医王九峰皆为莫逆交，时相切磋。十世祖伯雄公，就是不朽之书《医醇賸义》的作者，所传加味竹沥汤之治中风；豢龙汤之治鼻血；琥珀导赤汤之治小肠火；玉环煎之治肺热咳嗽；和营双解散之治间日疟，历历而有捷效。

费绳甫氏擅治内科杂病，治虚劳以调理最具心得。宗李东垣与朱丹溪，认为东垣补阳、丹溪补阴是治病两大法门；然东垣未尝偏废阴面，丹溪也多顾及阳分，故吸取两家之长，惯宗其法而不泥其方。费氏对于虚劳的诊治，虽宗丹溪"阳常有余，阴常不足"之说，但苦寒之品则尽量避免，恐伤阳也。遇脾胃弱者，则着重脾胃而用培土生金，实宗东垣学说。但除宗气下陷者外，升提之品不可用，燥烈之品更当禁忌，恐其伤阴也。两者兼筹并顾，有相得益彰之美。绳甫公认为：东垣虽重脾胃，但偏于阳。

胃之关系于一身，治总则为：胃阴虚者，当养胃阴；胃阴、胃气并虚者，当养胃阴而兼胃气；此法每多应手。而费氏生平治虚证，之所以别心得，历历有验，足资师法者，即在于此。

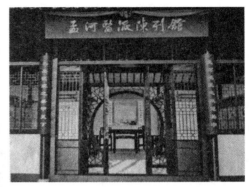

孟河镇上的孟河医派陈列馆

费绳甫先生杰出后裔费子彬，也是一位著名中医。于1981年2月6日，病卒于香港九龙圣德肋撒医院。其生于清光绪十七年（1891年），笔名保彦。费子彬在常州中学毕业后，即入南京两江法政学堂，攻读政治经济，未卒业。当时，官海浮游60年的名士许世英，受命为大理院院长，费子彬就是许世英幕友。后内战频生，费子彬在1926年秋，南旋上海，在静安寺路鸣玉坊，创设孟河费氏医院。20多年间，这座中医院医活很多病人，院誉隆高。

1949年春，费子彬由上海南下香港，悬壶济世。1952年4月，著名学者钱穆由香港赴台湾台北淡江文理学院新落成惊声堂讲演，礼堂的屋顶水泥大块坠落，钱穆头部受伤，进医院医治，愈后常觉头痛，他返回香港，专嘱由费子彬医治，不久遂愈。近代文化名人林语堂，曾患眼病，一看见友好，即潸然泪下，累治不愈，专赴香港只求费氏医治，只服中药三剂，即霍然而愈。费子彬之妻侯碧漪，曾师从著名大画家张大千学画，有一年，张大千先生在香港开画展毕，即登机回台湾，突然腹痛，遂就近问医于费子彬，费一搭手摸脉。说："一帖可痊，不会耽误你上飞机。"经一付附子理中汤加葱白、香附，一剂病已，自那以后，"费一帖"之名，不胫而走。

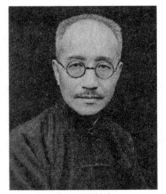

费子彬先生

费氏一脉，对论治的原则方面，立论主要在于明辨补泻寒温。认为药有当用则用，抵当、承气，不嫌其猛；附、桂、理中，不嫌其温；参、芪不嫌其补；知、柏不嫌其寒。病有外假热而内真寒，有内真热而外假寒；有至虚而有盛候假实，有大实而有羸赢状之假虚；非胆大细心者不能辨而用之。贵在切合病机。轻病用轻药而轻不离题，重病用重药而重不偾事。轻病固然不可用生药，但如病重药轻，则姑息养奸，贻误病机。重病投重剂，也要慎重将事，须知"遣有节之师而收制胜之功"故费氏常云："贵在胆欲大而心欲细"。

昔雷丰撰《时病论》，专节而论："胆欲大而心欲小，此孙真人祝医最确之语也。窃谓治初起之轻证，必须细心，当辨其孰为风而用疏，孰为寒而用温，孰为暑而用清，孰为湿而用利，孰为燥而用润，孰为火而用泻。尤当审其体之虚实，病之新久，在女子兼询经期，妇人兼详胎产，如是者，则用药庶无差忒矣。

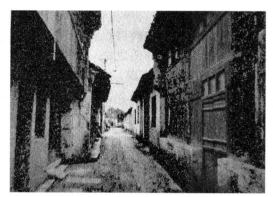

倘粗心而不细者，大意茫茫，不分六气所感何气，动手便用荆、防，病家告之有痰，遂投陈、夏，有食遂用神、楂，问其何病，指鹿为马，问其轻重，总说无妨，往往使轻浅之病，日渐延深，是谁之过欤？圣人云：不忽于细，必谨于微。"费氏、雷氏，皆析辨"胆欲大而心欲细"，其理悉明，实为千古之明训！

费绳甫先生故里

张骧云

"伤寒、温热本一体。伤寒之热病，不外乎新感外袭和伏气内发二端。新感虽有寒温之分，但外邪的侵犯，由表入里，治疗只宜表散；伏气因新感引动，由里出表，治疗总宜透达。"

张骧云（1855—1925），又名世镳，字君相，晚年号冰壶，上海人，以善治伤寒而闻名沪上。张氏出身医学世家，明崇祯末年，前十四世祖张君调弃科举隐于医。前六世祖张武在及其子行医于上海县城，其父张玉书医名更甚。张氏13岁时父亲去世，从长兄张晓云学伤寒时症，从三兄蔚云学内伤杂病，自设诊所，同时在难民栖流所、普育堂兼任医生，因医道高明，治病有方，病客盈门。

其孙，即国医大师张镜人先生。张氏极善察病人之脉象、神识、舌苔、斑疹及寒热之高低，灵活运用药物配伍，审慎用方，辨证施治。对患高热，神识昏蒙，舌苔灰黄糙腻或焦黑糙裂之病人，给药数贴，往往能苔散热消，病势缓解，有"一帖药"之称。张氏中年患重病，两耳失聪，赖"喇叭筒"助听应诊，戏称"张聋子"。

张氏临床发现豆豉一味兼擅"表"和"透"的功效。豆豉经麻黄水浸制，微苦微温，苦而不寒，温而不燥，既擅解表，又擅透达，发汗不伤阴，并能除烦化滞，且无凉遏之弊，乃治新感与伏气的至当不易之品。

张氏主张治疗伤寒热病以"表"与"透"为中心，提倡豆豉的"表"与"透"的作用，必须是在辨证论治的基础上，根据卫气营血的病程传变，不同阶段，采用不同配伍，达到"表"或"透"的目的。如邪在卫分者，以葱豉汤加减。

张氏治学，认为凡是内伤杂病，其治疗前提是在扶正，"精气夺则虚"；外感时气的治疗前提在祛邪，所谓邪气盛则实。新感非表不解，伏气非透不愈。救阴尚易，达邪最难，邪去则正安，热退则津还，与其养痈遗患，无如曲突徙薪。汗法的目的，重在祛邪，"表"与"透"均应隶属于汗法的范畴。然而"表"有发表，有解表，有育阴以滋发汗之源等等的区别；"透"有清透，有温透，有化湿以开达邪之途。

张氏一门，运用汗法，既不失于表透，亦不过于表透，因势利导，以疏肌为主，取微微然自得汗，导邪外达，不强责其汗，以防劫津，所谓邪去热自已，热退津自还。另外，尚重视汗源的变化，凡邪热燔灼，伤阴耗液者，急当养阴增液，以滋化源，达邪外出，即使初露阴液耗损之象，如舌燥、尿少、烦热不寐等症，亦当防微杜渐矣。

张氏善用葱豉汤。盖葱豉汤出《肘后方》，乃微辛微温之剂。葱白虽性味辛温，但辛而带润，温而不燥。豆豉是黑豆蒸而成，苦寒的性味已转微温。微辛微温，发汗而不伤阴，且无凉遏之虑。伤寒初起，邪在卫分者，用之最为合度，即新感引动伏气的证候，也可促伏邪由里出表，获得从速透达的机会。如表邪较重，发热，头痛，骨楚，迅需表散的加柴胡、干葛根。如春冬季节的风温症，每并发咳嗽气逆，两胁或半边胁肋引痛，所谓插胁伤寒，此瘀留于肺、肝血络之中，络道壅滞，不宜猛剂攻消，只宜通络化瘀泄热之法，葱豉之外，必须佐以归须、新绛、旋覆花等行气血、疏经隧的药物，有时取葱管易葱白，借其通阳利气。

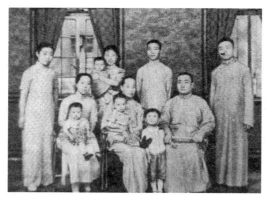

张氏一门

张氏还善用栀豉汤。栀子豉汤，主虚烦。张氏用以治伤寒表证未罢，上焦膈中有热，相当于邪热过卫入气的阶段。在这个阶段不主张骤用或早用阴柔寒滞的方药，认为豆豉的透达解肌表仍不可少，山栀的轻清泄膈热，在所必需，俾能表里双解。如里热较重的加黄芩、连翘，发现红疹隐隐不显的佐蝉衣、西河柳或樱桃核等。

另，张氏还善用黑膏。黑膏出与《肘后方》，由生地、豆豉、猪脂、雄黄、麝香等药组成，主温毒发斑。张氏选取生地、豆豉二味同捣，结合凉血、散血、熄风、清热、祛痰之品，以治邪热已入营分或血分，劫烁真阴，神昏谵语，肝风煽动的疾患。妙在于育阴而不滞邪，透邪而不伤正，斯法可谓是贯彻"透表"原则的一种治法。

临床上对这一方剂的掌握，关键在辨别邪热是否已入营分或血分，一般无营分或血分证状呈现，决勿浪投，恐生地的阴柔滋腻，壅热滞邪，如营分或血分的证状已显，即可放手应用，不必犹豫。本方在滋阴的基础上，参入豆豉的透达，有托邪外出之功效。用黑膏的主要指征，为脉洪数或脉数，舌苔黄糙腻、灰糙腻、边尖露红，或焦黄及焦黑燥裂、质绛。

一般在服药两天后，如糙腻焦燥的舌苔象壳样脱去，转成光绛，热势渐衰，神识渐清，乃正胜邪却，阴液来复的先兆，其预后多佳。糙腻或焦燥舌苔脱去的情况，张氏常形容为"铲饭滞"。辨治"铲饭滞"要真功夫，时间未到不能铲，铲得恰当，则邪湿痰热余蕴得以清撤，化源重获滋生。这里的关键，即主用生地、豆豉而外，还应兼用竺黄、胆星。张氏认为，胆星虽经制过，犹微带苦温之性，此时大部分有形的邪湿已化成无形的燥热，大剂育阴清热，固可屏退炎热，然剩下无多的邪湿，必假豆豉的透达，胆星的苦温，才能与痰热尽蠲。没有生地的柔润，竺黄的甘寒，焦燥的舌苔脱不掉；没有豆豉的透达，胆星的苦温，糙腻的舌苔铲不去。心传真谛，非亲历其境，很难言喻。无汗取豆豉，有汗取豆卷，热盛取生地，津伤取石斛；邪热内炽，劫夺津液，并取生地、石斛。为黑膏加减法的种种，都经得起实践的考验。

　　临床上张氏立"温解疏泄"法，以桂枝拌炒黄芩合香豉、苏梗等味，治寒热往来，脉迟细，舌白腻，感寒偏重病症；或合附子、细辛、二头尖等温经散寒，治"夹阴伤寒"。其对伤寒时行瘟疫，寒热头痛，胸闷痹阻，身热神昏，谵语气逆，痰涎壅塞，一切咽喉急证，小儿痧痘、时疹、急慢惊风，兼治痈疽发背，脑疽疔毒，无名肿毒等证，用玉雪救苦丹。斯丹以48味药物组成。每粒一钱。此丸无苏合香丸偏于温，无至宝丹的偏于镇，无牛黄丸、紫雪丹的偏于凉，独擅"开泄疏托"之功。伤寒时邪，湿遏热伏，不能透达，因而壮热无汗，胸宇烦闷，神昏谵语，脉紧数，舌厚腻的证候，予苏合香丸则嫌其温，恐抱薪救火，助长热势猖狂；予至宝丹则嫌其镇，虑其邪湿郁遏；予牛黄丸、紫雪丹则嫌其凉，恐引寇入室，导致厥闭深沉。此时"非玉雪救苦丹不为功"，轻者半粒至一粒，重者二粒，历历而有"体若燔炭，汗出而散"之灵验也。

　　根据张氏应用玉雪救苦丹的经验，斯证须是壮热无汗或汗极少，脉紧数、弦数，舌苔白腻满布，或黄白垢浊相杂，体质比较坚实，湿痰素盛的初期患者，最属对症。它的"开泄疏托"的功效，重点在发表以宣通闭塞的腠理，通里以疏泄郁遏的湿浊，腠理能宣通，湿浊得疏泄，自然汗出邪透，热退神清。如湿遏热伏，濒于逆传化火的，有时也和至宝丹及清热、熄风、育阴的药物同用。倘壮热有汗、舌苔干黄质绛，邪热已经化燥，或年老体弱，阴虚火旺之人，不可用也。玉雪救苦丹的用之前提，在于热势、脉象、舌苔、体质四个条件，关键在"汗"。"合与不合，取决于有汗与无汗，效与不效，亦取决于有汗与无汗"。

　　张氏一门，运用汗法，驾轻驭熟其以汗法治众疾，"体若燔炭，汗出而散"。《素问·玉机真藏论》曰："今风寒客于人，使人毫毛毕直，皮肤闭而为热，当是之时，可汗而发也。"《阴阳应象大论》亦说："其有邪者渍形以为汗，其在皮者，汗而发之。"明确指出了汗法的祛邪机制与适应证候。"其在皮者，汗而发之。"邪在肌肤腠理间适也。随着经验的积累，使用范围逐渐扩大到麻疹、水痘、水肿、风湿。

斯法之用，使用原则与掌握尺度，综述之，发汗宜适可而止。《伤寒论》讲汗不得法所致之变证，仲景曰："服汤已，温复令微似汗，不可令如水淋漓。"宜三因制宜，因人、因地、因时也。

张锡纯

"用药等于用兵。"

"《本经》能够洞彻药物独具之良能，开天辟地之鼻祖也……后人识见短浅，凡于药有独具之良能，不能以气味推求者，皆删去不载。如桂枝治上气吐吸甚效，《本经》载之，而后世本草不载也；山茱萸治寒热往来甚效，《本经》载之，而后世本草不载也，若此者不胜举。"

张锡纯（1860—1933），字寿甫，河北盐山人。出身于书香之家，是中国中西汇通派最具代表性的人物。寿甫先生自幼读经书，举子业，学医上自《黄帝内经》《伤寒论》，下至历代各家之说，无不披览。其之高明医术和特殊的身份地位，使其医名显赫。

寿甫先生十分谙药，可谓"用药如神"。如其利用桂枝升气又能降气的功效特点治愈一妇人："忽发喘逆，迫促异常，须臾又呼吸顿停，气息全无，约十余呼吸之倾，手足乱动。"因该妇人与夫反目，寿甫先生辨证其为肝胆之火上冲，迫肺气上逆，逆气上干添塞胸膈，排挤胸中大气使之下陷，"急以桂枝尖三钱，煎汤饮下，须臾气息调和如常"。后对症加减而愈。

遇危急重证，每重用山萸肉救脱。"山萸肉味酸性温。大能收敛元气，振作精神，固涩滑脱"；"因得木气最厚，酸收之中，大具开通之力，以木性喜调达故也。《神农本草经》谓主寒湿痹，诸家本草，多谓其能通利九窍，其性不但补肝，而兼能通利气血可知，若但视之收涩之品，则浅乎山茱萸矣"。又曰"山茱萸敛正气而不敛邪气，与其他酸敛之药不同"。如《本经》记载三棱、莪术主治症瘕积聚，其他医生畏其破气耗伤正气而未敢轻易用之，而先生则善于用其调理气血，《医学衷中参西录》的理冲汤曰："从来医者调气行血，习用香附而不习用三棱、莪术。盖以其能破癥瘕，遂疑其过于猛烈。而不知能破癥瘕者，三棱、莪术之良能，非二药之性烈于香附也。愚精心考验多年，凡习用之药，皆确知其性情能力。若论耗散气血，香附尤甚于三棱、莪术。若论消磨癥瘕，十倍香附亦不及三棱、莪术也"。

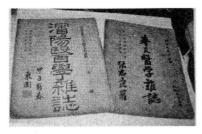

1942年2月，名医马二琴创办的沈阳第一本医学杂志《奉天医学杂志》，张锡纯曾撰石膏文（图片来源：沈阳晚报）

对于石膏的应用，《神农本草经》中载其性微寒，这是寿甫先生特别推崇石膏治寒温的文献依据。在运用白虎汤及白虎加人参汤的时候，用石膏有用数斤者，甚至有一证用至十余斤者，其一生重用生石膏治愈之证颇多，如用治外感、内伤、瘟疫、瘟疹、疫痢、诸般热症，因此被人称为"张石膏"。

孔伯华先生说过："石膏是清凉退热、解肌透麦之专药。"一般皆谓其味辛凉，实则石膏之味是咸而兼涩；一般皆认为其性大寒，实则石膏之性是凉而微寒。凡内伤外感，病确属热，投无不宜。奈何今之医者，不究其药性，误信为大寒，而不敢用。尝因医家如此，而病家见方中用石膏，亦畏之如虎。如此谬误流传，习而不察之弊，乃余所大惑而不能解者也，直如屏玉液而弃金丹，致令病人不起，良可慨也。

张仲景之用石膏，是从烦躁、渴、喘、呕四处着眼以为法。如小青龙汤证，心下有水气，肺胀，咳而上气，脉浮，烦躁而喘，即加用石膏；大青龙汤之用石膏，亦是在于有烦躁；白虎加人参汤之用石膏，是在于大烦渴不解，舌上干躁而烦；竹皮大丸证之用石膏，是在于中虚烦乱。以上是据有烦躁而应用石膏之法。盖阴气偏少，阳气暴胜，其暴胜之阳或聚于胃，或犯于心，烦躁乃生，石膏能化暴胜之阳，能解在胃之聚，故烦躁得治。白虎加人参汤证曰大渴，曰大烦渴不解，曰渴欲饮水，白虎汤证虽未明言渴，而言里有热，渴亦在其中矣。以上是据有渴证而应用石膏之法。盖温热之邪化火伤津，津液不能上潮则口渴，石膏能泻火而滋燥，故渴得治。越婢加半夏汤之治其人喘、肺胀，使半夏与石膏为伍，以奏破饮镇坠之效，小青龙汤加石膏以治烦躁而喘；木防己汤用石膏在于其人喘满；麻杏石甘汤用石膏在于汗出而喘。有喘证而应用石膏者，盖此四证之喘，皆为热在于中，气则被迫于上，用石膏化其在中之热，气自得下而喘自治矣。竹叶石膏汤证之欲吐，竹皮大丸证之呕逆，是据呕吐面应用石膏之法。盖此二证之呕吐，是因热致虚，因虚气逆所致，用石膏热解气自平，呕逆亦遂自止也。遵仲景法，投无不效。

张锡纯先生58岁时，在沈阳大舞台石头市胡同与"沈阳四大名医"之首刘冕堂先生宅中两人初次相见，两人主要探讨的就是石膏的各自运用体会。刘冕堂，生于1876，卒于1947，原名景素，号冕堂，因崇拜金元时代名医刘河间，又号筱河间生。清光绪三十三年，即1907年，刘冕堂以最优等的成绩毕业于奉天官立医学研究所，其家住沈阳大舞台石头市胡同，长期在小西门里谦益堂和中街万年青药房坐堂，医名遐迩。

盖石膏一药，遇热证即放胆用之，起死回生，功同金液，能收意外之效。然国医大师裘沛然先生说："石膏，我在乡下作医生时，盛夏奔走于烈日长途是常事，口鼻吸受暑热之气，于是烦躁，心跳，气喘，口渴，无汗。迫不及待地走向农家水井，舀一瓢新汲水喝下，顿时周身大汗出，烦热立解。这不就是达热出表么？所以我体会，石膏是没有辛散解肌的作用的。外感疾病初起，其病在表，如无里热，是不能用石膏的。石膏虽说不像大黄、黄芩、黄连那样苦寒沉降，但如果病在表，不从表解，一见发热，就投以石膏，也会造成凉遏而冰伏其邪。仲景说伤寒，脉浮，发热无汗，其表不解，不可与白虎汤，就是这个道理。"

治疗热病，石膏配苍术，即《类证活人书》苍术白虎汤。用于湿温、暑温挟湿，身热胸痞，汗多身重，舌红苔腻者。以用于热重于湿者为佳。石膏配银花连翘，即新加白虎汤。白虎大清肺胃之热，加入银花、连翘，增强清热解毒之力。赵锡武先生就常用白虎汤合银翘散治疗肺炎获效。石膏配生地，即玉女煎（石膏、熟地、牛膝、知母、麦冬），景岳此方原为肾阴虚胃火牙痛而设，叶天士《外感温热篇》移用以治温热病"斑出热不解"，石膏清气，生地凉血，两清气血之燔。叶氏说是"如玉女煎法"，后人不解，删去"如"字，遂将变活法为死方矣。

石膏质重，故当用石膏清热者，其用量应该比草木之药大，少则30克，多则60克。曾见前辈名医，有用石膏三钱（10克），麻桂数分至一钱（1～3克）而仍称用大青龙者，用石膏10克，知母10克，而称用的是白虎汤的，无异于隔靴搔痒。历来医生用石膏，仲景白虎汤每剂用石膏一斤（合今50～60克），麻杏石甘汤用半斤，大青龙汤用鸡子大一枚；余师愚清瘟败毒饮用240克，吴鞠通也用过这样的量；余无言先生用过500克；广东名医黄某，成人每服起码用90～120克，较重剂量180～240克，小儿量30克，较重则45～90克。《北京文史资料》曾载：抗战时期，北京某名医给吴佩孚治牙痛，每帖用石膏120克。蒲辅周先生昔年说过："即使药证相符，石膏也不必用过大的量，不要动不动就半斤、一斤的，药罐子有多大？用那么大量怎么煎？"姜春华先生也指出："石膏的饱和溶解度应有一定的范围，超过此范围即加大量也无济于事。"就是张锡纯深知石膏之用，其有用梨子切片沾石膏细末吃来退热的经验。但石膏质重，性凉，有碍消化，平素胃弱者慎用。

陈伯坛

"使用经方，以不加减为宜。如因适应病情而必须加减者，务与方旨符合，否则受到牵制，降低效能，甚至适得其反。"

"余《读过伤寒论》，既不取前贤注释只言片语，亦不采一时风靡之西说，一切解说均独出自胸臆。"

陈伯坛（1863—1938），名文炜，字英雄，新会人。出身贫家，得族亲资助，熟读经史，兼学中医。光绪二十年（1894年），中甲午科第七名举人。因家贫，不再求仕，立志医业，潜心医学。后与正果和尚、赵鹤琴齐名，是广州三大名中医之一。1924年赴港定居。

陈氏对仲景汤方在实践中的运用，出神入化，非常灵活。常常结合自己的临床经验，明辨详论，以透仲景之旨。

研究除伯坛先生著作《读过金匮》，既以经解经，复以经验证经。尊古而不泥，陈氏还举例说明："粤俗向有夹色伤寒之臆说，动以苦寒生草药戕命无算，对于本证，则茫然不知所云。吾姑如其说以破若人之惑，假令为伉俪者立防闲。与其警告之曰慎勿夹色伤寒，毋宁警告之曰慎勿伤寒夹色。盖夹色得伤寒，则太阳方受病，而房事已毕，断无阴阳易病之理，作太阳病治可也。惟伤寒再夹色，是将太阳病印入情欲之中，安得不阴阳易位乎？间有因入房而六日死者，乃太少两感证。入房固死，不入房亦死，然亦百不遇一也。其余死于生草药者十之九，不能卸过于闺房之事也。长沙特为带病入房者戒，而以秽亵之物相馈饷，殆有人道之理存焉也"。此论不囿前人之说，密切结合临床，见解颇具创意，令人耳目一新。

陈氏治学，皓首穷经，在《读过伤寒论》书里，用了很多功夫作经文考证，点评伤寒注家的过失。如释麻黄杏仁甘草石膏汤方，陈氏曰："方末一本有黄耳杯三字，汪苓友云想系置水器，吾谓当系量水器，取限制之义。楚人谓限不得曰杯治。可悟二升药大有分寸，初服则气浮于味，尽服则味余于气，取一升之气，留一升之味，非止妨逾量也。"再如，解释大柴胡汤方时指出："方下云一方用大黄二两数语，疑属后贤补遗，姑存其说，为强人服大柴者进一解。惟本方当然无大黄，以余邪全非剧烈，一降则下也。末又云少阳之枢，并于阳明之阖，故用大黄以调胃，类修园语，削之。"

陈氏在《读过伤寒论》最后的注文中总结曰："全论以本条（痉湿暍篇最后条文）为总结，热论亦以暑病为总结。热论以勿止汗为叮咛，本条以汗下加针为叮咛。章法句法，务与热论相吻合，以示其撰用《素问》之微意。长沙圣不自圣，其本原之学可师也。虽然，热论不过医学之萌芽耳。若枝叶蕃茂，庇荫千载以下之病人著《伤寒论》也。苟人人知论内一训一诫，不啻为我病而设。曰与其文字相周旋，则仲圣是我临床之神物。无论热可也，寒可

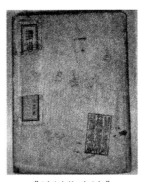

《读过伤寒论》

也，仲圣必应念而来，行将俯仰遇之也。"

盖治伤寒学，必须深入钻研，读诸家之注，熟多人之述，如此方能感悟真谛，正确理解、悟透原文，落到临床实处，久之自熟在心；始终明辨病机，且谨而守之，抠准经方方证之机，自会胸竹；有守、有仿、有变，守其方，效其方，酌情变其方，进而通创而制新方，自可事倍功半。

陈氏研究仲景学说，独立思考。其自称《读过伤寒论》，"非集注体裁，无一句敢取材于注，但求与仲圣之言诠相吻合，方且寻绎《内》《难》《伤寒杂病论》之不暇，何暇搜罗各家之学说"。诠注《伤寒论》，文理严谨，行文规范，遣词造句，精练含蓄，前后照应，互文见义，对偶排比、设问比喻，功底深厚。

"于无字句处读书"。清代华琳说："'凡文之妙者，皆从题之无字处来，凭空蹴起，方是海市蜃楼，玲珑剔透。'"在领会这些凭空蹴起的空白时，需要调动思维，积极思考，方能领会出更丰富的内蕴。文化学者唐晓峰先生说过："在人类漫漫的历史长河中，人们在识别地理界限时，仅仅对那些一目了然的外在走向有所发现不能算是地理界的好汉，另有些地理界线不是单凭视觉就可以识别，而需动用头脑，依照归纳的方法进行比较和分辨，查常人所未察，在混沌纷乱之中，发现隐藏的走线，这才是高手。"读《伤寒杂病论》，亦如斯。

丁甘仁

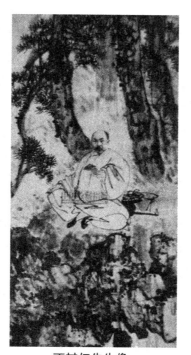

丁甘仁先生像

"读古人书，自己要有见识，从前人的批判中，通过自己的思考，加以辨别，并须通过临床实习，接触实际病例，方能心领神会，达到运用自如。"

"外感热病，宗《伤寒论》而不拘泥于伤寒方，宗温病学说而不拘于四时温病。盖风温邪从上受，首先犯肺，逆传心包，利在速战，因风从阳，温化热，两阳相劫，病变最速；尤其是伏温化火伤阴，来势更急，这是与湿温根本不同之点。"

丁甘仁（1865—1926），字泽周，武进孟河人。幼年聪颖，下笔成章。先从业于马仲清，后又从业于一代宗匠马培之。丁氏刻苦学习，勤学深研，不问寒暑，积累甚丰。对马氏内外两科之长（包括喉科）能兼收并蓄，尽得其真传。丁氏早年初行医于孟河及苏州，后至沪上，道大行，名震南北。然其对活人之术不愿自秘，志在发扬中医，培养青年一代，于是立志兴学。乃会同沪上贤达夏应堂、谢利恒集资办学。1917年创办上海中医专门学校，其后又进一步在沪南、沪北设立中医院，门墙桃李遍及全国。近代学人程门雪、黄文东、王一仁、张伯臾、秦伯未、许半龙、章次公、王慎轩等，均为其高足。

丁氏对外感热病的研究，系宗《伤寒论》而不拘泥于伤寒方，宗温病学说而不拘于四时温病。他说，读了《内经·热论》以后，必须熟悉《伤寒论》和《温热经纬》《温病条辨》等方书，这是全面学习外感病的基本理论和治疗方法。认为当读了仲景《伤寒论》以后，在参考各家注解中，必须学习舒驰远著的《伤寒集注》，其中关于六经定位，把六经主证及主治方法，提纲挈领，使后人得到概括的认识，对临诊时少见的症候并不全部罗列，以示不属于主要方面，遇到不切实际的地方，不作牵强的解释。

丁氏认为，为医临诊，第一，要估计患者体质的强弱；第二，要酌量病势的轻重缓急；第三，对患者的居处习惯、饮食嗜好等也要作适当的考虑。在投药无效时，必须细究其原因，是药不对症，还是药不胜病，然后加以变动。对病后调理及久治不愈的慢性疾病都要注意脾胃。着重指出，治脾与治胃迥然有别，并推崇《叶氏医案》中"脾宜升则健，胃宜降则和"以及"太阴湿土，得阳始运；阳明阳土，得阴自安，以脾喜刚燥，胃喜柔润"之论。

盖《伤寒论》者，"本于伤寒之诊断、疗法，推述万病之证治，能悟其真髓，则万病之治如示诸掌"。"由于六经辨证贯穿着八纲而联系于脏腑经络，尤其是以脏腑经络生理病理变化为基础，从而使辨证言之有物，而不是空中楼阁"。这就是以六经辨证研究《伤寒论》立于不败之地的根本原因。

从《伤寒论》中，亦可看到《周易》的内容，如以《周易》星宿命名的方剂有白虎汤，大小青龙汤、真武汤等；以水火之数推断病程。《伤寒论》之六经、六经辨证，与《周易·泰卦》上坤下乾，地处天位，天处地位，地气上升，天气下降，是相交之意。在自然界是万物滋生，通调和顺之象征。在体表示机体中阴阳相系，水火既济，处于一种和谐统一、阴平阳秘生理状态。根据"外者为阳，内者为阴"的原则排列，太阳、阳明、少阳、少阴、厥阴、太阴，将这一顺序中的六经以六爻代之，其画图排列甚像。六经病之临床表现、病情演变、传变规律及治疗、预后等基本内容与泰卦之象似亦有着联系和一致。

六经辨证，每一经都有各自的主证，六经病提纲，即是六经病之主证。临床疾病在发展过程中，症状的变化复杂的，当临床症状一有改变，必则反映病机，此时就应根据其新的症状，重新辨证，采取新的治疗措施。故不但疾病的初期要辨证，而且疾病发展演变中也要进行辨证，方能做到谨守病机。

有经验的医者，在辨证中注意异中求同、同中求异，这亦是丁甘仁先生留给后人的启迪。

曹颖甫

"医虽小道，生死之所出入，苟不悉心研究，焉能生死人而肉白骨。"

"注释经文，前后互参，仔细琢磨，若攻坚木，不断不释，如凿督井，不见水不止。""论病不经实地试验，即言之成理，也终为诞妄。"

曹颖甫（1866—1938），近代经方大家。1927年丁甘仁创办上海中医专门学校，延骋曹氏，任上海中医专门学校教务长。曹氏临证经验十分丰富，疗效卓著。大凡他医所谓不治之证，经其治疗者多愈。秦伯未、章次公、严苍山、姜佐景等系其弟子而继其术。"八一三"事变，曹避居故里，拒绝出任维持会会长，坚贞不屈而被日军杀害，其史迹载入江阴忠义祠。

蒋维乔在《曹颖甫先生传》中说："辛亥革命时，颖甫以巾裹发，不肯去辫，乡人有谋用利剪剪之，则乘夜遁至沪上，久之方归。袁世凯称帝时，各县士绅列名劝进，某太史受袁氏金，为江阴县代表。颖甫于某，论亲则姻叔，论谊则业师，闻之，突诣某所，诘之曰：'叔竟受袁氏之贿，而作此无耻之事耶？我江阴人之颜面，为汝剥尽矣！'某大惊，急曰：'无此事，无此事'。1927年以后，余息影沪渎，则颖甫已悬壶市南，而托迹于韩康矣。盖颖甫之治学也，不深造则不休，中年肆力于医，乡人亦莫知之。及其应世，凡他医所谓不治之症，颖甫辄着手愈之。且于富者有时不肯医，于贫者则不取酬，且资其药。其义侠之行类如此。孟河丁氏，世业医，创医校于海上，延颖甫主讲座，虑其高傲不可屈也，颖甫乃夷然就之。其授课也，携水烟筒，纸媒一把，且吸且讲。以《伤寒》《金匮》深文奥义，抉择隐微，启迪后进，学者亲炙其绪余，咸心悦诚服，而忘其举动之离奇矣。颖甫年七十，曾开筵祝寿，与余过从之密，如在南菁时。八·一三变作，即返里，久无音耗，数月以后，其婿来沪，则言颖甫已骂贼死矣！先是，江阴城破，有敌酋入其室，颖甫尚与之笔谈，未有他变。及敌兵蜂拥而至，辱及妇女，颖甫则肆口大骂不止，敌举枪毙之，且刳其腹。呜呼！烈矣！余欲为文传之，以未悉其事状，久而未就，今始得其崖略，故著于斯篇。"

孟子谓："富贵不能淫，贫贱不能移，威武不能屈，此之谓大丈夫。"浩然之正气，"塞于天地间"，风骨铮铮。"人生自古谁无死，留取丹心照汗青"（文天祥句）。正所谓曹公颖甫者也！

著名医家秦伯未先生说："曹师是经方派的典型，处方用药都依照《伤寒论》《金匮要略》的规律。"曹氏对经方应用的大胆实践，坚定地捍卫了中医学术的科学性，在近代中医学术史上写下了重要的一页。

曹颖甫先生用经方的特点：一是抓方证。方证是用经方的指征和证据，按此证用此方，必定有效。所以，经方的方证，"并非如一般中医误解之所谓证，更非西医所谓对症疗法之症"（《经方实验录·凡例》），有特有的定义。二是少加减。从曹颖甫先生的医案可见，其处方大都依据仲景原方不变，如果确需加

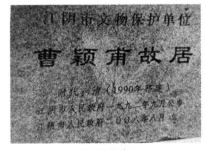
江阴曹宅

减，也根据仲景用药规律，从不乱为加减。三是重视剂量。每案都有药物剂量，因为疗效与药物用量的关系是众所周知的，但过去的医案常常有方而无量，或有法而无方，忽略用量，使读者多有揣测之苦。四是重视验证。他说他记录临床验案，"以考验实用为主要"，书中附以治验，非以自炫，而是作为证据。他的医案，名《经方实验录》，实验，即临床验证的意思。由上可见，曹颖甫先生使用经方的思路符合近代严格的逻辑思维，与以往"医者意也"的用药思想是有所区别的，在临床实践中应用经方求真求实。秦伯未这样评价曹氏："他把亲身实

验到的老老实实地写出，没有经历过的宁缺毋滥，绝不妄加批判。这种'知之为知之，不知为不知'的精神，是曹师平生治学的特点。"曹氏倡导经方，接受新知。曹氏潜心于仲景之学，一生善用经方，倡导经方。但他也不反对时方，曾说："治危急之症，原有经方所不备，而借力于后贤之发明者，故治病贵具通识也。"

细研之下，似可观清之张隐庵、黄坤载、陈修园三家学术思想，对其影响较大，强调实践反对空谈，注重临床实际，以案论经，主张重订错简，中西汇通，并且善用前后比较，及比喻手法阐明医理，运用六经理论指导临床，以临证实际为依据，指出太阳经即有温病，对寒温之辨强调以临证实效为指归，以"候"来解释伤寒传变日数规律，另在辨治伤寒三阴太阴、少阴、厥阴病时注重保护阳气，这与明、清时期温病学说"存得一分津液，便有一分生机"注重保存阴液的思想不同。亦正如他在《伤寒发微·凡例八则》所云："三阴之病，纯阴则死，回阳则生。"故他于临证时善用乌、附，并且认为"阳气张于外"与"下寒之甚，必见戴阳"，这是阳气不能秘密的具体体现，可作为戴阳、格阳的病理解释，这也是其擅用附子的另一个原因。

历代医家对于下焦蓄血证血瘀瘀于何处，认识颇歧。曹氏以经文注解和临床验证，认为下焦蓄血应在大肠与子宫；对阴阳易的论述，曹氏根据经文推理，阴阳易应是伤寒病者劳复，而不是移于未病之人。如此理解，不唯从文理上讲得通，而且也符合临床实际。

曹氏对许多病的认识，敢于提出自己的观点。他认为厥阴证食即吐蛔，实为胃中寒湿，提出奔豚病之本源乃肠中之矢气论点，曹氏曾以肉桂、半夏治愈1例气从少腹上冲而吐清水者。运用仲景桔梗汤以排脓解毒，《千金》苇茎汤以化痰清肺，配合犀黄醒消丸以消痈毒，从其治疗肺痈四步骤经验中，可以看出其既体现崇尚经方，又对时方优良者兼收并蓄，形成了自己的风格。

在对《伤寒论》治法的研究中，曹氏认为，太阳之治，独重温散，辛温发散为伤寒正法，不可弃而不用，结合脏腑理论提出发汗首当宣肺，而太阳中风证自汗出服桂枝汤而病汗止，在这一方面，曹氏说理清楚，把太阳中风之汗称为"病汗"，而把服药后之汗称为"药汗"，认为病汗常带凉意，药汗则带热意。曹氏经多年的临证观察，按药力之峻缓程度将仲景分为三大类，第一类为和平方，补正而可去邪者；第二类为次峻方，去邪而不伤正者；第三类乃为峻方，是以救逆为急，未免伤正者。曹颖甫对这三类方的运用均能得心应手，尤以擅用峻方和次峻方。提倡大病用大药，沉疾遣重剂，对于临证遇急证、重证、顽固性痰饮水结、痛胀，多辨明病机，分别投以大陷胸汤、十枣汤、皂荚丸或葶苈大枣泻肺汤等一类药性峻猛攻逐的方剂。然而，下法毕属祛邪，药力多猛，滥用、过用，易戕伐正气，所以施以下法时须勿忘顾护胃气。

曹氏先后著有《伤寒发微》《金匮发微》两书，其中往往掺入了其多年的治验，和他在治验中的一些新的体会，均足以见其实践功夫的纯熟，绝非徒托空言者。曹氏处处"以考验实用为主要"。诚如沈石顽之谓"一洗空泛之浮论，专务实学，考据精详"。在实践中验证经方《经方实验录》记载了曹氏临证广泛应用经方的经验，并有不少创见，其灵活应用经方治疗危急重症的医疗经验，足资后学临证借鉴。

金子久

"从上古以至今时，一代有一代之医，虽神圣贤明，分量不同，然必不能舍规矩准绳以为方圆平直也。故治病必先识病，识病然后议药，药者所以胜病者也。识病则千百药中，任举一二种用之，且通神，不识病则歧多而用眩。凡药皆可伤人，况于性最偏驳者乎？迩来习医者众，医学愈荒，遂成一议药不议病之世界，其夭枉不可胜悼。或以为杀运使然，不知天道岂好杀恶生耶？每见仕宦家，诊毕即令定方，以示慎重，初不论病从何起，药以何应，致庸师以模棱迎合之术，妄为拟议。迨药之不效，诿于无药。非无药也，可以胜病之药，以不识病情而未敢议用也，厄哉！"（喻昌语）

金子久（1870—1921），名有恒，武林（今杭州）人。因其后徙桐乡大麻镇，故人称"大麻金子久"。其性敦厚，好读书，始从父习业，然不幸失怙，学医全赖自习。学术上，得力于江西喻昌，十分推崇《寓医草》《医门法律》，其临证之际，常参照喻氏相关论说，灵活化裁，而获奇效。并说服叶天士，对温病的辨治，既按"卫、气、营、血"层次辨法，又强

金氏医案

调注重保护津液，提出"热病以津液为材料，立方以甘寒为扼要，俾津液复得一分，则热邪退得一分"的认识，名震江南。著《问松堂医案》《金子久医案》，虽系弟子辑，也确可窥其学术之端倪。

考金氏一门，自南宋以来，世代业医，迄明、清时皆以儿科见长，故子久之父芝石公，精小儿方脉也。传至子久而名噪江南，其实溯金氏之业医，则源出于南宋，历史久矣。金氏十分推崇喻昌学，常参照喻氏论说，灵活化裁，别有一番心得。

金氏学对温病学派探研甚勤，尤得力于叶氏《临证指南》和喻氏《寓意草》，并有所发挥，而且能结合临床，随宜而用。他将温病概括分为四个阶段。病在气分时，金氏没有拘于吴鞠通的大热、大渴、大汗、脉洪大"四大"学说，常根据病人体质和证情的不同，灵活化裁。如同时兼有表证未解或阳气不足的，用桂枝白虎汤；兼有湿热症状时，加苍术为苍术白虎汤，等等；病在营、血分时，选用三甲复脉汤以滋阴养血，柔肝熄风；恢复期，强调养胃阴。

江西喻昌，为明末清初伤寒学医家，即嘉言。生于江西新建，卒于江苏常熟。与张璐、吴谦一起被誉为清初"三大名医"。喻嘉言幼年聪敏，先攻举子业，中年曾以副榜贡生入京就读。后因不得志归里，剃度为僧。不久又还俗业医，并周游各地，足迹遍及赣、浙、苏、皖。其敢于修订古典著作中的不足，提出秋气应燥而非《内经》的"秋伤于湿"，并自拟"清燥救肺汤"以疗燥证。

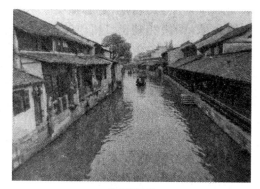

金氏家乡

喻昌曰："燥之与湿，有霄壤之殊。燥者，天之气也；湿者，地之气也。水流湿，火就燥，各从其类，此胜彼负，两不相谋。春月地气动而湿胜，斯草木畅茂。秋月天气肃而燥胜，斯草木黄落。故春分以后之湿，秋分以后之燥，各司其政。今指秋月之燥为湿，是必指夏月之热为寒然后可，奈何《内经》病机一十九条，独遗燥气。他凡秋伤于燥，皆谓秋伤于湿，历代诸贤，随文作解，弗察其讹。昌特正之，大意谓春伤于风，夏伤于暑，长夏伤于湿，秋伤于燥，冬伤于寒。觉六气配四时之旨，与五运不相背戾，而千古之大疑始一决也。"

金氏于喻昌之"凡秋月燥病，误以为湿治者，操刃之事也。从前未明，咎犹可逭。今明知故犯，伤人必多，孽镜当前，悔之无及。凡治燥病，燥在气而治血，燥在血而治气，燥在表而治里，燥在里而治表，药不适病，医之过也。凡治杂病，有兼带燥证者，误用燥药，转成其燥，因致危困者，医之罪也。凡治燥病，须分肝肺二藏见证。肝藏见证，治其肺燥可也。若肺藏见证，反治其肝，则坐误矣！医之罪也。肝藏见燥证，固当急救肝叶，勿令焦损。然清其肺金，除其燥本，尤为先务"为宗，"阐而发之"临床取得非常突出的疗效。

《素问·至真要大论》中病机十九条没有燥气病机，确实引起后世医家不少的疑惑。金元时期的刘完素，针对此阙，亦曾补以"诸涩枯涸，干劲皲揭，皆属于燥"，实际上，是到了喻昌，才立"秋燥论"，对"燥"进行了详尽论述，病机十九条中不言燥，并不是什么疏忽，而言湿言热，燥则在其中矣。叶天士《温热论》说在："表初用辛凉轻剂，挟风则加入薄荷、牛蒡之属，挟湿加芦根、滑石之流。或透风于热外，或渗湿于热下，不与热相搏，势必孤矣。不尔，风挟温热而燥生，清窍必干，谓水主之气不能上荣，两阳相劫也。"所以说，温燥的实质，是外感风热之邪耗伤津液。

而凉燥，多见于上呼吸道感染、气管炎、白喉、急性咽喉炎。盖风邪伤津兼寒，秋令风寒横行，肺金受之。寒伤肺卫，风竭津液，初起既有恶寒发热、头身疼痛、咳嗽、脉浮，一派太阳伤寒症，又有口鼻、咽唇干燥及干咳一派温病症。俞根初在《通俗伤寒论》中说："凉燥犯肺者，初起头痛，身热，恶寒无汗，鼻鸣而塞，状类风寒，惟唇燥嗌干，干咳连声，胸满气逆，两胁串疼，皮肤干痛，舌苔白薄而干，扪之戟手。"治疗上，主张"辛开温润"，不用重剂过发其汗免伤津液，用香苏葱豉汤减香附，加杏仁、百部、白前、紫菀之类微辛、微温之轻灵药，透解外束之表寒，平和温润，以宣肺止咳，当年蒲辅周先生在四川，在北京，救治温病及众多病危的小儿肺炎，凿凿有据。

还有一种"燥"，为精血枯涸之"燥"。明代李梴在《医学入门》中曰："内因七情火燥，或大便不利亡津；或金石燥血；或房劳竭精；或饥饱劳逸损胃；或炙燥酒浆厚味皆能偏助火邪，消灼血津。"这就是喻昌《医门法律》指出的那种："夫干之为害，非遽赤地千里也，有干于外而皮肤皲揭者，有干于内而精血枯涸者，有干于津液而荣卫气衰、肉烁而皮着于骨者。"

范文甫

"一船老大，乘饥恣食，解衣扪风，次日发热而无汗，胸膈不舒。柏令作伤食而下之，不利。鸿昌作解衣中风寒而汗之，又不应。后鸿昌又杂治数日，渐觉昏困，上喘息高，山舟轿班代为求治。太阳病，下之微喘者，表未解故也，桂枝加厚朴杏子汤主之。此仲景之法也，服药一剂而喘止，再剂热缓、寒微，至傍晚身凉而脉亦和矣。其神如此，《伤寒论》可不熟读乎哉？"

范文甫（1870—1936），名赓治，晚号文虎，浙江鄞县人，家学渊源，儒而后医。其先祖自宋高宗时，由湖北襄阳迁来鄞县（宁波），与"天一阁"范氏同宗。父名邦周，从事商业，但好岐黄，精疡科。文甫幼习举子业，因慕名士张苍水之为人，乃弃儒习医。后又从江阴沙氏学，治学谨严，仰承先人志，克绍箕裘，穷典籍奥，师各家长，善于临床，匠心独运。《鄞县通志》云："自少游淮扬，遇异僧，师之，授经方，遂以医名。初擅疡伤，继专精内科，主古方，好用峻剂。"范氏为人，师昌黎，字摹右军，笔直龙蛇，鸾翔凤翥，人说其字"鹤膝蜂腰"，其颜筋柳骨，力透纸背。而又能画，其画以写意为多，有花卉，如梅、兰、竹、菊、荷花等，其画的紫藤、葡萄，犹如狂草，笔笔可见书法功底。石头、题跋，顾盼生辉。墨用笔浓淡干湿，轻重缓急，生意盎然，浑厚古拙，又不乏书卷气。传世的一幅山水画作中，岗峦起伏，绵亘山势，幽岩深谷，高峰平坡，流溪飞泉，烟波浩渺，水村野市，茅棚楼阁，水榭亭台，茅庵草舍，水磨长桥，行旅呼渡，充满着浓郁的生活气息。医宗长沙，一身兼"三绝"。饱学多识，且不拘小节，有古侠之风，其自号为"古狂生"。

范氏尊《内经》《伤寒论》为医学源泉，并参合诸家，兼收并蓄，善于治寒，长于治温。认为治温病之法，当以护津为要，常用梨头、花粉、芦根、生地，辨证论治予以应用。倡赞同陆九芝"阳明病就是温病，白虎汤即为温病的治法"。认为"伤寒方可治温病，温病方又何不可治伤寒。"仲景白虎、承气、复脉、黄连阿胶诸方，为其所习用。

范氏经方用得很好，实为"经方家"，然其对后世很多方剂，亦用得很好。

其治"奉化某，秋后伏暑晚发，为日已久，大热大渴，奄奄一息，脉沉而闭，惟舌淡白不红。查前方皆是牛黄、安宫、白虎之类。余曰：舌淡白如此，真限欲脱，速服此方，或可有救，迟则无及矣！厚附子9克，炒蜀漆9克，茯苓9克，龙骨9克，生姜3克。一服瘥，再召余诊，原方再服。连请三次，原方连服三帖，病霍然而愈。问曰：大热大渴之伏暑，凭何用辛温大热之剂？答曰：余盖独取其舌色也。吴鞠通云："长夏受暑，过夏而发者，名曰伏暑。霜未降而发者少轻，霜既降而发者则重……"此案伏暑重证，无乃为日过久，暑湿之邪重损阳气，医者反以白虎、安宫类复伤心肾之阳，一误再误，以至阴盛格阳，浮阳外越，奄奄待毙。脉沉而闭，即是伏邪，此非热伏，乃心肾阳虚，真阳欲脱，而脉伏不起。"范氏强调"舌淡白不红"这一辨证要点，重用辛温大热之厚附子回阳救逆；龙骨收敛浮越之阳；茯苓养心；生姜配蜀漆以透伏暑余邪。配伍精当，奏效迅捷，阴阳离决而可起死回生。

范氏有一年在绍兴，遇一个高烧不止者，该人吃多剂药，都无济于事。范看前医之方，皆"白虎""韦茎"，都无差错，似乎没其他之方。深思许久，忽见病家周围有一片荷塘，荷叶上有动珠，不禁触动灵感，遂让人取四块干净的毛巾，放在竹林和稻田里，吸收露水，然后将露水拧出来煎药，药后此高烧数日的病人豁然而愈。

盖露水者，雨露霜雪，夜晚及清晨，地面之水气，遇冷而凝，华成冰晶，然后熔化，成斯水珠，可入药，亦可用以煎煮药剂，或调外敷。其水质清轻，易于上达。温病特点是肺热，王孟英的《随息居饮食谱》上记载："露水，甘凉。润燥、涤暑、除烦。"雨、露、霜、雪含杂质少，尤其霜雪之露，进入人体后易被吸收利用，并能激发酶的活性，促进代谢。

范氏还有一些用药经验，珠玉满盘，如：用大黄附子细辛汤加味芒硝、半夏、甘草治疗乳蛾；小青龙汤加减，重用半夏；附子理中汤加当归补血汤治肠胃病；桃核承气汤加白芍、柴胡治疗闭经；近效术附汤治疗风寒眩晕；麻杏石甘汤治肺热移于大肠泄泻；保元化滞汤（黄芪、滑石、白糖）治疗元虚久痢；一味防风解芫花毒、信石毒；生姜治暴喑（半夏毒）；五倍子加砂糖治疗背痈；百合、紫苏治疗不寐；干荔枝治脾虚泄泻；海参治肝肾虚泄泻等，其效皆精皆绝。

范氏不但治病有方，而且治"假病"亦有诀窍。如治戴某之妻，平素心胸狭窄，常因一些琐碎小事生闷气，且记仇心甚强。一日，戴某匆匆忙忙地来到范医生寓所，称其妻突然患重病，卧床不起，不食不语，要求速去急救。范氏即随病家前往，经过望形色、查病情、切脉象、观舌苔等细心诊断，一切正常。根据病妇的性格特点，诊其是装病。范至戴妻床前，故作惊骇之状说："你病情很危重，重到连药物都快无法医治的程度，现在配方取药已来不及了。必须速取粪缸中的陈汁，煎上一大碗灌服，事不宜迟，迟则难以挽救。"说完扬长而去。回到寓所，范笑着对学生说："今日出诊，看到一位装病的妇人，给她开了一剂灵丹妙药，我走后她一定会立即起床大骂，今后她再也不会装病了。"次日，果闻戴某的妻子在医生离开后便从床上跳起，破口大骂而愈。范对学生说："诊脉须细心体验，处方要周密考虑，不可胆小，也不可大意，勿因重病而退缩，这样才能治好病人。"

范氏之法，有源有宗。金元四大医家之一的张从正，就精于心理治疗，他在发挥《黄帝内经》中情态相胜的理论时谓："悲可治怒，以怆恻苦楚之言感之，恐可以治喜，以恐惧死亡之言怖之；怒可以治思，以污辱欺罔之言触之；思可以治恐，以虑彼志此之言夺之。凡此五者，必诡诈谲怪，无所不至，然后可以动人耳目，易人听视。"《儒门事亲》中，记载了张氏运用感、娱、怖、触、夺等方法无药而愈病的不少验案。现代心理学亦重视情胜疗法，盖人有七情，分属五脏，五脏及情志之间存在着五行相制。不良的情志活动会导致人体阴阳偏盛偏衰，使心理活动失去平衡，从而引起疾病的发生。而正确运用情志之偏，补偏救弊，则可以纠正阴阳气血之偏，使肌体恢复平衡协调而使病愈。

范氏治"假病"之法，为激怒疗法。人体愤怒有忘思眠、解忧愁、消郁结、抑惊喜之效，肝木之志为怒，脾土之志为思，木克土、怒胜思。愤怒虽然是一种不良的情绪，但其属于阳之情绪变动，因此对忧愁不解而意志消沉、惊恐太过而胆虚气怯等属阴之情绪致疾，均可以此治。

《吕氏春秋》曾载："齐王疾有，使人之宋迎文挚。文挚至，诊王之疾，谓太子曰：'王之疾必可已也。虽然，王之疾已测必杀挚也。'太子曰：'何故？'文挚对曰：'非怒王则疾不可治，怒王则文挚死……（文挚）与太子期，而将往而不当者三，齐王固已怒矣。文挚至，不解履登床，履玉衣问王之疾，王怒而不与言。文挚因出辞，以重怒王，王叱而起，王之疾乃遂已。"此则医案，是中医心理疗法的较早记载。"非怒王则疾不可治""以重怒王，王叱而起"，可见齐王所患，乃情志而病，或因思、或因郁，而怒可以治思在郁，所以文挚故意激怒了齐王，王则一怒之下，"疾乃遂已"。

话回范氏，其撰有春联曰："但愿人常健；何妨我独贫。"另一副曰："何必我千秋不老？但求人百病莫生。"一般人在新春之至，佳节不求己康，一反常俗，虔诚祝人"常健"，其之高尚、心地之宽广，亦世罕矣。范氏之晚年，以傅山自比。盖傅山青主，一代学人，为明清交际之大家。初名鼎

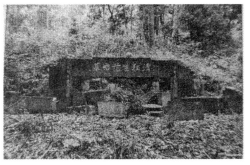

四名山村范墓

臣，字青竹，改字青主，又有真山、浊翁、石人等别名，太原阳曲人氏。康熙中举鸿博，屡辞不得免，至京，称老病，在皇城之阶下，面谒康熙而不拜，昂而举首，不试而归。于学无所不通，经史之外，兼通先秦诸子，又长于女科，其著《傅氏女科》《青囊秘诀》，至今流传于世。傅氏极重医德，对病人不讲贫富，一视同仁，而尤优贫贱，对阔佬官吏，常婉词谢绝，己释为："好人害好病，自有好医与好药，高爽者不能治，胡人害胡病，自有胡医药胡药，正经者不能治。"傅氏那种"富贵不能淫，贫贱不能移，威武不能屈"的品格和气节，为一代"志士仁人"，范文甫亦引为己身楷模。

笔者曾两赴宁波四明山，今观范公墓照，不禁吟道：四明八百里，物华甲东南。玉龙吼山开，悬涛迸出岩。

回风可作雨，潺湲万壑繁。飞流舞白鸾，碧潭倒影洲。藤萝半壁湿，殿角常年寒。范公照九天，千古杰人眠！

杨伯雅

"景岳说凡诊病施治，必先审阴阳，乃为医道之纲领。阴阳无谬，治焉有差？临医虽繁，一以辨之，即阴阳而已"。

杨伯雅（1870—1940），江苏省扬州市人。自幼勤学苦练，誓志习医，投师于南京任秋甫之门，随师侍学中医，日则为师效劳，夜则挑灯苦读，为人忠厚深

得教师喜爱，愿授其业，以励其成。卒业后，于南京慧园街开业行医。杨伯雅恃学精心，学识广泛，于内外杂症各种无不擅长。所宗《内经》《伤寒》为基础，对温病时令之热症颇为见长；对外科痈疽疮疡均有临证经验。杨氏诊视精审，处方简约，融合古今，不着痕迹，师古而不泥于古，平淡空灵，屡起沉疴，一时推为独步。

杨伯雅先生乐善好施，行医数十年，不染时医恶习，故求治者日常盈庭。对贫病者施诊又施药。经其治愈患者，赠其匾额甚多。在抗战前，曾为革命前辈何香凝诊治疾患，投方即愈。他还热心公益，数捐多金。同道之贫乏者，缓急往告，辄有周济，社会敬仰。先后任南京市国医公会副会长、中央国医馆理事、南京市第一届国医审查员，首都中医院筹备委员会委员，南京国医传习所常务董事、教授。在此期间，还积极组织参加南京医药界抗议"废弃旧医案"的游行请愿活动，捐资筹办《国医杂志》，举办中医学术讲座，自办图书馆，帮助青年中医学习提高，日寇侵华，南京沦陷，百业萧条，杨氏空怀爱国之心，忧郁致疾，于1940年夏逝世。

杨伯雅先生说，最初所发现的阴阳，是与日有关，看阴阳二字的古文就可以明白，阴阳与日有关系，日光可以照到的地方就是阳，反之为阴。"陽"左为"阜"，右上为"日"，右下为"一勿"，日光之照的象形，日照在阜，日在上，光照在下，在阜之向日侧，故为阳。"陰"左为"阜"，右上为"今"，右下为"云"，云为遮日光处，见不到日光，引意之用，即在"阜"之背，故"阴"从云声。

杨伯雅先生指出，阴阳不仅足一个事物的两个方面，同时阴阳还有互根互用和相互转化的特点，《素问·阴阳应象大论》说："故积阳为天，积阴为地，阴静阳躁，阳生阴长，阳杀阴藏，阳化气，阴成形。"这一理论对临床处方用药影响深远。张景岳在此理论基础上得出了"善补阳者，必于阴中求阳，则阳得明助而生华无穷；善补阴者，必于阳中求阴，则阴得阳升而泉源不竭"的经验，其所创左归丸、右归丸等对后世医家影响极大。

与杨伯雅先生同乡的唐大烈（笠山），亦为一代奇人。其在乾隆五十七年（公元1792年）创刊了《吴医汇讲》，停刊于清嘉庆六年（公元1801年），前后历时10年，共刊出11卷，每卷均合订为一本，是近代史上第一部医学期刊。期刊是一种定期或不定期的连续出版物。每期的版式基本相同，有固定名称，用卷、期或年、月的顺序编号出版，具有明确的办刊宗旨和一定的读者群体。《吴医汇讲》无疑体现了斯刊的基本特点。

其有一篇"阴阳常变论"，佐杨伯雅先生之见，如："阴阳者，一气所分，宜平宜合，忌偏忌离。或为对待，或为流行，有会处，有分处，本相生，亦相克，天地万物无一可以去之，其理之精微，实非易言者也。考之医籍，或谓阴易亏而阳易亢，务以益阴为先；或谓明主杀而阳主生，必以扶阳为重。若此之类，各有至理，而均非定论，何也？以未分常与变耳。试以四时昼夜核之，春夏为阳，秋冬为阴，两分焉而毫弗参差；夜则为阴，昼则为阳，总计焉而纤无多寡，此阴阳之常也。以大地之变论之，时或亢旱，即阳盛阴虚之象，必有待于甘霖；时或久阴，即阳衰明盛之征，是有赖于皎日，此各执其说者，亦有至理也。以人之病论之，水亏火旺，非清凉无以救其燎原，既不可专以阳为重；气脱神霾，非温热无以消其阴翳，亦不可独以阴为先。非偏执之见，均非定论乎？考之先儒，语其大纲，一动一静，互为其根，是为流行；分阴、分阳，两仪立焉，则为定位。言其体用，天以阳生万物，以阴成万物，惟两故化合而后能遂也。以阳为用则尊阴，以阴为用则尊阳，随时变易，迭相为用也。阳不能独立，必得阴而后立，故阳以阴为基；阴不能自见，必待阳而后见，故阴以阳为倡。阴阳相生也，体性相须也，是以阳去则阴竭，阴尽则阳灭。"杨伯雅先生也好，张景岳也好，执繁驭简，皆云阴阳之理，非一言可以尽之。

萧龙友

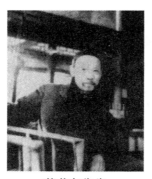

萧龙友先生

"余于医道并无发明，仍用四诊之法以治群病，无论男妇老幼皆然。至眼如何望，耳鼻如何闻，指如何切，依据病情结合理性、感性而作判断。辨人皮肉之色，闻人口鼻之气与声，切人左右手之脉，以别其异同。但此三项皆属于医之一方面，惟问乃能关于病人，故余诊病，问最留意。反复询究，每能使病者尽吐其情。盖五方之风气不同，天之寒暑湿燥不定，地之肥瘠高下燥湿有别，禀赋强弱习惯各殊，而病之新旧浅深隐显变化，又各人一状。"

"切脉乃诊断方法之一，若舍其他方法而不顾，一凭于脉，或仗切脉为期人之计，皆为识者所不取。"

萧龙友（1870—1960），本名方骏，字龙友，别号"蛰蛰公""息园老人""息翁""不息翁"，江西吉安人。童年时，由于其母长年有病，便留心于医药，常翻阅古籍，并到药店求教。1892年，川中霍乱流行，成都日死八千人，街头一片凄凉，棺木一空。很多医生因惧怕传染，不敢医治。斯时正在求学的萧龙友挺身而出，年仅22岁初出茅庐，沿街巡治，用中草药进行救治，使很多病人转危为安，时人称之"万家生佛"。1897年，萧先生离川赴京，后历任嘉祥、淄博、济阳等地知县，又升知府。辛亥革命后于1914年由山东奉调入京，任财政部机要秘书、国务院参事。萧氏入仕后，虽在官场，却从未间断研究医学。公余之暇，经常看病行医，其医道精妙，在古都其名妇孺皆知，誉为北京四大名医之冠。

萧先生曾曰："夫辨清病以后，立法选方。《易》曰：精义入神，以致用也。不得其精，焉能入神？有方无约，即无神也，故曰神与弗居。""方中药物的加减则是针对具体证候。如徐灵胎所说，辨病立方而无加减是有方而无药；堆砌药物，合而成方，全无方法主次，是有药无方。喻氏谓，约方，犹约囊也，囊满弗约，则输泄。方成弗约，则神与弗居。业医者当约治病之方，而约之以求精也。"

萧先生临床治病，不谈运气，但重视季节用药。如暑天常备六一散，若有伤寒迹象，或头晕，或不汗出，用之颇效。若见心烦欲呕，常加藿香叶，开水冲泡，待凉饮，可以沁浸心脾；若有心烦、心悸，加用朱砂；小便黄加鲜荷叶。先生说，山东的滑石好，色青白，称桂府滑石，那时北京小学生练刻图章亦用之。尝曰，方出《黄帝素问宣明论方》《伤寒直格》和《伤寒标本心法类萃》。名称众多，《黄帝素问宣明论方》有益元散，《伤寒直格》有益元散、天水散、太白散，《伤寒标本心法类萃》有益元散、天水散、六一散。称为六一散，既为滑石和甘草的用量之比，有别于加辰砂之益元。

萧先生云，方中滑石利窍，不独利小便。上能利毛腠之窍，下能利精溺之窍。盖甘淡之味，先入于胃，渗走经络，游溢津气，上输于肺，下通膀胱。肺主皮毛，为水之上源。膀胱司津液，气化则能出。故滑石上能发表，下利水道，为荡热燥湿之剂。发表是荡上中之热，利水道是荡中下之热，发表是燥上中之湿，利水道是燥中下之湿。热散则三焦子而表里和，湿去则阴阳利。斯方用可概括为热、渴、淋、泻四端。盛夏受湿，暑本为热，故人身热恶热，暑热伤津，故口渴心烦，暑湿阻遏，下注膀胱，故小便不利，黄赤而短涩。湿热伤胃，升降失司，故现泄泻或呕吐，夏季见此症，投之少有不效。"长夏炎蒸，湿土司令，故暑必兼湿"（《医方集解》）。

本方证乃暑热挟湿所致。暑为阳热之邪，其性升散，易耗气伤津。暑热伤人，故身热；暑气通于心，热扰于心，故心烦；暑伤津液，故见口渴。湿性黏滞，易阻遏气机。暑热挟湿，胶结不解，阻遏三焦，三焦气化不利，升降失司，伤及胃肠，则见呕吐、泄泻；影响膀胱，气化不利，故见小便不利，湿热下注，则小便赤涩淋痛；湿热互结，煎熬津液，而成砂石，则为砂淋；湿热之邪留连气分，淹滞不解，郁蒸肌肤，蕴酿而成湿疹、湿疮、汗疹，诸般暑热，皆可一用。方加辰砂，名益元散；加薄荷少许，名鸡苏散；加青黛少许，名碧玉散，治同。本方加红曲五钱，名清六丸，治赤痢；加干姜五钱，名温六丸，治白痢。本方加生柏叶、生车前、生藕节、名三生益元散，治血淋。本方加牛黄，治虚烦不得眠。本方除甘草，加吴茱萸一两，名茱萸六一散，治湿热吞酸。本方除滑石，加黄芪六两，大枣煎，热服，名黄芪六一散，主治虚弱，以及盗汗和三消证。

萧先生治风寒感冒，喜用苏叶、葱白、豆豉（葱，山东者佳；豆豉，四川者佳）之类。引徐灵胎《医学源流论》卷下："不能知医之高下，药之当否，不敢以身尝试，则莫若择平易轻浅，有益无损之方，以备酌用，小误亦无害，对病有奇功，此则不止于中医（指中等的医生）矣。如偶感风寒，则用葱白苏叶汤取微汗；偶伤饮食，则用山楂、麦芽等汤消食；偶感暑气，则用六一散广藿香汤清暑；偶伤风热，则用灯心竹叶汤清火；偶患腹泻，则用陈茶佛手汤和肠胃。"

萧先生家中经常备有炒黄黑的糊米，小儿伤食饮用。成人腹胀，常用砂仁一粒，以针穿其孔中，在火上烧焦，取下，纸包捻碎，去纸嚼服，甚效。又疰夏不思食，用荷叶粥（鲜荷叶去梗，洗净，待米烧半熟，即置荷叶于其上，再煮，熟后粥色青绿清香）宽中解暑，妙用非常。引《本草纲目》，"粥"专列一项，计有44种。盖粥能畅胃气，生津液，推陈致新，利膈益胃（如薏苡仁粥除湿热，利肠胃；莲子粉粥健脾胃，止泻痢；薯蓣粥，补肾精，固肾气等），但有荷叶烧饭而无荷叶粥。

萧先生谓，中医基础理论，约有九：一，望闻问切的辨证关系，主张四诊合参。他说："切脉乃诊断方法之一，若舍其他方法于不顾，一凭于脉，或仗切脉为欺人之计，皆为识者所不取。"二，平脉与病脉。他常对学生说，必先知平脉而后知病脉。三，说四诊。临证时应结合病人的体格、性情、籍贯、职业、平素生活习惯等加以考虑，就不难得其秘奥。四，脉象与卦象，以卦喻脉。先生对于脉理深入浅出，尝谓："能识死脉，即为上工。""对于坎、兑、巽三脉，必须钻研。"五，对于医史的见解。他说："治医学史，必先将历代典章学术，搜讨无遗，然后可以言史，否则医自医。学自学、史自史耳，何益之有哉。"六，关于医德。他曾作医范十条，为后学之针砭，主张稽古御今，心正意诚，有道有术，重视伦理。七，对中西汇参的见解，不泥古、不囿今，要斟酌损益以求合乎今人之所宜，而后可以愈病。主张捐除门户之见，取彼之长，补我之短。八，论读书。主张以《伤寒论》为鉴，以之作鉴，则治病必有一定之法，如影之不变也。九，对于药学的见解。他主张医与药不能分豁，医生不但应识药，而且要能亲自采药、咬咀配合。关于临床方面，主张老少治法应有不同，对象不同就要采取不同的措施，但又要顾及同中有异、异中有同。他调理虚证，多采"育阴培本"之法。调理慢性病症，特别注意病者的"五志七情。治虚损防其过中，治痨除着眼肺肾外，更要重于脾。

1916年5月，大军阀袁世凯病危，其长子袁克定邀请萧先生入总统府为其诊病。切脉后断定袁的病为尿毒症，提笔开了处方，嘱必须服药静养，但袁的次子袁克文又坚信西医。弟兄俩意见不合，袁世凯家人也六神

萧龙友先生手迹

无主。延至6月6日，袁世凯终于一命呜呼。事后，萧先生对人说，袁世凯内外交困，活在举国上下一致的声讨中，而尿毒症又必须静养，以袁世凯当时的心情又怎能静得下来？他的死也是命中注定，气数已尽。1924年，孙中山先生带病北上，病情日趋严重，总统府官员请萧先生前去为中山先生诊病。萧先生为中山先生诊视后，断为病之根在肝，因知病已入膏肓，非汤药所能奏效，故未开处方。

如实向守候一旁的孙夫人宋庆龄告诉病情。中山先生病逝后，经病理解剖，发现其"肝部坚硬如木，生有恶瘤"。萧先生诊断无误，一时社会为之轰动。1929年1月，梁启超先生患病便血，事前曾赴协和医院检查。医诊断为肾上有病，必须手术切除。梁启超放心不下，驱车前往萧府求诊。经诊断后，萧先生对梁启超说："阁下肾脏无病，应该慎重行事，长服所开中药便可痊愈。"但梁启超坚信西医，仍赴协和医院手术，结果不出萧龙友先生所料，经病理解剖，梁启超先生肾完全健康。这一细节，是在梁启超之子梁思成于治丧时，在讣告中予以披露的。

龙友先生在留给外孙的墨宝中曾撰有一联："学力守曾三颜四，光阴惜禹寸陶分。"这是对后人的期望，也是先生自身的写照。龙友先生自注说："曾子曰吾日三省吾身，为人谋而不忠乎？与朋友交而不信乎？传而不习乎？"又注：颜子曰：非礼勿视，非礼勿听，非礼勿言，非礼勿动。此谓'曾三颜四''禹寸陶分'，说的是两个典敌：'禹寸'，指的是《帝王世纪》所载的"禹不重径尺之璧，而爱日之寸阴"（大禹不看重直径一尺的玉璧，而看重白日的一寸光阴）。"陶分"，指东晋时的陶侃，官至郡守和刺史，十分珍惜时间，无事即朝夕运甓以习劳，曰："大禹圣人也，尚惜寸阴，吾辈则当惜分阴。"

龙友先生是真正的一代儒医。"不为良相，则为良医"历来是儒士箴言。其来历是范文正公（仲淹）在年轻尚未得志时，去灵祠祷告求签，问道，他日能成为宰相吗？得到否定的签后，便说，如果不能实现的话，就作一个良医吧。良相固然可恩泽天下，既然神灵不允，那么能实现救人利物心愿莫如良医了。良医上可疗君亲之疾，下可以救贫民之厄，中可以保身长全。此后此句话就成为了旷世流风。

夏应堂

"有板方，无板病。症情既有不同，体质亦自各别，拿一张成方原封不动去治病，很少对头的，并且既要看到病，又要看到病人的体质和生活习惯；另外，每一样药有它的特点的它的缺点，既要看到利的一面，也要看到弊的一面。"

夏应堂（1871—1936），江都人，早年学医于名医许菊泉，当时有"北丁南夏"之称（沪北丁甘仁，沪南夏应堂）。夏氏处方用药以轻灵见长，精简扼要，平稳无疵，看似寻常，却恰到好处。处方用药，这个"轻"，既不是十剂中"轻可去实"的轻，也不是剂量轻重的轻，而是在于平淡无奇的处方中收到预期

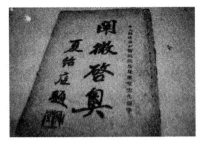

《阐微启奥》

效果，这是夏氏数十年来采取各家之长，千锤百炼而达到的"举重若轻"。

夏氏尝云："纯，就是不夹杂。陆定圃谓，用药最忌夹杂，一方中有一二味夹杂，即难见功。盖病求中病，宜针锋相对，正似庖丁解牛，批却导窍，毫不费力，否则割鸡用牛刀，非徒无益，而反害之。"由于夏氏辨证准，处方稳，用药纯，故每于平淡处见功夫，轻灵中显力量。这些地方，非常值得后学效法。夏氏对温热病的诊治原则，出入于叶天士、薛生白二家及王孟英等氏之论，但也临床别有心得，不拘泥于诸家绳墨。

夏氏治汗、疹、斑，认为温邪出路有四：即汗、疹、斑。一般说来，汗属卫分，痦属气分，疹属营分，斑属血分。盖卫分为一身之藩篱，故大多数疾病，须由汗出而解，若汗泄太过，可致亡阴或亡阳，因之，无汗要使有汗，汗多时要使少汗。夏氏云取汗之法很多，并非使用表药之一途。

今观夏氏医案，可见其治病在气分，开气分亦能发汗；即使病在血分，投犀角地黄汤后亦有通身大汗而解的病例。临床上遇到壮热无汗，而舌质红绛，或黄糙无津，投以沙参、石斛之类，每多汗泄热退，此之一法，当为"凡欲发其汗，须养汗源"之道。汗多要使汗少，也并不是必要用回阳固表。如病在阳明气分，其有汗多、口渴白虎证，如辛凉清热，可使汗收热解；又如热郁肺经，汗出而喘，证乃的麻杏石甘证，投剂后，亦可喘平汗收。即使病在卫分，如果汗泄既多，发表药亦宜慎用，但夏氏尝嘱，不可骤进固表之品，以敛其邪耳。

临床上白痦，湿温多见。发痦是气分之部湿有外达，王孟英说是"失于轻清开泄所致"，但亦未必尽然。以湿温患者之发痦，不可能都是治不得法所致。凡白痦乍见，治宜松肌，如蝉衣、牛蒡之类，不必发表，因与麻疹不同也。叶香岩认为"宜见而不宜多见"，因过多恐伤气液之故。白痦以晶莹饱满为顺，若见干枯，是津液有伤，治当顾其津液。其部位一般多在胸腹颈项，若延及面部手足

者，表示正气大伤，治当扶正，宜用人参。

红疹则从血络而出，当属营分。但叶天士氏认为属气分者亦不少。章虚谷亦认为；治斑疹必须两清气血。实际上红疹与白痦每同时并见，吴鞠通主以银翘散去豆豉加细生地黄、牡丹皮、大青叶，倍玄参。但亦须斟酌使用，若舌不红绛，阴液未伤，不必太寒太滋，正叶氏所谓"乍入营分，犹可透热转气"之意耳。

夏氏之谓"探得骊龙颔下珠"，其典出于《庄子·列御冠》，书记曰："人有见宋王者，锡车十乘，以其十乘骄稺庄子。庄子曰：河上有家贫恃纬萧而食，其子没于渊，得千金之珠。其父谓其子曰：取石来锻之！夫千金之珠，必在九重之渊，而骊龙颔下，子能得珠者，必遭其睡也。使骊龙而寤，子尚奚微之有哉！今宋国之深，非直九重之渊也；宋王之猛，非直骊龙也。子能得车者，必遭其睡也。使宋王而寤，子为齑粉夫！"

故事说的是庄子讲给一个知识浅薄的人听，这个人觐见宋王，宋王赐给他十乘车马，他便趾高气扬，向庄子炫耀。庄子说：以前有条河，河边住着一户编蒿草贫苦人。有一天，这人的儿子在河里，捞到颗贵重的宝珠。他父亲见了，太惊失色地对儿子说：快拿石头来砸碎它！这宝珠是在深渊的骊龙嘴里的，你一定是它在睡觉时捞到的。好家伙，等龙一醒，就会来找你，那咱们就大难临头啦。你想想，今天宋国苦难深重，宋王霸道，你侥幸得到车马，一定是他被你蒙蔽了。一旦宋王醒了，你会粉身碎骨了！

这个成语，唐代诗人白居易和刘禹锡也有段故事。某年冬日的一天傍晚，白居易和一群文人在香山聚会饮酒作诗。大家兴致很高，本来都想写写，未料刘禹锡眨眼间写出了一首《西塞山怀古》，诗曰："王濬楼船下益州，金陵王气黯然收。千寻铁锁沉江底，一片降幡出石头。人世几回伤往事，山形依旧枕寒流。于今四海为家日，故垒萧萧芦荻秋。"白居易一看，竖起大拇指："好诗！我们本欲一块下海探骊龙，你却先得了龙珠，剩下一鳞半爪还有什么用啊！"众人大笑，随后收起了笔墨，不写了，干脆开怀畅饮，通宵达旦了。夏氏所谓，骊龙颔下的珠，就像治病辨证分明一样，是十分难得和珍贵的。

朱南山

"妇人病治，在于首重藏气。病患虽多，不外气机失调也。"

朱南山（1872—1938），江苏南通人。名松庆，又名永康，出身贫寒，及壮嗜读医书，拜南通儒医沈锡麟为师。嘉其诚笃，录齿及门，勤学苦练，同门十余人中，独得老师别垂青眼。学成后先执业于乡，1916年迁沪设诊，以善用伤寒大方挽救危疾而声誉渐起。晚年遂以擅治妇科而著称。1936年斥资创办新中国医学院，门墙桃李遍及大江南北。朱氏一生诊务繁忙，虽无暇著述，但时继承发扬祖国医学，培育中医人才作出巨大贡献，同时也给后世留下诊病和治疗的宝贵经验。

在上海北京西路长沙路口，有一所"南山小筑"，其主人便是朱氏妇科创始人、当今妇科泰斗朱南孙教授的祖父——朱南山先生。朱氏妇科流派是江南杏林妇科著名流派，创于20世纪初，至今已历百年。朱氏三代传承，名医辈出，饮誉海外。

朱氏对内、妇、外、儿诸科的治疗善于变古方之剂以适今用，时急症、难症每多应手，尤精于妇人诊病和经带方治。凡遇凝难杂症，必先详审因由，根究病源。因其辨证确切，用药富有魄力，往往一帖起效，所以时人皆称"朱一帖"，每日有两三百人慕名求诊。朱氏擅长妇科，自拟《妇科十问口诀》，以治妇科杂症及不孕症著称。朱氏常教侮入门弟子，诊病定要严格谨镇，力求诊断准确。切诊之时应重视胸腹部的触按。当时正值清末民初，妇人诊病颇受封建礼教的束缚，朱氏毅然突破旧礼教约束，不管旁人责。朱氏长子朱小南，二子朱鹤皋，三子朱鹤年，朱鹤皋的儿孙为朱南荪、朱增祥，具精于医。

朱氏妇科的要诀，很有特点，亦颇具归纳，如："一问年月二问经，及笄详察婚与亲；三审寒热汗和便，四探胸腹要分明；头痛腰酸多带下，味嗅辨色更须清；五重孕育胎产门，崩漏注意肿瘤症；六淫七情括三因，八纲九候祖先何；本病杂症弄清楚，十全诊治方得准"。认为胸是"虚里"的所在，欲辨别宗气的虚实，是必须诊察的；腹是冲任所在地，欲辨别孕育和瘕的病症，确定腹中胎儿生长的情况，也必须触按。为了准确地了解病情，得其究竟，他能突破封建礼教的束缚，必要时从事胸腹的切诊。此外，朱氏的学术见解，强调病人以元气为本，元气充沛，人体自能调节却病。妇科以调治血分为主，杂病以调肝为中心环节。这些都是在前人论述基础上结合临床的经验之谈。

　　有经验的老中医，每于临证，四诊合参同时，特别注重问诊。其问诊者，其特点是，巧问广问、细问是也。一曰巧问。患者芸芸，其"形态苦乐，病同治异，饮食起居，失时过节，忧愁恐惧，荡志离魂，所喜所恶，气味偏殊，所宜所忌，禀性迥异"，故而医者必须在就诊之初的瞬间，观察了解并初步掌握患者性格特点和疾病特点，获悉可靠病史资料。其次是广问。妇科疾病错综复杂，特别是一些疑难病，有时着意对问，不得其情，他事闲言，反见真面，若不广泛讯问，就可能遗漏疾病关键之处。三为细问。有些患者，病已确诊，唯不知病源焉在，详细问诊，方可得获洞见。

　　朱氏妇科里，讲辨重"虚里"。"虚里"出自《内经》，又称为"胃之大络"，如《素问·平人气象论》所曰："胃之大络，名曰虚里，贯鬲络肺，出于左乳下，其动应衣，脉宗气也"即是。盖虚里者，位于左乳正下三寸，内为心尖冲动处，虚里为宗气之外候，宗气为心肺之气，故虚里为诊心肺之重要部位。因虚里为胃之大络，故虚里还为诊胃气盛衰的处所。虚里诊常与人迎、寸口、趺阳及腹诊相应，在危急之变或暴虚暴实的恶候下，诸脉皆伏而不见，唯虚里仍可察之，所以在危急情况下，虚里诊有其特定的意义。

　　张景岳说过："虚里跳动最为虚损之本。"说明虚里搏动与内脏虚损尤为关联，虚里既为胃之大络，宗气之外候，心气之窗户，则必为元气之表旌，死生之分间，故若其绝而不至则示生机将竭矣。朱氏诊病重视胸腹部的触按，在封建礼教之时，朱氏不管旁人责仍重视如是，真奇人也。笔者接触中，还有一重腹诊者，其命运则无朱氏之仅受"责之"，而栉风沐雨的多。实际腹诊在妇科临床更有其特殊意义。因为妇女在解剖上有胞宫，在生理上有经、孕、产、乳等不同于男子的特点。胞宫位在小腹正中，为行经和孕育胎儿的器官，其与冲任督带，特别与冲任二脉关系最为密切。

　　盖冲为血海，为全身气血要冲，其脉起于胞中，循会阴而上于气街，并少阴之经挟脐上行，至胸中而散，与任脉会于咽喉，而络于唇口。在生理上，当女子发育成熟后，脏腑气血俱盛，血海盈满，下行则为排经和养育胎儿的物质基础，上行则化为乳水。在病理上则表现为胸膈滞塞，气逆不顺，腹部掣引拘急，以及月经不调，经闭，崩漏，乳少等病症。任脉主胞胎，为人体妊养之本，其脉亦起于胞中，出于会阴，经毛际，沿腹部正中线上行，通过胸、颈，循面而入目。在生理上总司一身之阴经，任脉气通，可促成孕育。在病理上多表现为元气虚弱的病症如疝气，带下，少腹肿块，月经不调，流产，不孕。

胸部包括胸，膺胸、胁、季胁等部分。妇科则主要检查天突，乳，胁等部位。天突是任脉的俞穴，位于颈喉结下，胸骨切迹上缘之内方凹陷处。据民间经验，天突有动脉感的多为妇女妊娠的一种征象。此种脉动感，可为自觉现象，医者也可用手指触摸到。脉动明显的，肉眼也可以观察到；此法用于临床的确信而有征。

赵文魁

"浮、中、按、沉诊脉法，尤多心得。凡温热病，莫不由内热久郁，复感温邪，内外合邪，故为高热，甚则神昏。虽然高热如炙，切不可因之而专进寒凉，因寒则涩而不流，温则消而去之。过用寒凉，每致冰伏其邪，增重其郁，愈使热邪难出，而有遏邪入营血之虞。"

赵文魁（1873—1934），字友琴，绍兴人。三代御医。至赵文魁时已居住北京九代，皆以医为业。其父赵永宽为光绪前期御医。幼承庭训，少年时代即在其父指导下颂读中医经典。17岁时遂承家学，继父业而进入太医院，后被晋升为太医院院使，宣统年间，又被赐头品花翎顶带，兼管御药房、御药库。

赵氏谓："高热如炙，切不可因之而专进寒凉"，盖"冰伏其邪，误则多矣。"《重订广温热论·卷二》曾

《赵文魁医案选》

谓："凡温热病宜于辛凉开达者，早用苦寒直降，即为误遏，冰伏其邪而内陷；宜于苦寒直降者，但用轻清甘寒，只能清热，不能退火。"凡温热病之宜于苦寒者，切忌早用甘寒，盖因苦寒为清，甘寒为滋，若医以鲜生地、石斛、玄参、麦

冬等之清滋法，误作清泄法，则会出现热益壮，神益昏也。

先生于诊脉上痛下功夫，则临证诊治必能切中病机而无误诊误治之虞。谓："透热转气一法，可贯穿卫、气、营、血治疗的各个阶段。"提出"凡初起高热，邪在卫分者，必用疏卫之法，辛凉清宣，宣调肺气，使三焦通畅，营卫调和，自然微汗而愈。若邪热内传，尚未完全入气者，当以疏卫为主，略加清气之品，仍使邪由卫分宣散而出。若热全入气分，姑可放手清气，但也须少加疏卫之品，以使邪有外透之机。邪热入营，当用透热转气之法，切勿纯用凉营清热之品，当视其兼邪之所在，食滞者消其食，痰结者化其痰，瘀阻者行其瘀，湿郁者化其湿，必使体内分毫无滞，气机畅达，则里热自可逐出气分而解。对于血分证治，亦当仿此。"

《冷庐医话》谓："大肠脉候左寸，小肠脉候右寸"，此《脉诀》之言也。自滑伯仁候大小肠于两尺，李士材称为"千古只眼"，后人遂皆信之。余考汪石山《脉诀刊误》，辨正叔和之说甚多，而独于"左寸候心、小肠，右寸候肺、大肠"，未尝以为非，谓"以腑配脏，二经脉相接，故同一部也。又昌邑黄坤载元御，谓脉气上行者，病见于上，脉气下行者，病见于下。手之兰阳，从手走头，大小肠位居至下，而脉则行于至上，故与心、肺同候于两寸。"其说亦精，可正滑说之误。

杨仁斋谓脉沉细、沉迟、沉小、沉涩、沉微之类，皆为阴；沉滑、沉数、沉实、沉大之类皆为阳。一或误施，死生反掌。其实亦有不尽然者，按《名医类案·火热门》，壶仙翁治风热不解，两手脉俱伏，时瘟疫大行，他医谓阳证见阴不治，欲用阳毒升麻汤升提之。翁曰："此风热之极，火盛则伏，非时疫也，升之则死矣。投连翘凉膈之剂，一服而解。"

赵氏医案引述汪石山说过的一段话："夫脉者，本乎营与卫也，而营行脉之中，卫行于脉之外，苟脏腑和平，营卫调畅，则脉无形状之可议矣。或者六淫外袭，七情内伤，则脏腑不和，营卫乖谬，而二十四脉之名状，层出而迭见矣。是故风寒暑湿燥火，此六淫也，外伤六淫之脉，则浮为风，紧为寒，虚为暑，细为湿，数为燥，洪为火，此皆可以脉而别其外感之邪也。喜怒忧思悲恐惊者，此七情也，内伤卡情之脉，喜则伤心而脉缓，怒则伤肝而脉急，恐则伤肾而脉沉，悲则气消而脉短，惊则气乱而脉动，此皆可以脉而辨其内伤之病也。然此特举其常，而以脉病相应者为言也。"

临床辨脉、明脉，如滑氏《脉义》所说，须辨表里虚实四个字。赵氏云，表，阳也，腑也，凡六淫之邪袭于经络，而未入胃腑及脏者，皆属于表也。里，阴也，脏也，凡七情之气郁于心腹之内，不能散越，及饮食之伤留于腑脏之间，不能通泄，皆属于里。虚者，元气之自虚，精神耗散，气力衰竭。实者，邪气之实，由正气之本虚，邪得乘之，非元气之自实。

静而思之，可知赵文魁先生脉诊之功夫，在深且精也。

韩一斋

"治病必详审病情，凡标本皆虚者则当补，标本皆实者宜当泻。有标实而本虚，或本实而标虚，有舍本从标，有舍标从本。凡降者必先升，但升者不使过高，降者宜求其缓。降其蕴邪，驱其滞热，升其不足，以补其正，斯为得之。"

韩一斋（1874—1953），名善长，晚号梦新，北京人。少年考入太医院医学馆学习，并拜太医院院判李子余为师。4年后毕业，供职于太医院，在京行医50余年颇负盛名。医术精湛，门人弟子甚众，如名医赵绍琴、刘奉五、梁仪韵、郗需龄、吴静芳等，皆为近代学界翘楚。

云："治病欲想降（攻），必先考虑升（补）。用升法宜当求其适合，不可升之太过。久病或虚弱者，使用通降法时，尤宜缓和稳妥，不可过急过猛，恐其病去正伤。用通降之法，是内有蕴热停滞，故当驱之。所云升其不足，指正虚清阳不能上升，故当补之。对于久病重病，邪实正虚之人，攻补两难，必须审察标本虚实，采用兼顾并筹之法，灵活运用，多能取效。"

"夫治病者，应首重视肝郁，无治虚损、血证或呕或吐，治必重升降补泻。总以稳妥、轻灵为要务，切不可急速求功，用药过猛，顾此失彼，反而有害。"认为肝气横逆，克犯脾胃，治宜疏肝理气，采用柴胡、香附、苏梗、青陈皮、郁金等。肝气郁久化火，火性上炎，治宜泄肝折热，采用龙胆草、黄芩、夏枯草、芦荟、青黛、知母、山栀、连翘等。肝阳上亢，治以平肝镇逆，采用紫贝齿、瓦楞子、代赭石、生牡蛎、旋覆花、白蒺藜、羚羊角、钩藤、炒蚕砂、炒僵蚕、灵磁石、茯神等。阴虚肝热，治以清肝育阴，采用生地黄、杭白芍、女贞子、墨旱莲、牡丹皮、阿胶珠。

韩氏对虚损的治疗，认为当先分阴阳、别五脏、论气血。结合母子生克，顾及脾肾二脏。心阴不足，药用丹参、元参、麦冬、阿胶；心阳不足，药用人参、黄芪、当归、桂枝、茯苓、菖蒲。肝阴不足，药用杭白芍、生地黄、茺蔚子、女贞子、阿胶；肝阳不足，药用山萸肉、枸杞子、楮实子。脾阴不足，药用生山药、生杭白芍、生薏苡仁、白扁豆、莲子肉；脾阳不足，药用人参、茯苓、苍术、于术、升麻、藿香、陈皮。肺阴不足，药用百合、阿胶、北沙参、麦冬、天冬；肺阳不足，药用人参、黄芪、升麻、蛤蚧、五味子、益智仁。肾阴不足，药用熟地黄、潼蒺藜、枸杞子、杜仲、桑寄生、金樱子、补骨脂、川续断、黑桑椹；肾阳不足，药用熟附子、肉桂、巴戟天、锁阳、山茱萸肉。

韩氏对于血证，认为寒则涩而不流，温则消而去之。常用药物，如苏子、降香、沉香、旋覆花、生代赭石、生牡蛎、杏仁、川贝母等。治血症重视化瘀，常选醋制花蕊石、三七、桃仁、红花、牛膝、醋炒大黄、姜黄、蒲黄、炒五灵脂等。总之，对于血证主张降逆以缓其急，化瘀以防留邪。

韩氏之族弟南书先生，早年在北京通县张家湾大力庄定居，亦行医，笔者1968年与其识，其亦善女科，早年就教、研究族兄学，认为韩一斋的治学，善自肝经入手，肝郁者，有从阳化和阴化之不同，若从阳化，表现有肝气、肝火、肝阳；治疗虚损必分五脏，重论气血。结合五行生克，顾及脾肾；治疗血证，降逆缓急，化瘀切防留其邪。韩氏论肝气、肝火、肝风之论治者，宗《类证治裁》说："凡上升之气，自肝而出。肝木性升散，不受遏郁，郁则经气逆，为嗳，为胀，为呕吐，为暴怒胁痛，为胸满不食，为飧泄，为疝，皆肝气横决也。且相火附木，木郁则化火，为吞酸胁痛，为狂，为痿，为厥，为痞，为呃噎，为失血，皆肝火冲激也。风根据于木，木郁则化风，为眩，为晕，为舌麻，为耳鸣，为痉，为痹，为类中，皆肝风震动也。故诸病多自肝来，以其犯中宫之土，刚性难驯，挟风火之威，顶巅易到，药不可以刚燥投也。"

盖向有"肝无补法"说，《冯氏锦囊秘录》谓："奈有肝无补法一语，举世尽以伐肝平肝为事，殊不知言不可补者，言肝气也，非肝血也。盖厥阴为风木之脏，喜条达而恶抑郁，故《经》云：木郁达之。夫肝藏血，人卧则血归于肝，是肝之所赖以养者血也，肝血虚则肝火旺，肝火旺，则肝气逆，肝气逆则气实为有余，有余者病气也。殊不知肝气有余，固不可补，补则气滞而不舒，非云血之不可补也。"

包识生

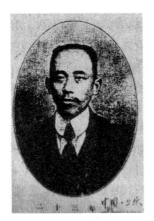

包识生先生

"《伤寒论》一百十三方，《杂病论》一百四十三方，统称之为经方，乃仲圣所著，为方书之鼻祖，功效奇著，迥非后人所作时方可与此论。药味之增减，分量之轻重，差之毫厘，失之千里，诚神乎其神矣。后世方书，多有不注分两者，医生临证处方，亦任意填写，药肆售药，更轻重不符，呜乎！草菅人命，谁之过欤？吾中医药之退化，有江河日下之势者，未始非若辈有以致之也！"

包识生（1874—1934），字德逮，名一虚，5岁时开始在其先祖留下的包屋"耕心堂"里接受启蒙教育，一开始就学习《三字经》，经过6年的寒窗苦读，满腹经纶。立志长大以后悬壶济世，治病救人。其"耕心堂"卧室里，抄贴有《为医自勉》："存心师范老，笃心效仓公，药尚神农法，方宗仲景风……"。

包氏突出研究经方，主张以《内经》的气味厚薄阴阳等理论来分析经方的效能，强调经方的整体效应，反对以"本草之主治，强合经方之主治"。主张以《内经》的气味厚薄阴阳等理论来分析经方的效能。强调经方的严谨性，认为经方自有经方的妙用，其主治与《神农本草经》不同，不能以本草论经方。其云《伤寒论》一百一十三方，其药味只八十八种，最常用者，不过十分只二三，治疗各证，不以《本草》主治为范围，而以《内经》辛甘发散为阳，酸苦涌泻为阴；阴味出下窍，阳气出上窍；味厚者为阴，薄为阴之阳；气厚者为阳，薄为阳之阴；味厚则泄，薄则通，气薄则发泄，厚则发热；壮火之气衰，少火之气壮，壮火食气，气食少火，壮火散气，少火生气，寥寥百数十字，包含诸方之效能，合以本草温平寒热四气之作用，及气血藏府攻补升降各主药，错综变化，可统治百病。若以本草之主治，证之经方，则不帝张冠李戴，风马牛不相及矣。故医者当知经方自有经方之妙用，散见于《伤寒杂病论》之间，万不可以《本草》之主治，强合经方之主治也。"

包氏将《伤寒论》方进行分类研究，认为有主方、单方、偶方、复方、合方、加减方以及六经方、六淫方、阴阳表里寒热虚实方等。

主方："伤寒之主方，概列之为十六种，其宗旨以阴阳表里寒热虚实八字定之。夫病证多端，治法不一，揆其诀要，莫不以此八字为纲领。"此十六方为芍药甘草汤、麻黄汤、陷胸汤、真武汤、桂枝甘草汤、越婢汤、泻心汤、白虎汤、桂枝汤、承气汤、四逆汤、五苓散、柴胡汤、抵当汤、理中汤、栀子豉汤。

单方："内服凡八，外用凡二，皆一味也。凡不用甘草、枣、蜜等和缓其性，单刀直入，功力尤专"。此十方为：甘草汤、文蛤散、一物瓜蒂汤、皂荚丸、藜勒散、鸡屎白散、红蓝花酒、蜜煎导丸、猪胆汁方。有八方虽有甘草，但不过取和味而已，与单方近似。八方为：甘草干姜汤、芍药甘草汤、桂枝甘草汤、大黄甘草汤、甘草麻黄汤、藜芦甘草汤、桔梗汤、紫参汤。

包氏认为："伤寒诸方与杂病有异，杂病见病治病，用甘草者不多；伤寒则有阴阳变化，多有甘草加入也"。偶方："或一方一性，或一方二性，得甘草之缓和，则二药之功为不致各走极端，合成一气，无先后缓急之弊，如军旅之有司合，或合方攻邪，或分头击敌，战无不胜，病无不治矣"。

偶方有十四方：四逆汤，调胃承气汤、芍药甘草附子汤、栀子甘草豉汤、半夏散及汤、麻黄附子甘草汤、杏子汤、甘草粉蜜汤、甘麦大枣汤、赤石脂禹余粮汤、瓜蒂散、苦酒汤、猪肤汤、桃花汤。

复方："奇方偶方之外，又有复方。奇方，单味也；偶方，双味也；复方，多味也。然药虽多唯，而其方药同一功效者，亦可称单方。药虽多味，而其方药只二种功效者，亦复方之类也。按复方不论药味之多少，必具有三种以上之功效者，亦可称为复方也。但伤寒之复方少，杂病之复方多"。包氏所分的复方为：桂枝汤、越婢汤、真武汤、小青龙汤、麻黄连翘赤小豆汤、小柴胡汤、大承气汤、大陷胸丸、乌梅丸、麻黄升麻汤。

合方：病有并病，方有合方。"合方乃治并病者也，加减方治兼病者也"。方有桂枝麻黄各半汤、桂枝二麻黄一汤、桂枝二越婢一汤、桂枝去桂加茯苓白术汤。

加减方：即《伤寒论》中有加减变化的方剂。如芍药甘草汤、桂枝甘草汤、桂枝汤、柴胡汤、麻黄汤、越婢汤、承气汤、抵当汤、陷胸汤、泻心汤、四逆汤、理中汤、真武汤、白虎汤、五苓散、栀子豉汤。

六经方："太阳为寒水之经，证治在寒水二字，寒为太阳之主证，恶寒是也，太阳之证罢不罢，以恶寒不恶寒定之，太阳之补与攻，以汗出不汗出定之，如恶寒而无汗，治以青龙发汗，如其恶寒而有汗，治以真武止汗，汗即水也，故曰太阳为寒水之经，此说实足证吾中医学术之简要且确切也"。大青龙汤（统治风寒伤表表实之方），桂枝汤（中风有汗表虚），桂二婢一汤（伤寒有汗表虚），葛根汤（中风无汗表实），麻黄汤（伤寒无汗表实），真武汤（统治风寒伤表表虚之方），桂枝甘草汤在（有汗阳虚），芍药甘草汤（有汗阴虚），五苓散（口渴阳实），栀子豉汤（心烦阴虚）。

少阳居颊颈胁筋骨，故脉证亦以此为范围。寒多热少，当从表解，用小柴胡汤，热多寒少，当从里解，用大柴胡汤。小柴胡汤之虚者当与桂枝汤，大柴胡汤之虚者当与建中汤。阳明居面胸腹肌肉，以燥为主证，阳明里证有四种，即气血水火是也。四证皆以肃杀攻下为主。承气汤（燥热伤气），抵当（燥热伤血），陷胸（燥热伤肺，肺水内停），泻心汤（燥热伤心，心火内结），阳明之虚实，四逆（阳亡），理中汤（阳虚），吴茱萸汤（阴格），猪苓汤（阴虚）。

包氏曾治一个年轻男性，患怪病，背上发热，犹如火在燃烧，上身多汗，牙齿流血，烦躁不安。从小腹以下，则发凉，如泡在冷水里，阴囊抽缩，大便稀薄，尿急尿频，每周梦里遗精2～3次。遍治无效。包诊之，病人的舌质偏红，舌根白腻，脉滑而缓。用附子泻心汤。取黄连，黄芩，大黄，炮附子。包氏自己给其煮药。他把"三黄"用刚烧开的滚水浸泡10分钟后，弃渣留水。泡附子用小火煮滚40分钟，然后取其药水和"三黄"药水混合在一起，加热后分2次服下。服后，大便开始成形，背上的热开始减轻，汗已止，小腹转暖，阴囊上抽消失。效不更方，包氏继嘱用三天。药后痊愈。

包氏说："人体的水火阴阳，是依靠人的脏腑气机运动的升降出入，周济于表里上下，维持着一个相对的平衡。一般来说，火在上而下行以温水寒，水在下而上升以济火热；阳卫外以守阴，阴守内以助阳。从这个病人的脉证来看，显然是上热下寒，水火不能够上下交济而致。病变的焦点在于上焦热盛，盛就亢，亢则不下行，则下寒无火以温，故呈现上热下寒的病里局面。只用补肾固涩之法，就犹如隔靴搔痒，肯定很难取得效果。"

另治潮汕富商李之阳痿，李病众医多从肾虚，遍服补肾壮阳，然无任何效果。后来邀包氏一诊。视李眼睛炯炯有神，体魄甚为强壮，而不是虚弱之人。摸脉时则感到脉弦有力，看其舌苔则白滑略厚。除阳痿以外，还兼有胸胁苦满，口苦心烦，手足冰冷，仔细询问他患病的原因，发现原来是因为在生意方面，内怀忧患心情，久而不释，发生本病。《伤寒论》谓"阳微结"。气是一切人体生命活动的动力，人体各种功能活动，无不是气作用的结果。现在，既然人的气的运行不正常了，发生了障碍，被抑制了，被停止了，则应疏通。故取：柴胡，白芍，半夏，枳实，黄芩，党参，炙甘草，生姜，红枣。水煎服，每日一剂。只服了三剂中药，阳痿病就好了。包氏曰："患家乃30多岁的壮年人。身体强壮之人会患阳痿，不是纵欲太过，就是情志的障碍。治疗这个病症，只适宜舒肝解郁，不能够使用补法。等到阳气舒畅，阳痿就必然自除了。选小柴胡汤、四逆散的合方，就是要疏通气机，开泻阳郁。阳经的枢机，在于少阳；阴经的枢机，在于少阴。小柴胡汤，能够解除少阳的枢机而利其气；四逆散可以通畅少阴的枢机，以达其阳。两方合用，使枢机一开，就气机利，阳气伸，火气达，如此，阳痿应手而愈。"

陈鼎三

"《伤寒杂病论》虽精，但病无定体，千状万态，当用何方，各依情势而定，不可按图索骥。世上哪有照着书本条文去害病的道理？"

陈鼎三（1875—1960），字宗锜，苏稽人。幼年由其父指导学医，后受业于内科医生陈颖川。擅长脉学，善治伤寒坏症、逆症，被时人传为能"预人生死"。陈氏行医60多年，喜欢用经方，也不排斥时方，既推崇《伤寒论》，亦肯定温病学说。他从医疗实践中看到很多逆症、坏症多系误治、失治造成，把自己开的诊所命名为"是知堂"，义取《论语》"知之为知之，不知为不知，是知也"。

陈氏常年应聘出诊外乡，有求必应，不计报酬多寡。每至贫苦人家常不收诊金，有时还以药物相赠。陈氏热心于医学教育和理论著述，设馆授徒，竭尽心力指导门人钻研经典务得其精要；亲自示范遣方用药；每晚常同实七生徒一起，回忆当天所诊之病案，评议得失，解惑释疑，培养、造就了相当一批名医，如陈泽芳先生，就是其入门弟子。陈氏为适应授徒需要，尽生平所学和所积累经验，潜心著述。先后辑《内经》《难经》《伤寒》《金匮》诸书之奥，撰成《医学探源》，取《孟子·离娄下》："博学而详说之，将以反说约也。"之"由博返约，见病知源"意，成书为六卷：首卷生理病理学，次卷诊断学，三卷脏腑病机证治，四卷伤寒六经病机证治，五卷药物学，六卷食疗。

西汉经学家、目录学家、文学家刘向，在《说苑·政理》中说道："耳闻之不如目见之，目见之不如足践之。"陈氏课徒，以此为轴心，常常通过临床的实际病例使学生在理论上上升到"柳暗花明又一村"的境界。

早年江县周某患温病，起病急骤，高热汗出两天后，突然下利不止，四肢厥逆，大汗如珠，昏愦，面颊泛红，时而躁扰，两目瞑瞑，气息微弱，家人悲痛欲绝，一面备办后事，一面急请陈鼎三先生。陈赴，诊得病家六脉俱无，断为元阳衰微，命火将绝，急与大剂回阳救逆（白通汤加猪胆汁汤，附片用至两许），结果一剂阳回利止，脉出肢温。次日气喘、咳嗽、痰多、舌苔白滑、胸闷，乃用苏子降气汤合三子养亲汤。此方一出，颇令前医众人奇怪，因为白通汤用于温阳救逆已很难为时方派所接受，既然服后有效，就该守方再服，何以又改为降气化痰平喘之苏子降气汤呢？但此方服后咳喘平，又见小便淋漓刺痛、口渴、心烦、舌质红、苔薄黄等症，又处以仲景猪苓汤。最后因口干舌燥、舌质光红，少苔、泛恶，纳呆，脉细数等症，用竹叶石膏汤收功。此病经陈氏诊治前后十天，易方四次，而疗效卓著，当地医生皆赞不绝口，但亦有不解之处。

陈泽芳先生亦问其故，鼎三先生释曰，中医治病必讲天时、地势、体质、病邪，并需将几者综合进行权衡，然后定出轻重缓急。周某高年肾虚，平素喜食厚味肥甘之品，乃是一肾虚脾湿之体。外感温邪，来势迅猛，壮火食气于此体尤烈，故立见亡阳。斯时用白通汤就不是治病，而是救逆了。当阳气略复，中上焦之痰湿又动，故用苏子降气汤平喘、化寒痰、温肾阳。由于病邪毕竟为温邪，所以痰湿去后，就渐渐现出水热互结、内热伤阴之猪苓汤证。此证的出现，反证了肾阳的恢复和水湿之松动，故服药后疗效颇佳，且病情迅即转归为许多热病后期常见的竹叶石膏汤证，用此方终于收功，也就说明及此。

陈泽芳先生在20世纪30年代初学医时，见鼎三先生治唐瑞成者，男性，年五旬，体丰嗜酒。一日闲坐茶馆，忽四肢痿软，不能自收持（弛缓性瘫痪）而仆地，但精神清爽，言语流畅，诸医诊之不知为何病。陈氏诊之曰："此名风痱，中风四大证之一，治宜《金匮要略方论》附《古今录验》续命汤。"投方一剂，次日即能行动。陈鼎三先生用此方效如桴鼓，活人甚多。后陈泽芳运用此方治疗多例现代医学所称之脊髓炎、多发性神经炎、氯化钡中毒等疾病，效果亦十分良好。

陈鼎三先生还用十枣汤、控涎丹治疗顽固性全身严重水肿，大量腹水，小便极少，经多方医治无效者，先健运脾气，待胃纳正常时，配合十枣汤或控涎丹以攻逐，服后并不呈现恶心呕吐及泻下逐水作用，而是尿量骤增，浮肿腹水迅速消退。可见，陈鼎三先生及其他临床大家辈治伤寒者不舍温病之精华，择善而从之，故在临床获桴鼓之效焉。

杨鹤龄

"以寒治热，人所共知也，然肝经之热与肺经之热不同，苟执治肺之寒品，以治肝经之热症，难期收效，概可想见，故看症需分经，用药尤需分经，尚能判定确是某经之病，即用某经之药，收益自宏，得心应手，全在此处。"

杨鹤龄（1875—1954），广东大埔人，出身医学世家，儒而通医，于医学素有心得。杨鹤龄先生自幼随父研读医书，年仅17岁就考取前清医官。曾在广州东山育婴堂任职，后开设"杨吉祥堂"，专功幼科，日诊二三百人，活婴幼无数，名声显赫羊城。晚年著书《儿科经验述要》，为岭南儿科的发展做出了巨大贡献。

斯书继承岭南重要医家程康圃的儿科八证说，并有所补充和发挥，共列证十八。辨证方面以精确为要，注重实效。如咳嗽一证，指出风热咳嗽与燥火咳嗽最为常见，治则强调理热痰在肺，理寒痰食痰在胃。在儿科证治中专辟小儿湿温一类，既考虑湿温特点，主张初起以渗湿清热为主，又顾及小儿肝常有余，热邪容易引动肝风，而主加入平肝退热之品。

杨鹤龄先生在治法方面，擅用封脐法、灯火疗法等外治法，而且善用花药，取其芳香轻透，协同诸药使邪从内达外，又无苦寒攻伐之弊。还常用广东土药如禾秧芽、苦瓜干、野芋头、蔗鸡（甘蔗节生出的嫩芽）、咸竹蜂、象牙丝等，甚是简便廉验。杨氏临床医病婴，多属危笃，其对于婴儿病期各种表现和药效有深切体认，如有急症，即行抢救，治急症，经验丰富。

杨鹤龄先生提出"如心经热病，投以清热之品，已对症，尚用药杂乱，投人与病毫无相关之品，引入他经，则清心热之力薄，是则非必要之品，即属无害，亦足以减低药效。安可谓是药与病无损，即可随手写下矣。"

临床用药，讲究脏腑用药，即根据脏腑经络病变所表现的症候而采用有针对性的药物治疗，如心经热则选用清心火一类的药物；肝经热盛则选用清肝热的药物等。

药物归经，是在分经辨证的基础上，按照经络学说来归纳药物性能的一种理论，意思只是说明某种药物，对某经某脏有特殊作用，但并不是将药的功能局限化。张元素的《珍珠囊》谓："辨药性之气味、阴阳、厚薄、升降、浮沉、补泻、六气、二十经及随症用药之法"，李时珍说他"大扬医理"。这是因为过去的《本草》只记载某药治某病，很少从理论上说明它的性能，只有金元时期的医家才结合《内经》观念，运用经脉、脏腑的理论，以阐述药物性能，进行分类归纳，实践证明是这对指导临床用药是很有帮助的。

经络内联脏腑，外络肢节，密切了人体内外组织之间的关系，并通过经络，把经脉和脏腑发生的病变加以系统归纳，说明五脏六腑，十二经脉各有主要证候。如"肺手太阴之脉……肺胀满，嘭嘭而喘咳，缺盆中痛……咳上气，喘渴，烦心胸满……"。凡能治疗咳嗽的药物，如麻黄、杏仁、苏子、紫菀、麦冬、天冬、人参、桑白皮、葶苈子、桔梗、款冬花、贝母等归入肺经。在临床上如遇肺之病咳嗽，属寒的可用麻黄、杏仁、紫菀等温肺药；属热的可用黄芩、贝母、桔梗等清肺药；属实者可用葶苈子、苏子、桑白皮等泻肺药；属虚者可用人参、麦冬等养肺药。

李东垣提出"引经报使"药，对太阳经证，以羌活为主，里证用黄柏；阳明经症，以白芷，升麻为主，里证用石膏；少阳经证，以柴胡为主，里证用青皮；太阴经症，以白芍为主；少阴经证，以知母为主；厥阴经证，以青皮、柴胡为主。用药以祛风定痛除寒蠲痹，舒筋活络，调养气血为主。对不同部位病痛，也用引经报使药，如太阳经部位多用羌活、桂枝；阳明经部位多用白芷、升麻；少阳经部位多用柴胡、青皮。对肩臂疼痛，也注意分经选药，如痛在前面的属阳明，选用升麻、白芷、防风、葛根；痛在后面的属太阳，选用羌活，桂枝、藁本；痛在外侧、内侧的属少阳、厥阴，选用川芎、柴胡、青皮；痛在内侧前面的属太阴，选用苍术、白芍、葱白；痛在内侧后面的属少阴，选用细辛、独活。对腰腿疼痛之症，重用独活寄生汤，这是寓有宣通太阳，少阴表里二经经气，可收搜风蠲痛之效。这些分经选药，杨鹤龄先生均充分予以汲汲消化。

杨氏还善用诸花，提倡药味不在多，而在于专。其用药百味，常用者不过30多种，其中花类竟然占了22种之多。如芍药："花容婵约产维扬，相谑尤堪赠女娘。肺部气虚还自敛，肝经血热悉皆凉。除蒸堪使经无驰，止痛须知痢不伤。赤泻更能行恶血，通将小便利膀胱。"还善用"幽谷那堪更北枝，年年自分着花迟。高标逸韵君知否，正是层冰积雪时"的梅花。盖花者质地轻柔，轻扬浮散，尤显清灵活泼之性，且芳香之气有多重作用，最适宜小儿清灵之体。常用的花类药物有素馨花、南豆花、白莲花、玫瑰花、川红花等，取其芳香轻透，既协同诸药使邪从内达外，又无苦寒攻伐之弊。如常用素馨花以疏肝，白莲花清暑，扁豆花健脾祛湿，腊梅花、川红花解毒透疹。

杨氏还善用外治法，外治给药途径的特殊，免于口服与胃肠道的运转过程，并且有简便易行、效速价廉、功专力宏等优点，更因为不良反应少，顺应性好，对于儿童尤为适宜。中医儿科外治法有着丰富的内容和广泛的适应证，杨氏所提及的部分疗法仍甩至今。

卢朋著

"学子，行医时要切记：庶人命不等于草菅，斯民可登于仁寿矣。"

卢朋著（1876—1939），名雄飞，广东新会潮连乡人，近代优秀中医理论家,曾任广东中医药专门学校教师。朋著先生出身书香门第,少读经史,入学为贡生。1905年后,各地兴办学堂,他先后在两广师范、广州中学、南海中学、番禺中学、东莞师范、潮州旅省中学等8所学校任教,兼研究文、史、哲各科专业知识,为以后从事中医理论研究及教学奠定基础。

1912年,先生弃学从医,在广州惠爱路流水井开设卢仁木堂医馆,悬壶济世,愈人甚众,名噪一时。在行医之余,大量购阅中医书籍,尤多手抄本和坊间绝版本,专心研读,医术得到提高。

1924年,先生被聘为广东中医药专门学校教师,主编讲义有《医学通论》《医学常识》《医学史》《医学源流》《方剂学》《本草学》《药物学》《法医学》等8种。1925年被推举为全国中医学校教材编委会委员。先生认为学医先宜杂博,后方可专纯。杂博者,杂则多,多则博,博则泛收各家之说,足以集思广益而无穷;专纯者,专则纯,纯则精,精则自成一家之言,足以立独持而不败。也就是说,基础知识要宽广宏博,中医专业才能顶端尖出,是为卢氏毕生行医教学经验之谈。1931年3月,先生出席在南京召开的中央国医馆成立大会,被选为国医馆名誉理事。先生1939年6月逝世于新会,终年63岁。

一向有学者质疑“卢朋著”,似是不少书是“卢朋著”,人名是“卢朋”。此说不当。岭南吴粤昌编著的《岭南医徵略》对卢氏有简要介绍:“卢朋著,广东新会人。历充中央国医馆名誉理事,广东中医药专门学校教员兼编辑主任,光汉中医学校教员,著有《哮喘经验谈》《医学史讲义》《本草学讲义》《医学通论》等书。”1997年8月出版的《广州市志·第十五卷》有文介绍近代广州中医教育机构,其中介绍广东中医药专门学校写道:“该校为五年全日制……曾在该校任教的名中医有卢朋著、梁翰芬、刘赤选……”广州中医药大学图书馆收藏有较齐全的广东中医药专门学校讲义,其中《广东中医药专门学校课程纲要》中对当时该校教师所编的讲义作了详细记载,如:“医学史,新会卢雄飞朋著辑”“生理学,南海陈汝来惠方辑”“解剖学,番禺章启祥吉甫辑”“诊断学,番禺梁翰芬辑”,等等,在该《纲要》中一律用“辑”做责任方式,由此可推断出“卢朋著”中的“著”是其名的一部分。1932年广州杏林医学出版社出版的《杏林医学》,首页有“医界名录”,介绍当时的名医卢觉愚、谢仁山、骆明普等的主治、诊所、职务,其中就有卢朋著,该名录清晰地记载了“卢朋著,精医哮喘兼理内科,医务所,惠爱路观莲街流水井卢仁术堂,中国国医馆名誉理事,全国教材编委会委员，广东中医药专门学校教员兼编辑主任，光汉中医专门学校教员，广州市政府卫生局中医考试阅卷委员"。这些文献资料表明，卢氏的真实姓名确实是"卢朋著"。

卢朋著先生对古典医著，不是原本照搬，而是经过系统的整理及收集后世各家之说而予以补充，有革新，有创见，有发明。1929年7月中医药界在上海召开的第二次教材编辑委员会会议，其编撰的讲义有一部分被此次会议收录。该次会议由全国医药团体联合出面召集，参加的院校代表均系近代中医教育家，这次会议标志着中医近代教育已经开始成熟。而卢朋著先生所编撰的讲义中尤以《医学史讲义》最为有名，该讲义是广东最早的医学史讲义，针对当时"中国无医学史"的谬论，卢朋著先生对中医学史作了系统的整理。

其在绪言中说："论者谓中国无医学史，夫中国何尝无医学史也。"该书论述了远古医学的起源，商周、两汉、晋、六朝、隋唐、宋、金元、明、清时的医学，西洋医学的输入，以及各代的名医、医籍史、医政史，为中国医学史的系统研究提供了学习的"门径"，成为中医基础学科的重要课程之一。卢册著先生不仅为近代中医发展作出了绝大的贡献，而且在治学方面亦为后人树立了楷模，先生是一位值得学习、研究和怀念的著名学者。

卢朋著先生在治学上，对清代著名医学家黄元御的学说甚为致力。黄元御，名玉璐，字元御，一字坤载，号研农，别号玉楸子。清代著名医学家，尊经派的代表人物，其对后世医家影响深远，被誉为"一代宗师"。黄元御奉黄帝、岐伯、扁鹊、仲景四人为"医门四圣"。他认为"四圣"之外，历代名医持论多有偏失，以至误诊死人，其根本原因是因为"四圣"之书错简零乱，兼之历代传注谬误所致。因此发愿致毕生精力，对"四圣"之书，从源到流，重加考订，还其本来面目，以凭后世遵循。

黄氏很是崇尚《内经》"善言天者必有验于人"的观点，提出"未识天道、焉知人理"的见解，并做"天人解"，并以阴阳变化、五行生克、脏腑生成、气血原本及精神化生等16个方面阐述了天人观。以太极精微，阐明五行精微，认可五行"皆以气而不以质"，指出"成质则不能生克矣"。并按照《易经》"天一生水，地六成之；地二生火，天七成之；天三生木，地八成之；地四成金，天九成之；天五成土，地十成之"的术数理论，来解释五行的生成数。指出阴阳的生成数，是出于阴阳匹配的变化。

其论证了古人的"天地生成，莫不有数"的论断。同时对《尚书·洪范篇》"木曰曲直，金曰从革，火曰炎上，水曰润下，土爰稼穑"，及"润下作咸，炎上作苦，曲直作酸，从革作辛，稼穑作甘"的记载，从秉气和气化方面作了另一番解释。其学术精湛，极力奋进，著述宏伟，标新立异，敢创新说，是一位有胆有识的学者。纵观黄氏著作，剖析其学术思想，其推崇岐伯、黄帝、扁鹊、仲景，并称之为四圣，称其著作"争光日月"。对《内》《难》《伤寒》《金匮》均有精辟的见解，确为"理必内经，法必仲景，药必本经"。

卢朋著先生在对黄学逐步掌握的情况下，不断加深理解，并有自己独特的看法。他尝引黄氏说："玉楸子涤虑玄览，游思圹垠，空明研悟，自负古今无双。甲寅之岁，以误药粗工，委弃试帖，考镜灵兰之秘，诅读仲景《伤寒》，一言不解，遂乃博搜笺注，倾沥群言。纵观近古伤寒之家数十百神，岁历三秋，犹尔茫若，仰镨莫从。废卷长嘘，鲁鄙人之为闭，倪说之弟子，以不解之。何者？固不可解也，是殆亦不可解矣。丁巳仲春，此心未已，又复摊卷淫思。日落神疲，欹枕假寐，时风清月白，夜凉如水，素影半床。清梦一肱，华胥初回，恍然解矣。然后知群公著述，荒浪无归，彼方且涉泽迷津，披榛罔路，何以引我于康庄也！"对黄氏失去左目，五官不整，又中虚而屡病，社绝夺取功名而使之逐步地走上"考镜灵兰"，研究古典的道路甚为钦慕，也很服膺黄氏通过"博搜笺注，倾沥群言""纵观近古伤寒之家数十百种"，经历三秋深钻苦研之后从"不解"中，而"恍然解矣"的钻研精神。

卢朋著先生和黄氏一样，都很赞同张仲景研究医学的观点和方法。张仲景在《伤寒杂病论序》中指出："痛乎！举世昏迷，莫能觉悟，不惜其命，若是轻生，彼何荣势之云哉！而进不能爱人知人，退不能爱身知己，遇灾值祸，身居危地，蒙蒙昧昧，蠢若游魂。哀乎！趋世之士，驰竞浮华，不固根本，忘躯绚物，危若冰谷，至于是也。"在批判了那时"唯名利是务""不固根本"的"居世之士"后，真正的医学态度是："勤求古训，博采众方""平脉辨证"，从而达到"虽未能尽愈诸病，庶可以见病知源，若能寻余所集，思过半矣"。

卢朋著先生的治疗思想主要体现在对外感病的论治，十分重视人体内在因素对论治内伤杂病的影响，重视脾胃中气在诊疗处方用药中的作用。这一点，也继承了黄元御关于扶阳抑阴的学术思想，重视人体阳气的养护，在用药时善用温热之品。重视脏腑之间的相互关系在治疗杂病当中的指导作用，处方用药亦是遵循脏腑辨证和五脏相关等理论进行组方的，还重视药物的四气五味和药物的脏腑归经。

无独有偶，名医赵锡武先生（1902—1980），生前也多次讲授黄元御的朴素的唯物主义思想，分析其从"天人相应"，人物一理出发，认识到大地是万物生长发育的载体，人体中的脾是己土、胃是戊土，治病要注意扶阳抑阴、调理脾胃，使中气轮转，以祛病延年的辨证脉络，大力倡道黄学。

赵锡武先生曾讲过一个故事，说的是金乡县知县于子蓬出官前当过黄元御的老师。他因年老体衰，政务繁忙，患有慢性肠胃病。又因经常宴客吃请，有时病发甚为严重。黄元御"妙手回春"的信息传到了山东沿运河的各城镇。于先生在济宁州听到这个消息后，便来信问诊。其信中说，自来饮食不多，今只三分之一，稍多即伤食泄利，鱼肉绝不思食，食枣数枚即发热，陪客茶多，晚即不寐，不食晚饭十数年了。县里医士为他特别配制的加减四君丸，遇脾胃寒湿，便服一二次，甚觉有效。六月里因吃凉粉，霍乱呕吐并作。八月六日食黍糕半枚，午后呕吐原物。此后，胃病加剧，便改服六味丸，效果更不佳，又与菟丝丸，服后更重，再改服四君丸，也感到燥热不受了。时下又感腰痛腿重，衰老很快，望黄氏教其治法。

黄元御在给于先生的回信中，分析了其的病证，指出了病源，并劝少吃难消化的东西，晚上更要注意少酒少茶，也不要因为有条件就乱用药物，这样会增加病痛，产生相反的效果。还指出原来服用的加减四君丸就很对症，只是因年迈体衰，胃的功能又弱，服用剂量不宜过大。只要注意调理饮食，坚持适量四君，中气得复，脾胃之功自复。

信中又云："燥土暖水，疏木达郁。水温土燥，木达风清，脾旺显消，神气渐盈，百龄易得，还少仙方，何其不能！《素问·生气通天论》：圣人服天气而通神明。能知七损八益，则耳目聪明，身体轻健，老者复壮，壮者益治。年高之人，阳衰阴旺，是以易老。若以药物抑阴扶阳，本有还童之理，而愚昧以为妄诞，此下士闻道，所以大笑。至于素禀藏气虽与人别，而寒热燥湿，一切不受，是方药之差误，非宜寒不受寒，宜热不受热也。此以肠肩柔脆，不堪毒药，少服便效，未宜多用也。"于子蓬按黄氏之法做，不久身体便痊愈了。从以上，似亦可窥黄氏之重脾胃绝学之秘耳。

赵 熙

余之"进针诀、退针诀、行针诀、补泻诀、注痛诀等种种手法，均经自己亲身实践后，行之有效，才敢标题立论，详为说法，只求一目了然。"

赵熙（1877—1938），字辑庵，号遁仙，山西代县人。工书能文，平生服膺儒术，博学多识，悲天悯人，得家传针灸之秘诀，以针灸名于时，奏效如神。至其救人救世之隐衷，则最仰慕孙真人、傅青主这些具有爱国思想和民族气节的人，而志节亦相仿佛，皆慨叹民族孱弱，外侮欺凌，忠义勃发，常蟠结郁积于胸中，又不能伸其攘夷夙志，于是就旷怀高蹈，绝世欲，却徵聘，而不肯屈节辱身，惟寄托医业以避世，以金针度世，遂精研医理。

辑庵先生于1923年著成《针灸传真》八卷，出版于代县亨利石印局，该书体例谨严，取材渊博，取穴精当，功效确实，时人折服，是清末民初第一部针灸学专著，在针灸界享誉甚高。斯著以《素问》《灵枢》诸篇择要胪列书首，并辑《针灸大成》精华，另外加入孙氏进针、退针、行针诸手法，附列重绘的人身经络图式。特别是书中所论"指针"，认为指针可以起到通气血而交经脉的作用。且较针来得方便，并详细介绍了指针的操作方法，引起了学界高度重视。

赵辑庵先生云："余自幼钻研中医学术，攻读《内经》《难经》《甲乙经》《伤寒》《金匮》等医籍，兼学本草、方药，以及历代各医家学说，积数十年医治经验，进一步得解针灸真诀，曾于1924年癸亥著述《针灸传真》书八卷，与孙、王二君共同研究合作出版，在我县石印局排印，已为各省医界所共赏，然排印成套亦只数百，未半载即售尽，且出版仓促，内多未尽之义，久欲再为补著，却无暇顾及。庚午秋又本数十年心得经验，著成《针灸要诀》一卷、《按摩十法》一卷、《针灸图表》一卷、《针灸验案》一卷，合成四卷。期望济世活人之针炎学术发扬光大，造福人类。是否可观，愿就正于针灸学术者再为之斧正焉。"

中医针灸学继宋元时期的全面发展之后，明代又取得了新进展，具体表现在：针灸集大成著作的问世，明代针灸著作甚多，门类齐全，其中《针灸大成》

集明以前针灸之精华，实为针灸学上的第四次总结。该书向称三衢杨继洲所作。其似有误。杨氏出身世医家庭，乃世宗时侍医。其生卒年代虽难考讯，但知行医年限较长，观其医案所示，当在40年以上，是一位家学渊源的针灸学家。曾在家学和家藏古医籍的基础上"参会指归，会同考异"，并结合自身经验，撰《卫生针灸玄机秘要》三卷（亦有人认为此书乃杨氏祖传）。此书在1580年（万历庚辰）定稿付刊。

实际上，明代确实是针灸学发展史上较为活跃的时期，具体的表现在对前代针灸文献的整理和研究，出现了许多学术流派和争鸣，创立了丰富的针刺手法，对于没有归经的穴位进行归纳而形成"奇穴"。代表性的医家和著作有陈会的《神应经》、徐风的《针灸大全》、高武的《针灸聚英发挥》、杨继洲的《针灸大成》、吴昆的《针方六集》、汪机的《针灸问对》、张介宾的《类经图翼》、李时珍的《奇经八脉考》等。《针灸大全》对针刺手法进行了收集和评述；《针灸问对》则对针灸学术问题设立了80多条问答，是一部学术争鸣的著作。《针灸大成》可谓是继《针灸甲乙经》后，针灸学的第三次总结。该书是杨继洲在家传的《卫生针灸玄机秘要》的基础上，汇编历代诸家针灸学术观点、实践经验。

赵辑庵先生在斯著中所提及的赵巡按，就是赵含章。明代山西有位巡按监察御史，名叫赵文炳，字含章，号光世，明代河北任县人。隆庆年间科考中举，明隆庆五年（1571年）中进士，先是被任命为知县，后提拔为御史。曾经出按湖广，万历年间巡按山西。《明史》《明通鉴》记载，赵氏曾患顽疾，久治无效，遂求诊于针灸大师杨继洲，杨继洲用针刺治愈，赵氏因而偏爱杨继洲，捐资帮助他刊行《针灸大成》。

赵氏患病，刻《针灸大成》序云："余承乏三晋，值时多事。群小负隅，万姓倒悬。目击民艰，弗克匡济。由是愤郁于中，遂成痿痹之疾。"病愈之后，积极刻印针书，也出自他一贯的济世爱民胸怀："余忧于时事，愧无寸补，恨早年不攻是业，反能济人利物也。因刻是书，传播宇内，必有仁人君子，诵而习之，精其术以寿其民者。"但是，赵氏得到杨继洲《玄机秘要》后，感到并不完善，"犹以诸家未备"。于是就广求群书，凡是有关于针灸者全部搜采汇集，并"委晋阳靳贤通校"。要求以《素问》《难经》等为宗旨，详列针法纲目。又令能工巧匠在太医院肖刻铜人像，详著其穴，刻画成图，配于文内，共编为十卷，取名《针灸大成》。该书取用《素问》《难经本义》《神应经》《医经小学》《乾坤生意》《针灸大全》《针灸聚英》《针灸捷要》《针灸节要》《古今医统大全》《医学入门》《奇效良方》《小儿按摩经》等医籍以及当时的抄本医书，对明以前的针灸理论和经验进行了系统汇编，虽然有些医书内容系自他书转引，但仍无愧"大成"之称，对明末及明后的针灸学产生了极其深远的影响。

　　《针灸大成》付刻后，赵文炳又考虑到经图相为表里，无经不能察脏腑之病源，无图不能知孔穴之所在。于是又取南京、北京两地的版印铜人图，考证穴道，并用阴图阳图分别脏腑，刻印《铜人明堂之图》与《针灸大成》同时发行。以期"一展阅间，而经络条分缕析，了然在目，针灸中穴，厥疾无不瘳者，于医道不无小补。"《针灸大成》的作者杨济时，字继洲，明代浙江三衢（今浙江衢县）人，他的生卒年月不详，大约生活在嘉靖、万历年间（1522—1620年）。根据《针灸大成》书前所载的"《卫生针灸玄机秘要》叙"可知，杨家是医学世家，他的祖父做过太医院的御医，家中藏有许多古医家的书籍抄本。曾经编纂《集验医方》一书进献给朝廷，皇帝命令刊刻颁行。

　　杨继洲自幼年起参加科举考试，博学而有文化修养。然而却"一再厄于有司"，多次没有考中。于是放弃科举致仕的道路，转向医学。他取读家中的藏书，年复一年，"寒暑不辍，倬然有悟"。明世宗嘉靖年间，"命大宗伯试异选"，被选入内廷作太医。患者求诊，往往应手奏效，"功绩懋著"，"声名籍甚"。杨继洲的祖父曾任职太医院。继洲幼业举，因厄于有司，由儒入医。嘉靖三十四年（1555年）被选任侍医，隆庆三年（1568年）进太医院圣济殿，直至万历，三朝任医官达46年。医迹遍及闽、苏、冀、鲁、豫、晋等地。杨继洲考虑到各个医家的书籍，说法不一致。因而"参合指归，汇同考异，手自编摩"，撰成《玄机秘要》一书，将针药调摄之法，分图析类，分为"天、地、人"三卷。当朝的臣子们与杨继洲友善，赞赏他的做法，要将该书刻板刊行，"以惠后学"。

　　历史发展到了清代，针灸学开始走向衰退，当时医者多重药轻针，尤其是清代统治者竟以"针刺火灸，究非奉君所宜"的荒诞理由，于公元1822年废除了太医院的针灸科。鸦片战争失败以后，帝国主义入侵，在各地设立教会医院和西医学院校，排斥和歧视中医学；更有甚者彼时期竟提出废除中医的议案。当年杜甫，由"山雨不作泥，江云薄为雾。晴飞半岭鹤，风乱平沙树"，想到"明灭洲景微，隐见岩姿露。拘闷出门游，旷绝经目趣。消中日伏枕，卧久尘及屦。"而"针灸阻朋曹"。然赵熙先生的针灸传播，却后来直接鼓动了大贤承澹盦辈，导致了众君办学社、编教材，桃李满天下，为发扬针灸学术，与辑庵先生一祥，做出了不能磨灭之贡献。

冉雪峰

"书名伤寒，是伤太阳寒水的经气；证名伤寒，是伤阴淫寒疾的寒邪。盖太阳为寒水之经，主周身皮毛，为人身机体最外一层……凡邪外犯，无论风寒燥暑湿从皮毛入，伤人最外一层，都是伤寒，所以谓之伤寒有五。仲景《伤寒论》伤寒二字也是各种病邪从皮毛入，先犯最外一层的义旨，太阳篇曰中风、曰伤寒、曰温病，均冠以太阳病三字。痉湿喝篇曰中湿、曰中喝，亦均冠以太阳病三字，这就是将五种伤寒赤裸裸写出的铁证。"

冉雪峰（1878—1963），原名敬典，后更名剑虹，号雪峰，别号恨生，四川巫山人。出身世家，自幼习文，致力于中医学。12岁随父采药，17岁开诊故里，38岁悬壶武昌。1955年奉调入京，到中医研究院工作，1963年患脑动脉栓塞仙逝。

冉氏是近代名医，凡经其诊治者大多能妙手回春，因而誉满遐迩。其治病重视病人的精神状态，强调"医人"比"医病"重要。1920年，安徽一老妇高烧不退，家人请了许多名医诊治罔效，日本、德国医学博士施治亦不见好。后闻冉氏为六代祖传，有"起死回生"神功，遂来求医。冉氏诊后开的处方是：北柴胡、丹皮、鲜生地、玄参、花粉、知母，在处方上注明：上好野山参一两，瓦上煅为白灰，煎汤作药引。这一处方不仅一般中医不解，连当时的一位名医也觉得莫名其妙，遂向冉先生请教："伤阴用参出自哪本典籍？剂量高达一两与病症如何结合？人参烤灰是遵哪宗古法炮炙？"冉笑答曰："这一处方药引并不稀奇，病是害在人身上，不光要医病，还要医人嘛。"原来这位老妇养尊处优，体弱偶发感冒，便恃势而小题大做。若所遣药物尽为便宜，何可相信？于是加上一大剂量之野山参，以安其心，但其症又不能用参，故将其"烧"成灰，有其名无其实。结果药到病除。用廉药而对症，加上心理疗法，神奇之效，20世纪为学界称颂。

冉氏早在30年代便名扬全国，时有"南冉北张（锡纯）"之誉。斯著有

《冉注伤寒论》《八法效方举隅》《国防中药学》《大同药物学》《大同方剂学》《中风临证效方选注》《大同生理学》。其《冉注伤寒论》为冉氏80岁时所作。此书总结其60年临床经验，惜未能最后完稿而长逝。存稿为序论、释名、概要、太阳篇总论、阳明篇总论、少阳篇总论、太阴篇总论七大篇章，可反映冉氏伤寒学的概貌。

冉氏认为，数千年来，伤寒学说争执不清的关键在于伤寒之名不正。冉氏所认识的伤寒，亦不外广义狭义之分，但广义伤寒不是指多种外感病的总称，而是指人体受病的部位。冉氏这一认识在历来伤寒注家之上。谓："从来注家，常多误会，近代虽渐次明了，只知向证的方面求，不知向病的方面求，仍似一间未达"。强调六经的科学性。云："伤寒六经分篇，具有六个次序，六项阶段，六种性质，六类疗法。昔人谓伤寒以六经钤百病，为不易之法。病是万变无定，经则不变有定。以有定御无定，即以不变应万变。或以六经带哲学彩色甚浓，不过科学上的一个假定。改进中医，须将此种障碍物铲去。不知人在宇宙中，受宇宙大自然支配，天地变化，人体亦起变化，古人在1700多年前，彼对科学尚未萌芽，而能吸收当时深邃学说，总结前代经验，理论事实交融，与民众结合，为民众捍御疾苦，与病魔作斗争武器，永久有效，安容忽视？"

冉氏研究《伤寒论》重视气化学说，但又回归脉证事实。他认为此正是《伤寒论》的基本精神，也是改进中医的良法。

盖气化学说，渊源于《素问》中由王冰补充的运气七篇大论，《素问·六微至大论》载："所谓本也。本之下，中之见也。见之下，气之标也。本标不同，气应异象。"人之与病，六气之本。"气化"就是六气的变化，变化万千。阴阳为标，六气必须分出阴阳，虽是六气所派生，但须由阴阳定性后，才能起到实际作用。兼见于标本之间的，则为"中气"。"中气"，乃是阴阳表里之相合的产物。因为它在表里之间存此一格，因此它有节制六气、平衡阴阳的作用。本气、标气、中见之气，鼎足而三。三者互相联系，互相配合，化育万物，品类咸彰。

人的脏腑阴阳，经脉互相络属，共有六合格局：足太阳膀胱经与足少阴肾经互相络属而为一合；足少阳胆经与足厥阴肝经互相络属而为二合；足阳明胃与足太阴脾经互相络属而为三合；手太阳小肠与手少阴心经互相络属而为四合；手少阳三焦与手厥阴心包经互相络属而为五合；手阳明大肠与手太阴肺经互相络属而成为六合。其阴阳相合，故云"阴阳应象"耳。

恽铁樵

"正常生理现象有生理的形能，患病以后则有病理的形能，内部看不到的病理活动是病能，外部表现出来的临床证象是病形，从病形推测病能，即是《内经》的形能说。"

恽铁樵（1878—1935），名树珏，又名署黄山民，武进孟河人。曾蜚声文坛，不惑之年，因三个儿子患伤寒致死，遂弃文研读《伤寒论》，尝质疑于婺源汪莲石先生，并常与姻亲丁甘仁研讨医学，旁搜远绍，术业精进。一次以麻黄汤治愈第四子发热无汗而喘伤寒，此后益信伤寒方，攻读益力，时人渐知，多凡不适，争相延聘，恽氏乃辞去文案工作，悬壶于上海云南路会乐里。

通过亲身医疗实践，恽氏深切认识到"中国医学为极有用之学术"与"西国医学比较，委实互有短长"，中医学进步演进。"必能吸取西医之长与之合化以新生中医。"为倡导中医革新，1925年创办铁樵函授中医学校，1933年复办铁樵函授医学事务所，先后遥从受业者有千余人。

恽氏处方用药量甚大，曾以附子干姜汤力挽王钝根之子的危证，又效《涌幢小品》中缪仲醇治朱国桢之法，日服苏子五钱，治愈自己的心痛宿疾。推重陆九芝的《阳明病释》、王朴庄的《伤寒论注》、陈修圆、柯韵伯和汪莲石的注论及戴北山的《广温热论》。章太炎先生曾称赞恽铁樵有画、文、医之三绝。其在任《小说月报》主编时，提携鲁迅，1913年，鲁迅首篇文言小说《感旧》，被《小说月报》采用发表，主编恽铁樵在审稿以"焦木"为笔名点评，鲁迅自此开始了文学生涯。恽氏学术思想，在中医界"别树一帜，为革新家所宗"。

恽铁樵很崇拜汪莲石。汪莲石先生，字严昌，号弃叟。是江西婺源县晓起村人，汪氏出身于书香门第，早年业儒，20岁时，随父旅居，不料在夏秋间生了场病，发热久久不退，请了三位当时的名医，有的认为是暑热，有的认为是伏暑，有的认为是秋温，叠治不愈。汪莲石十分生气，后来干脆不服药了，到冬天，病却自己好了。可第二年病又发作了，经月余又复自愈。就这样折腾了三年，又赶上父亲生病去世，于是萌发学医之念。其先自学《脉诀》《汤头歌诀》《临证指南》《温病条辨》，发现以前旅居江浙患病时所服方药，书中均有记载，遂向其堂叔询问学医之门径。堂叔告其应以《黄帝内经》《伤寒论》为主要读本，于是其钻研经典，医术大进。汪氏中年即悬壶于上海，德学俱佳，声誉隆盛，尤其对伤寒证治有深刻体验，形成了用药迅猛剽悍、大刀阔斧的风格。

恽氏注重研究汪莲石等著名医家的经验，同时也注重理论联系实践，主张在继承前人学术思想的基础上，吸收新知以补充、提高和发展中医药学。他认为，欲使中医学进步演进，必须"发皇古义"、"融会新知"，取长补短，"吸取西医之长与之合化以新生中医"。他认为中西两种医学各有长处，中医重视人体在整个大自然中随四时阴阳而发生的运动变化，而西医则于生理上重视解剖，于病理上重视局部病灶。两种医学之间应该相互沟通、取长补短。但同时亦强调"断不能使中医同化于西医，只能取西医学理补助中医，可以借助他山，不能援儒入墨"。

恽氏在治疗用药方面，见解很是独到。如治痨瘵，认为一般初病咳嗽、吐血，不可称为痨病。必待初期症状已过，见潮热、掌热等证，方可称之为痨。对于痨病吐血的治疗，主张对于因药误或误补，以致伤风不醒而成痨者，以荆芥、防风、象贝、杏仁等疏泄风邪，以茜根炭、藕节等止血；若风邪郁肺化热者，可同时加入黄芩、款冬花等。对于因举重伤

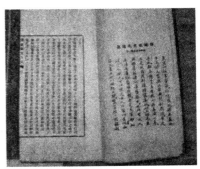

恽铁樵著作

力，剧烈运动损伤肺络者，轻者以七厘散，重者以地鳖虫、紫金丹（出《伤科补要》，没药、降香、乳香、松节、苏木、川乌、蝼蛄、自然铜、血竭、龙骨、糊丸、朱砂）止血疗伤。对于盛怒伤气，肝胆之火上逆，阳络损伤而大吐血，或肺阴受灼，痰中夹血者，以花蕊石、童便为特效药，茜根炭、地榆炭、仙鹤草、五胆药墨、三七等为辅药。痨瘵的治疗，用药不在于多，而在方药合度，毋庸更张。

恽铁樵业医之际，正值国内中医、西医并存、论争之时，通过比较并作出抉择成为当时业医者面临的首要问题。特别是西医余云岫刊布《灵素商兑》，认为中医不科学之后，中西医学之争日趋激烈。恽铁樵是当时中医学界第一位挺身而出迎接余云岫挑战者。受其影响，陆渊雷、吴汉仙、陆士谔、杨则民等亦纷纷

著书立说，回应挑战。在当年那场中西医学的论争中，恽氏起到了至关重要的作用。

恽氏治学的重要特点是重视气候、时令条件、环境与疾病的关系。认为《内经》以四时为本，全书皆以四时为说。《内经》全书以善言天者，必有验于人为前提。阴阳五行是用来说明人体与自然界气化的关系。凡此，都是"人与自然"的关系。治温病，亦应以四时。春主风，夏主热，长夏主暑湿，秋主燥，冬主寒，是六气配四时之大略。因时定名，冬之热病谓之伤寒；春之热病谓之风温；夏至前之热病谓之温病；夏至后之热病谓之暑温；夏秋之交溽暑，其时以湿胜，当此之时患热病则为湿温；八、九月燥气主令，其时热病多半因于夏日受凉，长气无以应秋之收气，因而病热则为伏暑。此为根据四时以定病名之大纲。但日月五星之运行有岁差，其气候不能整齐划一，故有至而未、未至而至之不同。如此则春之时亦有伤寒，至而未至也。冬之时亦有温病，未至而至也。因此，其病的变化遂不可究诘，但仔细考察，无论如何变化，不能逾此大纲。

在四时气候的异常变化中，每一季度都有其不同特点。因此，除一般性疾病外，常可发生一些季节性多发病或时令性流行病。如《素问·金匮真言论》说："长夏善病洞泄寒中，秋善病风疟。"在疾病发展过程中，或某些慢性病恢复期中，也往往由于气候剧变或季节交替而使病情加重、恶化或旧病复作。如关节疼痛等病证，常在寒冷或阴雨天气时加重。也有一些疾病，由于症状加重而能预感到天气即将发生变化或季节要交替等情况，如《素问·风论》指出头风病"先风一日则病甚"。

人需与天地而"和"，"天人合一""天人相应"是中华文化的一个核心。此一核心，揭示人与自然的统一关系，其基点在强调天、地、人的和谐发展。人必须亲和自然规律，不违背，不逆转。《内经》重视自然环境之间的密切联系，四时寒来暑往，其气的变化有生长收藏之规律，人体亦然。《素问·六元正纪大论》曰："发表

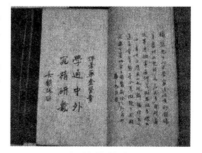

恽铁樵著作

不远热，攻里不远寒。帝曰：不发不攻，而犯寒犯热何如？岐伯曰：寒热内贼，其病益甚。帝曰：无病者何如？岐伯曰：无者生之，有者甚之。帝曰：生者何如？岐伯曰：不远热则热至，不远寒则寒至，寒至则坚痞、腹满、痛急下利之病

生矣；热至则身热、吐下霍乱、痈疽疮疡、瞀郁、注下、螈、肿胀、呕、鼽衄、头痛、骨节变、肉痛、血溢血泄、淋之病生矣。帝曰：治之奈何？岐伯曰：时必顺之，犯者，治其胜也。"

热为阳气，升浮走表，故发表不远热；寒为阴气，沉降走里，故攻里不远寒，皆因宜而施也。若非发表攻里，只当用平和气味，如不远之而犯寒犯热，则无病者生病，有病者必甚矣。寒至则坚痞、腹满、痛急下利等病生矣，皆阴气凝滞故也；热至则身热等病生，瞀者，头目昏冒，瞤者，肌肉动跳，手足抽掣，以及淋病等，皆邪热肆扰郁结之故。恽氏指出："治之必顺时令气候而调之，若其犯寒犯热，以及逆时令之气化者，审其气之胜者而平治之，或以相胜之气制之，如金制木、水制火之类，使之调和而后已。"云人必须与天地自然、四时节气相和，刘完素用药强调顺时令而调阴阳；李东垣则认为必须考虑到四时的生长化收藏；程钟龄又提出用药而失四时寒热温凉之宜，乃医家之误，亦为恽公生前的留嘱。

张简斋

"四字气、血、痰、郁，杂病只求之。气用四君子，血四物，痰二陈，郁越鞠，参差用，可各尽其妙。二陈汤为底，中病即止，过剂则伤正。"

张简斋（1880—1950），桐城人，三代行医，年轻时医术崭露头角，于学界极负盛名，其身瘦而矮，右脚又跛，其貌虽不扬，然记忆超群，精力十分充沛，尤擅内科、妇科、儿科，用药胆大心细，从不墨守成规。一次开治久泻不止处方，竟有三分砒霜，吓得药店不敢抓药，他说照抓不误，病人只一剂就泻尽而愈，可见其用药大胆，药到病除。且敢于开新立异，不墨守成规，不随波逐流。医理精深，于诸家学融会贯通，自成一体。临证精详，施药轻灵，力拨千斤，以布医之身，洁身自好，谨言慎行。学界向有"南张北施（施今墨）"之称，当年诸多达官名流亦都求医于其门下，如孔祥熙、于右任、何应钦、陈诚、程潜、谷正伦等。国民政府主席林森亲题"当代医宗"匾额以褒，程潜在张氏64岁寿辰之时，题词"国无良相，唯公独尊"，故有"御医"之称。

于右任先生曾于1948年书赠"风云未展匡时路，天地能知许国心"。是年秋，名词曲家卢前又集李煜、范仲淹句，写成："故国不堪回首月明中，芳草无情更在斜阳外"赠与张氏。

其乃孟河医派传人，又开创金陵学派。其往往双手同时为两病人搭脉，口述处方，由人代记，并先后创立"温病"治疗思想和原则，在"下虚受风"症医治和治病顾护脾胃方面有独到经验和学术见解。

临症治疗，根据"人以胃气为本""胃者水谷之海"以及"得谷者昌，失谷者亡"经旨，提出"胃以通和为贵"的主张，处方用药时，也处处照顾到胃，常以"二陈汤"做衬方使用，其"不论是治外感时病，抑或内伤杂病时，多以二陈汤作为衬方，盖取其通和胃气之意"。治学以医理宗学为基，结合王肯堂、吴鞠通、叶桂思想，自立既有"经方"渊源、又不失诸家特点的方药。尤对突发性传染疫病、温病，有明确的诊疗依据和独具特色的治疗方法，自成一体。

1925年的春夏之交，南京地区瘟疫流行，天天死人上百，棺材店纷馨。西医诊疗，竟无良策。主政南京的军阀孙传芳也慌了手脚，连忙召集省长、督军等大员开会，商量对策。斯时，几位名中医均采用清凉方剂，亦都未奏效，疫精日见严峻。张简斋氏自告奋勇，出来诊病，另辟蹊径，以其自配的小柴胡汤剂遍施，很多患者恢复健康。一时绅商人士，啧啧称奇，遂集资急购小柴胡等草药几十石，交给张氏监制，日夜加班，配制汤剂，经月余奋战，瘟疫得以控制，一时传为佳话。张氏擅用补法，但在众多滋补药中常少佐羌活、独活，亦是其特色。

张氏曾治夏某，风水合病，服疏化之剂，肿势渐消，喘咳未已，不能平卧，口甜，哕呕，涎多，脉沉小。用小青龙汤意：麻黄、桂枝、淡姜、细辛、五味子、甘草、白芍、姜夏、茯苓、陈皮、白芥子。下元素虚，治饮邪须安冲气。此咳喘未已，结合风水病史，当属下焦元气素虚，阴盛阳衰，水液输布失常之饮证。盖水性变动不居，射肺则喘咳不能平卧；蓄胃则哕呕多涎，脉沉小，为下焦真阳素虚，寒饮上盛之"下虚上实"证。"病痰饮者，当以温药和之"。方中以温肺化饮之小青龙汤平"水寒射肺"咳逆倚息不得卧，辅以治痰通用之二陈汤。《金匮要略》曰下虚上盛之人，服小青龙汤后，易动冲气，出现"气从少腹上冲胸"之变。张氏于方中加茯苓一味，即为苓桂五味甘草汤，以截断服小青龙汤冲气上逆之变，非上工，不能思及此。

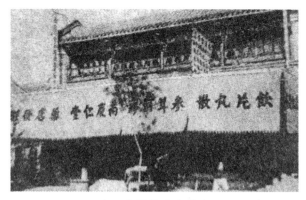

张氏坐堂的南京药店

苓桂五味甘草汤方，温阳化饮，平冲降逆。主寒饮停肺气冲证。症见咳嗽，咯吐清稀白痰，手足厥冷，头眩心悸，气从少腹时时上冲胸咽，舌质淡，苔白滑，脉沉弦，尺部弱。《金匮要略·痰饮咳嗽病》第32条曰："青龙汤下已，多唾，口燥，寸脉沉，尺脉微，手足厥逆，气从小腹上冲胸咽，手足痹，其面翕热如醉状，因复下流阴股，小便难，时复冒者，与茯苓桂枝五味甘草汤治其气冲。"

昔时唐宗海，本方有名论者三。

一论曰："仲景此方，原治水气凌心，心下悸，冲气上逆，奔豚，阴火上冲咽喉，颊赤等证。后人多不得其解，陈修园思力超越，谓此桂苓化膀胱之气，以甘草补土，土以克水，以五味敛气使归于肾。此解已属高妙，然犹解其所当然，而未解其所以然也。知桂枝之化气，而不知乃肝经之药，知五味之纳气，而不知五味亦肝经之药也。"

二论曰："水气凌心，火被水克，则心下悸，宜桂苓甘草五味汤。方后再次对本方作解，且较上解更畅晓，有异曲同工之妙。水气凌心而为悸动，法当助心之火，利水之邪，桂枝色赤入心以助其火，茯苓味淡入脾以利其水，盖治水者，莫如补土，故加甘草以补之。"

三论曰："肾者，水脏也，每一伤寒，则动水气，逆则为饮，为咳，宜小青龙汤，桂苓五味甘草汤，其方解曰：寒侵于外，水动于内，外发寒热，内有咳嗽，用桂枝以散寒，茯苓以利水，五味收之，甘草和之，而寒去内热亦解矣。"

盖二陈汤，源于宋代《太平惠民和剂局方》，由法半夏、陈皮、茯苓、甘草组成，是一能燥湿化痰、理气和中的名方。而二陈的由来是因配药时，选取半夏和陈皮应以陈旧者为佳，故名二陈。方之化裁，可用于多种杂证。治湿痰，可加苍术、厚朴以增燥湿化痰之力；治热痰，可加胆星、瓜蒌以清热化痰；治寒痰，可加干姜、细辛以温化寒痰；治风痰眩晕，可加天麻、僵蚕以化痰熄风；治食痰，可加莱菔子、麦芽以消食化痰；治郁痰，可加香附、青皮、郁金以解郁化痰；治痰流经络之瘰疬、痰核，可加海藻、昆布、牡蛎以软坚化痰。现代本方常用于慢性支气管炎、慢性胃炎、梅尼埃病、神经性呕吐等。《张氏医通》中，曰二陈汤化而为半夏汤及小半夏汤、小半夏加茯苓汤、大半夏汤、半夏干姜汤、橘皮汤、橘皮半夏汤。

王肯堂《证治准绳·杂病》说："经曰：饮入于胃，游溢精气，上输于脾，脾气散精，上归于肺，通调水道，下输膀胱，水精四布，五经并行，安有所谓痰者哉。痰之生，由于脾气不足，不能致精于肺，而瘀以成焉。故治痰先补脾，脾复健运之常，而痰自化矣。然停积既久，如沟渠壅遏淹久，则倒流逆上，瘀浊臭秽，无所不有。若不疏决沟渠，而欲澄治已壅之水而使之清，无是理也。"

丹溪曰："痰之源不一，有因痰而生热者，有因热而生痰者，有因气而生者，有因风而生者，有因惊而生者，有积饮而生者，有多食而成者，有因暑而生者，有伤冷物而成者，有脾虚而成者，有嗜酒而成者。"斯痰之为物，随气升降，无处不到，王肯堂之言，涉病多矣，张简斋氏生平深研《证治准绳》，多于临证着眼于痰之二陈汤作为底方，若病机复杂者，复方以取胜，惯从调整脾肾、燮理阴阳、培植正气着手，重在升降，蠲化痰浊，调气和络，运其气化，以复开阖，缜密而不漏，非炉火纯青，何能有此神悟、神效乎。张氏生前亲撰："不谏往者追来者，尽其当然听自然"，真真一代医宗。古今盛世良相显世，衰世良相隐医，乱世良医隐野。良相隐显，岂非良医亦隐显乎？

谢利恒

"脾胃为后天之本，水谷之海，五脏六腑非脾胃之气不能滋养；气血津液非脾胃之气不能化生。故东垣奉脾胃为血气阴阳之根蒂，立斋尊胃为五脏之本源。人身之根蒂，而元气虽然禀受于先天，由先天之肾精所化生，潜藏于肾，但依后天脾胃精气的滋养才能发挥作用，而二者之间，脾胃的功能是至关重要，起着决

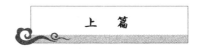

定作用。"

谢利恒（1880—1950），名观，晚年自号澄斋老人，江苏武进人。伯祖兰生，祖葆初，均为孟河名医。幼承家学，熟诵《内经》《难经》《伤寒论》及方书、本草。又工古文辞，精究经书、历史舆地之学。甲午战争后从苏州名医马培之学医。1911年前后两度供职于商务印书馆，编辑地理、医学图书。其博记多闻，治学功深，向为医林所景仰。

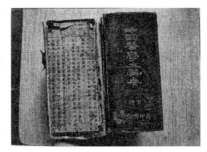

《中国医学大辞典》
（图片来源：卢祥之藏书）

谢氏以为，人之始生，本乎精血之源；人之既生，由乎水谷之养。非先天之精气，无以立形体之基；非后天之水谷，无以成形体之壮。但先天之精血本身，禀受父母之后，也依赖于后天水谷的滋养培充，才能逐渐强盛。故人之自生至老，凡先天不足者，但得后天精心培育，或可补先天之虚而强壮。而后天之不足，若不得重新恢复其运化、滋养之功，则非但脾之气日渐衰弱，即使先天强盛之精血，也会因失于水谷精微的调养、充实而虚弱，导致元气匮乏。

元气在人体中的防御作用，决定于元气的是否强盛；元气的强盛与否，又决定于胃气的是否强盛。因此，除脾胃本身的病变可影响元气的化生外，凡病者，必有正气水足，也必有不同程度的脾胃功能不足。治病当注重顾及脾胃之气，治疗疾病之药物多数情况下首先入胃，除加重脾胃的受纳运化负担外，其药物的偏胜之性和不良反应，首当其冲会影响脾胃。

治病当重脾胃之观点，历代名贤多有妙述。医学之域，几千年来形成了许多流派，如伤寒流派、河间流派、攻邪流派、丹溪流派、易水流派、温补流派、温病流派等，而独宗脾胃者，兼吸各法。

谢氏久居沪滨，斯地湿多，故疾病之挟湿者居多。其治，固以开泄腠理，通畅大便为要；但湿为阴邪，若纠缠于气分，则常不为汗衰，不为下解；其法兼表则宜轻宣，小便不利则宜淡渗，胃纳不馨则宜芳香以化湿，脾为湿困则宜辛湿以燥湿。湿与痰有密切关系，湿滞过甚可化为浊饮，而浊饮又可化为顽痰；故痰饮必自湿邪，因而化湿方中又必须化痰，故谢氏临床常用指迷茯苓丸、雪羹汤之类。

谈到雪羹，联想到善用雪羹的王士雄。士雄字孟英，又字篯龙，1808年生于钱塘。其远祖系安化（今甘肃省庚阳县）人，后移居浙江盐官，即今之海宁，乾隆间迁钱塘定居。王氏的曾祖王学权也是一位名医，著有《医学随笔》二卷，其祖父、父都精通医学。王氏14岁时，父重病不起，临终前曾嘱曰："人生天地之间，必期有用于世，汝识斯言，吾无憾矣。"王父故后，遵家训，深研医学，但终因家境贫困，厨无宿舂，无法度日。为了生计，于同年冬去婺州佐理盐务。白天工作，谋食养家，晚上"披览医书，焚膏继晷，乐此不疲"。王氏发奋图强，学医愈坚。

王氏之卒年，史述不详，且说法亦不一，《浙北医学史略》记"嘉兴已故中医张文冲述其先祖昔居渟溪，曾亲睹孟英，其人清瘦不伟，好学不倦，享寿61年，故其卒年当为1868年"。王氏一生勤于著述，其《随息居重订霍乱论》《温热经纬》《随息居饮食谱》《潜斋医话》《王氏医案》和《归砚录》是其主要著作。

1855年10月，王氏携眷回到浙江盐官，赁屋而居，其感叹幼小离家，即携一砚，游于四方，荏苒30年，此时仅载一砚归籍，而先前游医时多有所录，乘归里之际，作了整理，题曰《归砚录》。该书评述前贤，更着眼于启迪后学，既介绍自己的临床经验，又博采诸家之长，很有实用价值。书中记曰："角里街怡昌烛铺苏姬，年已六旬。偶患腹痛，医谓寒也，进以热剂，痛渐剧而腹胀便闭，按之甚坚，又以为肠痈，攻之而愈痛，遂绝粒不眠，呼吸将绝。挽余诊之，脉滑而数，舌绛苔黄，口臭溺无，热阻气也。以雪羹煎汤调益元散五钱徐灌之，即痛减气平；次日以雪羹汤送当归龙荟丸三钱，便行溺畅；随以轻清药数帖而痊。又治朱君庆雨次郎，夙有痼证，因劳伤之后，发冷吐酸，不饥神惫，服药数剂，遂致故恙日作数次，医者技穷。余脉之，弦细若伏，而肢冷如冰，苔白如砂，涎沫频吐，头疼而晕，重裘不知温。是热深厥深，误投热药，而饮邪内盛，故热邪隐伏不显也。询其小溲果甚赤，以导痰汤去草合雪羹，加芩、连、栀、茹、木通煎吞当归龙荟丸，覆杯而愈。"

雪羹者以海蜇、马蹄为主，功在咸平，清热化痰，盖"药食同源"，原始人即知用火。《礼含文嘉》中记载："燧人氏钻木取火，炮生为熟，令人无腹疾，有异于禽兽。"随着陶器出现，人之食物的炮制不限于"火比燔肉"和"石上燔谷"，烹调方法日益多样，出现了酒，在《吕氏春秋》中有"仪狄作酒"之记，商周大臣伊尹，发明了羹和汤液，开煮食喝汤先河。至《内经》出，主张："大毒治病，十去其六；常毒治病，十去其七；小毒治病，十去其八；无毒治病，十去其九。谷肉果菜，食养尽之，无使过之，伤其正也。"东汉仲景治外感，桂枝汤后要"啜热稀粥一升余以助药力"，直至隋唐，孙思邈《千金要方》卷二十四专论食治，他主张"为医者，当晓病源，知其所犯，以食治治之，食疗不愈，然后命药"，及至王孟英的《随息居饮食谱》，中国食疗，体系完备矣。

王仲奇

"酌盈济虚，扶抑之举。如治郁证，清阳失旋，干纲不振，痰气抑郁作祟，当振其干纲，药用苦辛滑润宣通，以升清阳，降浊阴，利枢机，阴贼群小之痰气不攻自解。"

王仲奇（1881—1945），又名金杰，号懒翁，歙县人。王氏尚治重经络，追本家源，认为脏腑之表里，气血之周流，无不由经络相沟通。然脏腑之盛衰，气血之逆顺，亦无不与经络相关联，故治病辨证，处处以经络为依据，阐发脏腑气血的病变机制。重视经络辨证，辨治中风、黄疸、蓄血、瘕癖、胀满等，每每从此着眼，无不得心应手。其云"酌盈济虚"，又作"酌盈剂虚"。明代学者张居正在《请裁定宗藩事例疏》中谓："上不亏展亲睦族之仁，下不失酌盈剂虚之术。"即取长补短、酌盈注虚意耳。

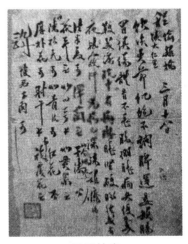

王氏处方

王氏十五岁时，即从父学医，1903年开始在故乡悬壶执诊，声名日盛，以致"到门就诊，昼则纷扰不堪；奔命专证，夜则驰驱不已"。其后，受欧风东渐的影响，深感囿于徽州一隅，见闻受限，于是决计外迁，1923年春举家迁往杭州，同年秋，复应友人之邀又再迁徙，到上海定居。从此广交学术界知名人士，而学益富，名益盛，以精湛医术享誉国内外，受到当时的上海中医界刮目相看，被尊为近代新安医家的杰出代表。

王氏治医治学，遵循早用功、广涉猎、勤实践、贵有恒，博览群书，一丝不苟，临床暇时不废读。临床擅治内、妇科杂病，早年以治温病见称乡里，迁沪以后，内科疑难病证治为多。王氏曾云，自己曾希望在50岁以后能坐下来总结一下经验，选编一部反映自身诊疗特色的个人医案，但是一直因诊务繁忙而没有得到闲暇，也就没有留下来专著。1992年行世的《王仲奇医案》，收载709案，分为40门。这其中一部分是王氏平日的亲自笔录，大部分则为从当年临诊随抄的病案。清·周徵之曾谓："宋后医书，惟案好看，不似注释后医书之多案凿也。"评价一位医家的学术经验，其立论是否渊源有目，融会贯通，其治法是否经得起实践检验，医案最具代表性。

王氏治一患者，病耳聋，闻声在近茗远，呼吸以口代鼻，王氏诊曰："头者，精明之府；耳者，宗脉所聚；肾主精，主生脑，开窍于耳。肾脏精气有亏，督脉精血不充，脑力亦血虚所致。"又"督脉为阳脉之海，而终于鼻柱素髎；头象天，为诸阳之会。"耳聋此案，王氏以督脉辨证，言其分布部位、本经穴名、功能和病状，并与脑相络，与肾相关，责之于肾脏精气亏损，督脉精血不充，脑力亦自虚弱。审因明证，追本家源，而拟益肾家之精气，以安脑和阳法治之。

又如一妇产后晕软、便难、心烦、欠寐、嗳逆、头眩诸症迭见，王氏诊为："热伤营络，胎之失所养而产；产后复热兼旬，任脉之阴被吸，小溲痛苦，难以名状。盖任脉起于少腹以下骨中央，女子入系廷孔也。任脉隶属于肝，任脉既伤，肝藏血，肝阴愈耗，肝气愈横。""肝为刚脏，诚恐一厥再厥。拟用养肝之血，舒肝之气。"于此案，可知王氏见病辨证，循流探源，察标洞本，注意把脏腑、气血的病变与经络联系起来，认定病证的指归，从本论治，而可使刚脏得以涵养，木郁得以条达。

王氏制方遣药，务求切含病情，盛赞徐泗溪"药性专长"之说，很注意选择具有针对性药物，有时直以单方参入复方，有时时方经方并用。如治胃病，用瓜蒌薤白半夏汤合左金丸，药乃"各有功能，可以变易血气以除疾病，此药之力也。"王氏治病，犹如使劲兵，专走一路，破垒擒王，辨证而施。

王氏治泄泻，喜用蛇含石。如曾在接治程门雪先生用调理脾肾法治疗慢性泄泻的处方上写了批语，"此方可服，再加蛇含石四钱"。原本为屡服不效之方，经王氏加药一味，多年的宿疾，竟愈。后来，程门雪先生非常钦慕。盖蛇含石者，镇惊，止痛。用于惊风，癫痫，骨节酸痛。《本草衍义》曰其治心悸火动：蛇黄（烧赤，酒淬至酥）二两，朱砂一两（与蛇黄同研水飞），天麻二两（别为末）。三味合匀，每以半钱，少以薄荷汤调，食后、夜卧服。《圣惠方》云其治风痫，不问长幼，并是积热风痰攻心所为：蛇黄小者二十枚，以槲树汁拌，入火煅令通赤，取出，于净地上一宿出火毒后，细研如面。又用狗胆一枚，取汁相和，以粟米饭和丸，如绿豆大。每服不计时候，以暖酒下十五丸，三、五日后当吐出恶痰涎。钱乙用来治小儿惊痫，因震骇恐怖，叫号恍惚：蛇黄三个（真者，火煅醋淬），郁金七分（一处为末），麝香一字。上为末，饭丸桐子大。每服一、二丸，煎金银磨刀水化下。还主肠风下血：蛇黄二颗，煅，醋淬七遍，捣研如面。每服三钱匕，陈米饮调下，食前服之。实际上，蛇含石功用与赭石相近。王氏治泄泻，还善用海蛤粉、乌梅肉；治淋浊，擅用川萆薢、紫贝齿；治不寐，用法半夏、龙骨、牡蛎；治痢疾，用禹余粮、赤石脂、莱菔子；治哮喘，用甜葶苈、鹅管石、法半夏。王氏治脾胃病及脘腹痛诸疾，多用法半夏，取其引阳入阴，升发脾土之阳气，由阳而化阴，以和胃通阴阳。一患者"脘中时或作如饥，食即安适，不食则难过殊甚。或如击伤，夜卧则觉有气串动，忽上忽下，大便溏，嗳气泄气则舒，脉弦滑。"

半夏，平头上之眩晕，泻心下之痞满，善调反胃，妙安惊悸。张锡纯先生曾用半夏治一英国军医，彼患"屡屡吐，绝食者久矣"。以小半夏加茯苓汤，一二服后"奇效忽显"，数日竟愈。张锡纯用半夏，嘱"淘净矾味入煎"，由是观，临证宜既注重药性专长，又要辨证立方，既守法度，又不能过于拘泥，此种用药风格，是取效的关键。

施今墨

"证治以阴阳为总纲，表、里、虚、实、寒、热、气、血为八纲。不可执一药以论方，不可执一方以论病，不可循一家之好而有失，不可肆一派之专以致误。"

施今墨（1881—1969），原名毓黔，字奖生，萧山人，13岁时从其舅父安阳的李可亭先生学医，后因政治不定，进入京师法政学堂，追随黄兴先生，参加辛亥革命。后又渐感时世虽异，慨叹不已，既然以"不为良相，则为良医"，弃政专心从医。施氏用药自成一格，其处方配伍精当，药品繁多，前后搭配相合相配，擅用大方，相互为用，七情和合，常二三十味相配，然法度严谨，毫无繁赘，反彰华贵。

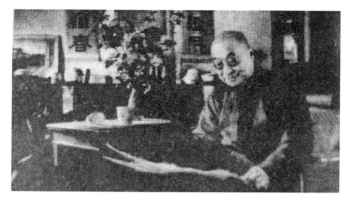

施今墨先生

认为治疗外感温热病，提出"凡内有蕴热，便易招致外邪，表证不可只知发汗"，还应注意清里热，在解与清二字上仔细推敲，并创立了七解三清、五解五清、三解七清等著名治法，效如桴鼓。施氏善将《伤寒》《金匮》方剂参合而用，炉火纯青，收放自如，令学界仰慕。并擅用"对药"，二三药组合搭配，突显作用。

施氏重视奇经八脉，认为其中尤以冲、任、督、带更为重要。冲为血海，任主胞胎，二脉流通，经血渐盈，应时而下。而任督二脉，一在体前，一在体后，上下周循关系至切。带脉者，环腰一周与诸经脉均有联系，各经之伤皆能影响带脉。曰："故古人云，带分五色，五脏皆令人有带下者，职是之故耳。"

妇女月月周期性之子宫出血，中医谓之为天癸。以经脉属阴，月经周期相应太阴之盈仄，故谓之月经。云为天癸者，因其为天真之气，壬癸之水也。月经以时下为其常，若不及期而至或过期而至，均非正常。丹溪云先期而至血热也，后期而至血虚也。王子

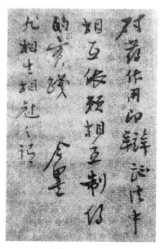

施氏手迹

亨曰阳太过则先期而至，阴不及则后期而来。若未届更年期而月经闭止，除怀孕之外，谓之经闭。经云：月事不来者，胞脉闭也。任脉主胞胎，冲脉为血海，若血气不充，经水不至，即语谚：无水不能行船之意。不可用攻破峻剂，而宜用大量养血培补本元药物，如鹿胎膏、紫河车，及诸胶之属，血盈则经自至。但确为血瘀经闭者，其脉沉涩。可用元胡、丹皮、茺蔚子、泽兰叶，效甚显著；或用桃仁、红花、益母草、山甲、鳖甲、五灵脂、丹参、生蒲黄、刘寄奴、苏木、牛膝、及归芎之类，均属习用；其甚者可用抵当汤、大黄蟅虫丸，然必须详审脉证，方免失治。攻破峻剂，尤应谨慎使用。月经诸病虽是血证，然不能单纯治血，气为血帅，血随气行，气血相关极切。

女子属阴，以血为主。由于经带胎产等生理特点，阴血易耗。肝藏血，体阴而用阳，阴血不足，更易引起阳亢，阴虚阳盛，则迫血妄行，由于血得热则行，所以崩漏症属热者为多。施氏其治，一般有"暴崩宜止，久崩宜补"之说，塞流、澄源、复旧是治疗崩漏的三个步骤，塞流为急则治标，待症势缓，即行澄源，亦即分因而治。认为单纯的止血而不辨证症因，往往不效。须虚实两顾，温凉并用，攻补兼施，血止后可用丸剂巩固。斯疾属血症，血以通为用，治宜强调"求因为主，止血为辅"。凡有瘀滞的用参三七、延胡索、花蕊石、益母草等效果较显。中成药震灵丹、失笑散也在常用之例。崩漏属重的以补气为主，人参、黄芪是必用之药，必要时黄芪的用量可增至一两。其他如生地炭、仙鹤草、藕节炭等视病情需要也可增至一两，效果方显。

施氏曾曰："若出血百治不验，形气均衰，垂危将绝，急用大量独参汤，可挽狂澜。昔在津沽曾治一蔡姓妇，患子宫肿瘤，忽大出血不止，倒悬床位，棉纱堵塞，止血药用之殆遍，毫无少效，患者唇色如蜡，气息奄奄。予以大山参60克浓煎随时服，一昼夜间，血止气复，后加调补，此人至今仍在津市街道做居民工作。若此类病例在余临床60年中已非少见，且在古人文献中亦屡见不鲜，足见补中要药——人参之功效。而中医谓营出中焦，脾主统血，颇具实际意义也。"

独参汤，柯琴曰："一人而系一世之安危者，必重其权而专任之；一物而系一人之死生者，当大其服而独用之。故先哲于气几息、血将脱之证，独用人参二两，浓煎顿服，能挽回性命于瞬息之间，非他物所可代也。世之用者，恐或补住邪气，姑少少以试之，或加消耗之味以监制之，其权不重、力不专，人何赖以得生乎？如古方霹雳散、大补丸，皆用一物之长而取效最捷，于独参汤何疑耶！"

另，施先生有一奇效四物汤，出自《奇效良方》。其方组成为胶艾四物汤加黄芩。该方奇在黄芩一味清心火除血热。《本草纲目》记曰，用一味黄芩制成芩心丸"治妇人四十九岁已后天癸当住，每月却行或过多不止，用条芩心二两米醋浸七日炙干又浸如此七次为末，醋糊丸梧子大，每服七十丸空心温酒下，日二次"。可见黄芩清热止血之效，奇在其中。加用黄芩以益气摄血，还可加入一味熟大黄炭，达清热祛瘀止血之功。治崩漏既久，病仍残血瘀滞，徒用补养固涩而无功，而加入熟大黄炭一味，乃遵《内经》"通因通用"之法，不用固涩之品，在大量养血和血益气摄血之品中加入祛瘀清热之药，可达祛瘀生新之目的。真乃"回春妙方信能开，酒满诗飘韵自来。谁道杏林何雅客，京都施氏最多才。"

汪逢春

《泊庐医案》"务求其实用，毋事虚饰。将普通门诊所录方案之有效者，略分为内、妇、儿三科，简单分类，以便仿阅。意在存真，非为立言著说。"

汪逢春（1884—1949），名朝甲，号凤椿，江苏苏州人，受业于吴中名医艾步蟾老医生，壮岁来京，悬壶京都50年，名噪古都。毕生热心公益事业，尤注重培养人才，提倡在职教育。1938年成立国医职业公会，汪逢春被选为公会会长，同时筹备《北京医药月刊》，于1939年1月创刊，先生亲自主持笔政，并为该刊撰文，1942年曾创办国药会馆讲习班于北京天安门内侧朝房，为中医中药界培养人才，近代名医郭士魁、王鸿士就是斯时的学员。

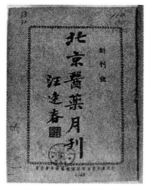

汪逢春先生主办的
《北京医药月刊》

汪氏精究医术，"三更灯火五更鸣"博览群书，长治疗时令病及胃肠病，对于湿温病多所阐发。其遣方用药特点，用药风格为"繁花似锦"，尤对药物的炮制、产地、相须、相使、相畏等十分讲究，在药物的选择搭配、服用方法上有其己见。

汪氏一生忙于诊务，无暇著述，仅见有《中医病理学》（1942年，北京医学讲习所铅印本），《泊庐医案》（1941年，谢子衡等学员手辑，华北国医学院铅印本），《今冬风湿症之我见，愿与诸同人商榷之》刊《北京医药月刊》第二期（1939年），《猩红热与痧疹之分辨》刊《北京医药月刊》第四期（1939年），《为本市小儿科专家谨陈刍言，希鉴纳之》刊《北京医药月刊》第五期（1939年）。其《泊庐医案》是门人弟子辑录的，可代表汪氏学术思想和医疗经验。

其治麻疹，"麻疹初起，风热内蕴，肺先受邪，咳嗽声重，鼻塞流涕，夜寐不安，小溲色黄，舌绛苔厚，脉象滑数。治以清风热而兼透疹。宜避风慎口，防其增重，疹不出者加防风三分"。"麻疹合并肺炎，风湿蕴热，互阻肺胃，势将咳逆致厥。治宜宣化肃降，清热化痰"。治猩红热，"温毒化热发斑，胃肠积滞尚重，深恐神昏致厥，饮食寒暖皆需小心，防其增重，禁用风药"。字字珠玑，理法方药，无不悉备。汪氏先生定期讲《金匮要略》《温病条辨》及《医案分析》。最服徐灵胎，认为其造诣精深,不同凡响，《医学源流论》等文笔犀利，脉案清爽，可师可法。

汪氏还善治湿温。湿温向为治难，昔吴鞠通有化邪法，用豆豉、荆芥、青蒿、桔梗、杏仁、郁金、连翘、银花：治身热面赤，肢微冷，舌苔满布，口反不渴，在芳香清解之中重用宣透。薛生白说："湿热证恶寒发热，身重，关节疼痛，湿在肌肉，不为汗解，宜滑石、大豆卷，茯苓皮，苍术皮，藿香，荷叶，通草，桔梗等味。""湿温证初起，发热汗出胸闷，口渴舌白，湿伏中焦，宜藿香、蔻仁、杏仁，枳壳、桔梗、郁金、苍术、厚朴、草果、半夏、菖蒲、佩兰、六一散"。汪氏治疗湿温，效法古人，又不鼓瑟。其医案采用清热化湿兼顾，斟酌湿热之偏重，结合宣透、舒郁、淡渗、缓泻，分解病势。善以辛香宣达、芳香清解取效，最忌见热清热，反使湿愈凝滞，造成缠绵。

汪氏选方，大略为藿朴夏苓汤，甘露消毒丹之属进退。还善用大豆黄卷，香青蒿、藿香、佩兰、荷叶、薄荷、桔梗等轻清宣透、芳香化浊，厚朴、半夏、苍术、蔻仁，菖蒲，甘辛苦温芳化，山栀子、黄芩、牡丹皮、连翘、银花、茵陈等清热，木通、滑石、竹叶、通草、灯心、泽泻、赤苓皮、猪苓、苡米等淡渗清利，酒军、槟榔缓泻。清、化、宣、利、泻并施，使湿清热解，诸恙易除。

《重订广温热论》曰："凡湿火症，发于夏至以前者为湿温，夏至以后者，为湿热，发于霜降立冬后者为伏暑挟湿；其邪必伏于膜原，内经所谓横连膜原是也。其人中气实，而热重于湿者，则发于阳明胃肠；中气虚，而湿重于热者，则发于太阴肺脾。初起邪在气分，当分别湿多热多。湿多者，湿重于热也。其病多发于太阴肺脾，其舌苔必白腻，或白滑而浓，或白苔带灰，兼粘腻浮滑，或白带黑点而黏腻，或兼黑纹而粘腻，甚或舌苔满布，浓如积粉，板贴不松。脉息模糊不清，或沉细似伏，断续不匀。神多沉困嗜睡，症必凛凛恶寒。甚而足冷，头目胀痛昏重，如裹如蒙；身痛不能屈伸，身重不能转侧，肢节肌肉疼而且烦，腿足痛而且酸；胸膈痞满，渴不引饮，或竟不渴；午后寒热，状若阴虚；小便短涩黄热，大便溏而不爽，甚或水泻。治法以轻开肺气为主。"

盖湿温虽系外感时令之邪，但必先内蕴湿热，临床若邪热内传心包，神昏谵语，则应先辨清风温与湿温。风温内陷，多夹痰内闭，当以涤痰清热为主；湿温神昏多由湿热蒙蔽清窍，则以开窍为主。开窍方中，万氏牛黄清心丸佳，因万氏方药简洁，无香窜之品，并用竹沥送服，可奏涤痰开窍之效。湿温病治疗虽如剥茧抽蕉之难，而汪氏积多年之临床经验，得心应手，其治多验，可师可法。

温热病之后期，汪氏认为养阴亦很重要，尤以口干等伤津者，常选用鲜石斛、鲜芦根、连翘、肥知母、牡丹皮、生地黄等。若服用激素二月以上，认为可致阴分大伤，选用增液汤效好；

"重寒则热，重热则寒"。热性病四肢厥逆，汪亦不用四逆辈，而是用扶正以回阳。其治过一人，曾用过苏叶五钱，以致大汗淋漓，经用生脉散加浮小麦、麻黄根少量以后（主用太子参）即可回厥。主张正不胜邪时，甚至可以不用清解药。又，治心率过缓者（每分钟不到五十次），也是采用这种治法。

其惯用增液汤者，以玄参、麦冬连心、细生地组成。咸寒苦甘同用，旨在增水行舟，非属攻下，《温病条辨》谓："水不足以行舟，而结粪不下者"，当增水行舟。方所治大便秘结为热病耗损津液，阴亏液涸，不能濡润大肠，"无水舟停"所致。夫津液亏乏，不能上承，则口渴；舌干红，脉细数为阴虚内热之象；脉沉而无力者，主里主虚之候。治宜增液润燥。方中重用玄参，苦咸而凉，滋阴润燥，壮水制火，启肾水以滋肠燥，为君药。生地甘苦而寒，清热养阴，壮水生津，以增玄参滋阴润燥之力；又肺与大肠相表里，故用甘寒之麦冬，滋养肺胃阴津以润肠燥，共为臣药。三药合用，养阴增液，以补药之体为泻药之用，使肠燥得润、大便得下，故名之曰"增液"。

《泊庐医案》序有云："汪逢春先生诊疾论病，循规前哲，而应乎气候方土体质，诚所谓法古而不泥于古者也。每有奇变百出之病，他医束手者，夫子则临之自若，手挥目送，条理井然，处方治之，辄获神效。"汪氏之后，中华横空，有蒲辅周出，蒲氏直至20世纪70年代，享誉医坛，其学虽广博，但举手投足，施方用药，汪逢春精华尽收。"人怜直节生来瘦，自许高材老更刚"，而"新竹高于旧竹枝，全凭老竿为扶持；明年再有新生者，十丈龙孙绕凤池"（郑板桥句），正所谓代有新人，亦如唐·张若虚云："人生代代无穷已"，大国医代不泯矣。

祝味菊

"人之病理过程不出五种阶段：其一，太阳之为病，正气因受邪激而开始合度之抵抗；其二，阳明之为病，元气偾张，机能旺盛，而抵抗力太过；其三，少阳之为病，机能时断时续，邪机屡退，抵抗之力未能长相继；其四，太阴、少阴之为病，正气懦怯，全体或局部之抵抗力不足；其五，厥阴之为病，正邪相搏，存亡危急之秋，体能最后之反抗。"

祝味菊（1884—1951），别号傲霜轩主，绍兴人。早年曾东渡日本学习西医，回国后在成都四川省立官医院任职。祝氏治学，极其推崇仲景、景岳。提出以八纲论杂病，以五段论伤寒的辨证方法。八纲，即指阴、阳、表、里、寒、热、虚、实。五段辨证方法，系指有机之邪和体工抗病力斗争的病理过程。还特别指出，以上是他"卅年来独有之心得"。祝氏1917年移居上海后，常与上海名医徐相任、陆渊雷、章次公等畅谈医理，主张中医改革，认为"要发皇古义，必须融会新知"。其学贯中西，临证重视温热扶阳的治疗法则，曾广征博引历代医家有关扶助阳气的论述。其临证多用麻黄、桂枝、附子、干姜，尤其擅用附子温阳，自成一派。

从根本上说，祝味菊的学术思想，与清末郑钦安一派。郑钦安的学术渊源，除了《伤寒论》，对其影响最大的，恐怕就是温补派了。以薛己、张景岳为代表的温补学派继承了易水学派的脏腑病机学说，既重视脾胃，又深入探讨了肾命学说，从元阴元阳两个方面阐述了人体阴阳平衡的机制及其重要意义，提出注重阳气的学术见解，对后世医家产生积极的影响，追随者甚多，而祝氏治学，颇得郑学精髓。

20世纪30年代初，上海儿科名医徐小圃之子染患伤寒重症，几致不救，遍请名家，皆云不治，而祝氏力主重用附子为主的温热峻剂挽危，一剂知，两剂已，由此医名益盛，在上海医坛获有"祝附子"之誉称。祝氏治虚弱之病，极善用温补，因清阳下陷致虚者，用补中益气汤；肾气不足，阴阳两虚者，用金匮肾气丸或景岳右归饮；阳虚上浮者，以桂枝龙骨牡蛎，温而潜阳，治虚之大略，惟不用清补。有人何其故，祝曰："济平之道。以善为主，所谓削有余以补不足，非至善之道，夫阴质不足，补之可耳，阳气有余，乃属佳象。《内经》说阳气者，若天与日，失其所，则折寿而不彰，岂可伤及阳气，而令其虚乎？余行医多年，以经验所得，清补非但无益，而身体反受损也。"

昔有清之初，是温病学说刚渐兴起，尤是乾隆年后，叶天士更将温病学发展至鼎盛阶段，《清史稿》就载："大江南北言医者，辄以（叶）桂为宗，百余年来，私淑者众。"近代著名医家谢观也认为，"有清中叶，医家于温热治法最所殚心，以至用药多以寒凉轻灵为风气"，相延日久，则形成一种倾向，不求经旨，拘守成法，脱离辨证，出现崇尚阴柔，恣用寒凉的流弊，所谓"时方派"、"轻灵派"成为一种时尚，所用之药大都是桑叶、菊花、金银花、连翘、丝瓜络、豆豉、薄荷之类的所谓轻灵之品。

加上长期以来积淀的喜补畏攻、喜轻避重的庸俗医风之影响，更助长了恣用寒凉的流弊。在那种情况下，郑钦安氏从推重阳气的观点出发，批驳畏温热而喜寒凉的倾问及对附子等辛热药物的偏见："最可怪者，近之病家好贵恶贱……甘死于参、芪、归、地之流，怕亡于姜、附、硝、黄之辈。此皆医门不幸，亦当世之通弊也。""目前，世人畏附子、干姜，不啻砒毒，即有当服附子，而亦不肯服者，不胜屈指矣。嗟呼阴阳不明，医门坏极。"

总之，而任何一种学术倾向，都与地理环境、气候特点有着一定的关联。如温病学派产生于江浙地带，显然与该地气候偏于湿热，温病高发有关。扶阳派诞生于四川，当亦非偶然，谢利恒先生他在《中国医学源流论》中说过："四川人以附子为常食品，医家用乌附动辄数两，麻黄柴胡动辄数钱，江南人见之，未免咋舌，然在川地则绝少伤阴劫津之弊者，则以长江上游由青海西康雪山中急流入川，寒性正盛，川人饮此寒水，故用乌附热药适得其平，解表亦非多量麻柴无能为力。"

川籍名医何绍奇先生曾回忆说："（四川）江油为附子之乡，至今街上还设店卖附子，1包1公斤，色如冰糖，谓是上品，用以馈赠亲友。我小时候身体弱，尿床，每到冬至，几乎家家户户都用附子炖狗肉。这时，父亲就带我去他朋友家喝狗肉附子汤。在我印象里，附子的味道和土豆差不多，久煮之后，嚼着面面的，大概1碗4～5片，约1两。一次，在上海拜访姜春华先生，他问我：你们四川人拿附子当菜吃，是真的么？我说我就吃过，姜老为之咋舌。"

学者南怀瑾先生抗战时期的有一段奇遇，抗战时到达四川后，他遇见了一位有名的中医，外号叫扶阳爷。这位扶阳爷家中常年不断地煮着一大锅附子汤，谁都可以喝上一碗。对于这一桩医案，内心常感不解。到了峨眉山，遇上庙中僧人喝附子汤而有所契悟。原来峨眉山中峰大坪寺的开山祖师，当年初建山上寺庙时，受过许多困苦，在他饥寒交迫时，常在山中采集乌头来吃，乌头也就是附子。后来山上众僧相沿成习，每年规定一日，全体僧人停食，只喝附子汤，以纪念开山祖师的艰苦奋斗。当大家喝附子汤的这日子来临时，附子早已入锅煮一昼夜又多了。所以大家年年都喝附子汤，但也没有死过一个人。于是，南怀瑾恍然大悟：经过久煮的附子，可能毒性早已挥发殆尽，剩下的是增加热能的成分。难怪扶阳爷家的附子汤大锅，也是日夜不停地在沸腾着。这一段话，在南氏之著《道家密宗与东方神秘学》清楚有载。祝氏弱冠入川，在四川度17年，入境随俗，形成擅用附子风格，无为怪也。

实际上，古代医家，善用附子诚多。首之推，当汉之张件景。在《伤寒论》中，用附子者有20方，37条；《金匮要略》有11方16条，而且内有乌头附子并用者还计在内。其中对附子品种的选择、以炮附子为最多、用生附子次之，用乌头者有5方6条、用天雄者只有1方。著名方剂如附子汤、附子桂枝汤、桂枝加附子汤、大黄附子汤、麻黄细辛附子汤、干姜附子汤、附子泻心汤、附子理中汤、真武汤、术附汤等，用之得当，颇有立竿见影之效。

张介宾推誉附子为药中之"四维"，"四维"说出自《管子》。其曰："礼义廉耻，国之四维，四维不张，国乃灭亡。"何谓四维？一曰礼，二曰义，三曰廉，四曰耻。

张景岳曾指出，附子、大黄为药中之良药，人参、熟地为药中之良相（《景岳全书》）。好用温热药之窦士材曾说，"保命之法，艾灸第一，丹药第二，附子第三"，推崇附子为续命起死之要药（《扁鹊心书》）。即是以善用轻药著称的叶天士而言，在其《临证指南医案》中，也有以附子为主方的医案。张锡纯曾说过，审证既确，用药以胜病为主，用石膏附子，不必拘泥常规有病则病当之也。谭次仲也云："附子强心，能治轻度心力衰竭，若重症非合干姜不为功；附子又有镇痛作用，适用于恶寒疼痛与痉挛"（《中医与科学》）。陆渊雷又云："附子为兴奋强壮药"（《伤寒论今释》）。张赞臣还云："附子为兴奋药，有强壮作用，治心腹冷痛，胃痉挛、肠疝痛、风寒湿痹、虚寒泄泻、老人冷嗽及其他慢性机能衰弱病。"

　　附子禀雄壮之质，有退阴回阳之力，起死回生之功，专振阳气，祛逐阴寒，是回阳救逆第一要药，其功用，约略有六。

　　一是回阳救逆，二是助阳祛湿，三是通阳止痛，四是辅阳止泻，五是温阳逐水，六是强阳摄阴。樊天徒云："附子的强心作用胜过洋地黄、樟脑，因为西药强心，药效不易持久，连续使用，反致疲劳，且有蓄积作用，不可长用。附子则否。"用于抢救慢性阴寒重症外，急性热病如伤寒、麻疹肺炎、恶性疟疾等，常甚有效。

孔伯华

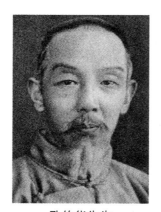

孔伯华先生

　　"医之治病，首先在于认证；认证之法，先辨阴阳，以求其本，病本既明，虚实寒热，则迎刃而解。辨证论治，全凭纲要。纲者两纲，曰阴曰阳，要者六要，曰表、里、虚，实、寒、热。徐灵胎言之綦详，亦即张景岳之所谓'两纲六变，者也。人之疾病，千变万化，但总不外乎阴阳，故医者临证，必须先审阴阳，因为病因证脉与药皆有阴阳。阴阳既明怡自无讹。其间且有错综现象，阴中有阳，阳中有阴，二者相间，彼此多少，疑似之间，更须明辨。"

孔伯华（1884—1955），名繁棣，别名不龟手庐主人，山东曲阜人。少年随祖父学医，25岁时应邀在北京外城官医院出诊。1929年，联络同道在京师创办了医药学会，为振兴国医奔走呼吁。尝有教曰："古今时代不同，人之体质不同，所受病邪亦有所不同。临证施治切忌主观，必须灵活，仲景之立法垂训，乃法外有方，方外有法；金元四大家各成一派，乃羽翼仲景；后世叶天士，王孟英，吴鞠通亦羽翼仲景也。要知唯在用之当与不当耳。"

孔氏治学，强调阴阳为两纲，表、里、虚、实、寒、热为六要，不同意把阴、阳、表、里、虚、实、寒，热并列为"八纲"。他指出：具体一个病进而求之，则疾病之部位亦存在表里，正邪之消长与虚实若何？若论疾病之征象自有寒热之分，但其间情况复杂，如由表入里，由里达表，寒热错综，虚实互见等，必须审慎辨识。

总之，表、实、热三者，概于阳；里、寒、虚三者，可概于阴。故阴阳者，医道之总纲领也。至于六要者，是病变之关键。医者既须提纲挈领，又要把握关键，则病无遁情，了如指掌矣。辨证既明，论治用药更应详酌，故有时参、术、硝、黄，俱能起死，芩、连、姜、附，尽可回生。喻嘉言尝谓："医不难于用药，而准于认证。故必先议病，而后议药"。朱丹溪亦主张：认证为先，施治为后。若但知以执某方治某病，不论因时、因地、因人，不审何脉、何因、何证，是冀病以就方，非处方以治病。指出："辨之不明，焉能用之无误？施治之妙，实由于辨证之准确。寒、热、虚、实，不昧于证，而又不惑于证；汗、吐、下、和，不违于法，而又不泥于法；否则疑似甚多，临证莫决，见病治病，十难效一。

清人郑寿全在《医理真传》自序曾云："医学一途，不难于用药，而难于识症。亦不难于识症，而难于识阴阳。"《医法圆通》自序亦说："以病参究，一病有一病之虚实，一病有一病之阴阳。知此始明仲景之六经，还是一经，人身之五气，还是一气，三焦还是一焦，万病总是在阴阳之中"。钦安先生之所以成为大家，其治学就是抓住仲景以阴阳为总纲的核心思想，贯穿在自己学术体系之中而又大加发挥。其以《周易》丰富的辩证法和天地整体运动为指导，用八卦原理阐发人体生理病理的阴阳法则，堪称精妙之至。其中坎卦解、离卦解、辨认一切阳虚症法与一切阴虚症法，尤属切要。

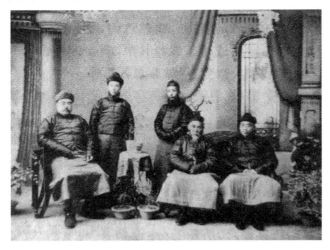

左起杨浩如、孔伯华、陈启董、陈伯雅、张菊人（1910年）

郑先生说过："坎为水，属阴，血也；而真阳寓焉。中一爻，即天也。天一生水，在人身为肾，一点真阳，含于二阴之中，居于至阴之地，乃人立命之根，真种子也。""离为火，属阳，气也，而真阴寄焉。中二爻，即地也。地二生火，在人为心，一点真阴，藏于二阳之中……人身之主也。"从此论点出发，则心肾为人身立命之本，人身赖以生存的元阴元阳，彼此互为其根，相互依存转化，体现出分之则二，合之财一的对立统一观。郑说："坎中真阳，肇自乾元，一也；离中真阴，肇自坤元，二也。一而二，二而一，彼此互为其根"。这也是对"阴平阳秘，精神乃治；阴阳离绝，精气乃绝"的绝妙阐发。

以此立论，联系到孔伯华先生之人体病理，"此阴阳二气原是均平，自然百病不生"，是知如果不能使之均平，故有盛衰之别，水盛则火衰，火旺则水弱，此阴证、阳证所由来也。"要知阴阳调和之人，六邪不侵，七情不损"、"发病损伤即有不同，总以阴阳两字为主"。故在辨证论治中，始终应突出阴阳这个总纲，阴盛者阳必衰，阳盛者阴必弱，乃不易之理也。

孔先生生性澹泊，尤其喜爱植兰。当年先生居住的北京西单北宏庙胡同宅内，前厅东廊下有兰花数十盆之多，而且不乏名贵瓯兰、建兰、蕙兰以及素心兰，其兰有春天开花的，有秋天开花的。每到花开，满院清香，阖室馥溢。往往到了分根施肥的时候，先生必亲自动手，检点进行。置身其中，颇会让人感到"燕泥欲坠湿凝香，楚畹经过小蝶忙。如向东家入幽梦，尽教芳意著新妆。懊恨幽兰强主张，花开不与我商量。鼻端触著成消受，着意寻香又不香"（明·李日华诗）和"积德流芳，兰芬桂馥"的温馨。

孔先生还工于书法，临证亲笔疏方，病因脉治之医案书于前，"君臣佐使"之药味列于后，字体清秀俊逸，笔势潇洒，时人皆以收藏到孔伯华的一个处方为幸事。有时其疏方以颜柳欧赵四体换用，这样四个病人，四个方子，四种字体，颇为有趣。孔先生不仅工于小楷，而且大字也有专攻。他的学生，北京名医马龙伯先生曾得到一幅横额"青囊有寄"，每字逾尺，著墨三分，遒劲有力，有骨有力，若霜林无叶，瀑水迸飞，气韵雍容，深厚而且古朴。

有一次阴天下雨，诊所里病人不多，孔先生就对弟子们说："咱们玩对对子，我出上联，你们对下联。"很多弟子都怕这种时候，先生采用这种方式，是为了激励学生多学习，培养深厚国学根底。其从《论语》中集了一个上联："勿意勿必勿固勿我"，弟子们面面相觑，吭哧了半天，没人能对出来下联。最后还是孔先生自己对出了一个下联："有智有勇有德有仁"。此联不仅告诉学生不要傲慢无知，要虚心向学，实际也是孔先生自己有德有仁的人格写照。

隋翰英

"小儿乃幼芽，稚阴稚阳，夫百病者，以胃气为本，先天强者不可恃，先天弱者毋庸忧。"

隋翰英（1885—1950），字勤武，江苏省南京市人。中医世家。幼年习儒，考中秀才，因废科举，遂从父随仲卿习医。由于勤奋好学，精通医典，得父真传，在清代金陵医试中获得良好成绩。

隋翰英先生年仅20多岁即在祖宅颜料坊悬牌行医，于1936年迁安品街继操医业，医道精通，擅长内儿科，对儿科时感、麻疹、疳积、慢脾风等证诊治，确有其独到之处。隋氏用药精练，针对儿童生理特点处方用药，疗效颇佳。

　　隋翰英先生对中医事业非常重视和热心，1929年，国民政府全国卫生会议，通过"废除旧医案"时，他四处奔走呼吁，并担任南京中医中药界代表出席上海全国医药团体代表大会，被推选为全国中医药联合会副会长；组织代表团到南京游行请愿，迫使国民政府同意撤销此案。长期担任南京中医药公会理事长，先后任南京市第一届国医审查委员，中央国医馆常务理事，南京国医传习所常务董事兼教务主任、教授，常为学院讲课，颇受欢迎。

　　隋氏行医，不分贫富一样看待，平易近人，认真负责，一丝不苟，诊费低廉，前来就诊者络绎不绝，业务非常繁忙。对贫困病人，不但不收诊费，反而资助药资，直至病愈为止，病家莫不感激。随氏生活简朴，乐于助人。隋氏还出资创办《南京国医公会杂志》，并带头撰写进行学术讨论，隋翰英十分重视医案资料积累，数十年如一日，记载医案心得或整理成册，惜在抗战时期损失大部，又经数年已荡然无存。

　　隋氏用药，甚喜用花、叶、虫衣等药质轻扬之品，此似与小儿稚体相合，免伤正气相合；药性宣散升发之品，适合小儿肺常不足，外感表证众多，或见乳食中伤，中焦气滞；其用量轻，药味少，中病即止。如《景岳全书·小儿则》所言："其脏气清灵，随拨随应，但能确得其本而撮取之，则一药可愈，非若男妇损伤积痼痴顽者之比"。其用药看似平淡轻清，却能取效捷效。亦重危病证，"重病轻取"矣。

　　治小儿脾虚，消化功能失调，常用参苓白术散加鸡内金、二芽之类，既可健脾又可消食。补而不滞，消而不伤脾。在麻疹闭证，分为痰热与痰浊两性。前者用紫雪丹，后者用玉枢丹，对重危病儿常能转危为安，深得病家赞扬。对慢痹风证，用逐寒镇惊为主的方剂，收效亦著。在儿科治疗中，极为重视护理。认为儿童生病多为护理不当所致，治疗中尤为重要，对疗效及缩短病期乃是关键。临床至今仍是铭言。

　　儿科用药，凡寒热偏激，或燥烈峻猛之品应极其慎重。寒凉之品不宜过用，太过则戕伐生生之气，于胃家不利；峻下之品，或金石重镇消导克伐之品不宜过用，以免正虚病进，百药无力；养阴滋补之品不可过剂，有腻脾滞胃之弊；香燥祛湿不可过用，恐其劫阴耗津，回春乏术。故应多取平和之辈，以不伤脾胃为原则，认为量轻味薄，悦脾和中之品，如此常能使脾气得益，促进痊愈。如黄连、黄芩、黄柏三味非大热邪盛不同用；便秘属实热者用生大黄后下则嘱适量入药，或以芦荟1克清热泻下，中病即止。滋阴补血重剂方中每每用1～2味畅气快膈之品，以攻补而不壅、滋而不腻之功。如归脾汤用木香，小建中汤用姜、桂，补中益气汤用陈皮、柴胡。活血多取桃红四物汤补血活血不伤正气，附桂温阳则应严察其证，适度渐进。

《温病条辨·解儿难》曰："邪之来也，势如奔马，其传变也，急如掣电"。临证首辨内伤外感之因，再识寒热虚实之变，如小儿疳积莫不起自脾胃所伤，故以脾疳为主，多为食积困脾，纳运不健，肥儿丸主之，此乃治疳之常法。然"有积不治，传至余脏而成五疳之候"，当调五脏而消积。若病证迁延，气血两亏，津液消亡，病到晚期，可因阴竭阳衰而神萎，脉微。治当急予救逆固正，以益气之品护其残阳，以清润之品增其胃阴。如此知常达变，辨证施治，有桴鼓之应。

由于小儿"易虚易实"，传变迅速，应十分注重防微在渐，防患于未然。如小儿食积后必安胃和中，以防由实转虚；哮喘缓解期培土生金，补肾纳气，治其根本等等。臣贵权变，然方贵固守，尤其是疑难杂症，病程迁延，病因多端，虚实兼杂，证候复杂，其治绝非二三诊所能奏效。若处方用药朝更暮致，欲速则不达。只要药证不悖，则宜固守方药，或随症加减。

《温病条辨》所云："世人以小儿为纯阳也，故重用苦寒。夫苦寒药，儿科之大禁也。丹溪谓产妇用白芍，伐生生之气，不知儿科用苦寒，最伐生生之气也。小儿，春令也，东方也，木德也，其味酸甘，酸味人或知之，甘则人多不识。"归而纳之，小儿脏腑娇嫩、生机蓬勃、发育迅速的生理特点和发病容易、变化迅速、易趋康复，宜寓补于攻，标本兼顾。用药以祛邪为主，兼以扶正，如此标本同治，使邪去而正安。宜味少量小，以轻取胜。药味要少，一般2～5种即可。剂量根据病儿年龄、体重的不同，取成人的1/5～1/2。少量频服，以合病理。一般1日1剂煎两次，去渣取汁，混匀后分六次温服。服药宜以时计算，忌昼服夜停。宜中病即止，以免伤正。小儿用药，病情痊愈即须停止，断然不可再服，以免损伤正气或变生他病。

吴佩衡

"此十味，'主帅'名之，是形容其作用之大也。由于少数医家，以为此等药物，性能猛烈，而不多使用，即使偶然用之，而用量较轻，虽对一般轻浅之病亦多获效，但对于严重病患及沉疴痼疾，则疗效不显。据余数十年经验，如能掌握其性能，与其他药物配伍得当，且不违背辨证论治之精神，在临床工作中，不但治一般常见疾病效若桴鼓，并且治大多数疑难重证及顽固沉疴，亦无不应手奏效。"

吴佩衡（1886—1971），名钟友，四川人，早年受业名医彭思溥先生、卢铸之先生，深研《内经》《难经》《伤寒论》经典著作及火神派创始人郑钦安先生的《医理真传》《医法圆通》《伤寒恒论》，认为"盖凡一种学问，非寝馈其中数十年，斯难知其精义之所在。"笔者在1969年曾赴云南中医学院吴佩衡先生寓拜访过先生。后数年间，余在云南中医学院断续听课，又从李筱甫先生处闻及不少吴氏旧闻。

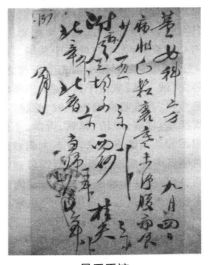

吴氏手迹

吴氏善用附子。云："附子只在煮透，不在制透，故必煮到不麻口，服之方为安全。现在一般应用，除附片外，尚有一种生盐附子，效力更大。其驱逐阴寒，回阳救逆，可用生附子。用之以温暖水寒，补命门真火，回阳生津，则用熟附片。其作用小有差别，临床时应分别使用。附子禀雄壮之质，具温热之性，故有大毒。"《本经》列为下品之药，大毒、有毒者居多。《素问》所谓"毒药攻邪也"，夫攻其邪而正气复，是攻之即所以补之。

盖附子性走而不守，功能助阳补火，散寒除湿。附子为百药之长，功兼通补，温补阳气，有利于气血复原，散寒通阳，可促使气血畅通，对经治不愈的难治病，故每在辨证基础上辄加附子而获效。其重要的药效，在20世纪中，沪上地区就有一个学术流派。

这一流派的创始人是祝味菊、徐小圃两位杰出的医学家，后起之秀的陈苏生先生，是祝味菊先生的弟子，另一位儿科大家徐仲才先生是徐小圃哲嗣、祝味菊弟子。新中国成立以后国家卫生部第一位中医顾问——章次公先生，则是受祝、徐两位大家的影响，20世纪六七十年代沪上声名遐迩的内科大家陈耀堂先生，也受到了祝味菊的影响，形成了六位名医，跨耀百年的运用附子成就非凡的渊源关系，留下了十分宝贵的运用附子的经验。

祝味菊先生是这一流派的创始人。祝尝谓：羚羊角治脑，附子强心，体虚而有脑症状者最宜。附子与石膏同用，治高热屡效。二药一以制炎而解热，一以扶阳而固本。《千金》之越婢汤，即石膏与附子同用，一以制亢，一以强心。附子之温配大黄之攻下，治阿米巴痢疾其功甚伟。祝氏还独创了一些配伍。如附子与酸枣仁同用具有强心之效力。祝氏认为此二药之效能，胜于西药之洋地黄，对伤寒及杂病病人的心脏衰弱，无不在处方中重用二药。附子与柴胡同用，此法祝氏用得最多。

上海儿科名医徐小圃先生行医之初，曾偏重于"小儿纯阳，无烦益火"的理论，用药主"清"。后来由于其子患"伤寒病"垂危，请挚友祝味菊先生诊治，用附子等药化险为夷，乃虚心向祝氏求教，此后广泛应用也成为擅用附子的大家。徐氏用附子的指征是：神疲、肢清、脉软、舌润、小便清长、大便溏泄不化，但见一、二症，便放手应用。他认为既有所见，自当大胆敢用，以求心之所安。常谓："宁曲突徙薪，勿焦头烂额。"阳虚证端倪既露，变幻最速，若疑惧附子辛热而举棋不定，必待少阴证悉具而后用，往往贻噬脐莫及之悔。"因此，他临床应用附子的范围较广，且果敢及时，毫无患得患失之心。其用附子，也常与潜阳药磁石、龙骨等配伍。

陈苏生先生（1909—1999），江苏武进人，长期在上海地区行医。陈氏临证善用温阳四法。温潜法，是指温阳药与潜镇药同用，有引火归元、导龙入海的作用。潜镇药常用三甲（牡蛎、鳖甲、龟甲）、磁石之属，潜其阳而制其虚亢。适用于阳浮于上、上盛下虚之类病证。温滋法，是指温阳药与滋阴药（如生地黄、白芍）同用。适用阳衰而阴亦不足，证见虚烦、失眠、怔忡、肢节酸楚者。温通法，即温阳药与通利药同用，临床常用来治疗痰饮诸证。因为痰饮为阴邪，最易伤人阳气，正因阳气不足，所以招致阴邪凝聚。常用附子配伍泽泻、带皮苓、大腹皮，淡渗利水；配苍术、川朴、陈皮，燥湿健脾；配牡蛎、白芥子，消饮散结。遂使阳气得复，脾运得健，留饮自除。温泄法，即温阳药与解毒泄浊药同用。常用于阳气衰微，秽浊凝聚诸证，一方面是阳气之不足，一方面是阴霾之凝滞，故益火温阳与解毒泄浊同用，扶正而不助邪，祛邪而不伤正，有相辅相成之功。

徐小圃先生哲嗣，祝味菊先生的高足徐仲才先生，亦擅长治疗内、儿科疾病，曾任上海龙华医院副院长。徐氏在谈及运用附子经验时曾说："我应用附子时不一定要肾阳虚等诸证悉备。对于典型的阳虚病人，当用附子者，自必用之；对附子可用可不用的，只要无特别禁忌证，我认为也可用；若确属附子禁忌证范围的，则不宜用"。丹徒人氏章次公先生，用附子经验亦颇多，在温热病中的亦果敢运用。陈耀堂先生（1897—1980），孟河人氏，丁甘仁入室弟子陈耀堂，用附子配当归于阳虚失红便血等症。盖脾土虚弱，不能统血，血去阴伤，阳气亦虚，此等症久治不愈或时愈时发，其内有瘀阻，瘀血得热而行，其悟之于仲景侧柏叶汤，吐血而用干姜，故遇瘀血证辄用附子、当归加去瘀之品，多能见效。这些学术特点和医学经验，值得继承发扬。

吴氏云干姜，其味辛性温，入足阳明胃、足太阴脾、足厥阴肝、手太阴肺经。燥湿温中健胃，行郁降浊阴之气，补益火土，消纳饮食，暖脾胃而调阴阳。《医学衷中参西录》说："干姜，味辛，性热。为补助上焦、中焦阳分之要药。为其味至辛，且具有宣通之力，与浓朴同用，治寒饮杜塞胃脘，饮食不化；与桂枝同用，治寒饮积于胸中，呼吸短气；与黄芪同用，治寒饮渍于肺中，肺痿咳嗽；与五味子同用，治感寒肺气不降，喘逆迫促。"

吴氏云肉桂，其味甘辛，气香，性温，入足厥阴肝经，温肝暖血，破瘀消症痕，逐腰腿湿寒，驱腹胁疼痛，强心脏，暖血分。学界历来谓"附子无干姜不热"。又入血分，善温经通脉，而可促进血行和消除瘀滞，可治寒邪凝滞的瘀血证。

吴氏云麻黄：气温无毒，体质轻扬，入手太阴肺及足太阳膀胱经，入肺家而行气分，开毛孔而达皮部，善治伤寒头痛、风湿、之身痛、寒湿脚肿。寿甫先生云："太阳为周身之外廓，外廓者皮毛也，肺亦主之。风寒袭人，不但入太阳，必兼入手太阴肺经，恒有咳嗽微喘之证。麻黄兼入手太阴为逐寒搜风之要药，是以能发太阳之汗者，不仅麻黄，而《伤寒论》治太阳伤寒无汗，独用麻黄汤者，治足经而兼顾手经也。"

吴氏云桂枝：气香性温，最善解风邪，调木气，升清阳脱陷，降浊阴冲逆，舒经脉之挛急，利关节壅阻，入肝胆而散遏抑，极止痛楚，通经络而开痹涩，甚去湿寒，能止奔豚，更安惊悸，并能化膀胱之气而利小便，四散通经络，走而不守。

吴氏云细辛：《本草新编》说："细辛，味大辛，气温，升也，阳也，无毒。入手足少阴。止头痛如神，治诸风湿痹，尤益肝、胆之经。肾得之而温。利窍清痰，止迎风泪眼，疗妇人血闭，祛在里之寒邪。口臭齿肿，含漱亦良。但只可少用，而不可多用，亦只可共享，而不能独用。多用则气耗而病增，独用则气尽而命丧。可不慎欤？"张隐庵指出："细辛气味辛温，一茎直上，其色赤黑，禀少阴泉下之水阴而上交于太阳之药也。少阴为水脏，太阳为水腑，水气相通于皮毛，内合于肺，若循行失职，则病咳逆上气，而细辛能治之。太阳之气主皮毛，少阴之气主骨髓，少阴之气不合于太阳，则风湿相侵，痹于筋骨，则为百节拘挛，痹于腠理，则为死肌，而细辛皆能治之。其所以能治之者，以气胜之也。久服明目利九窍者，水精之气，濡于空窍也，九窍利，则轻身而延年矣。"

吴氏云石膏：味辛气寒，入手太阴肺及足阳明胃经，能清金而止燥渴，泻热而除烦躁，辛凉解肌，凉肺生水，清热灭火而救焚。如邪火重，亢阳灼阴而伤肾水，肺为水之上源，金生水，肺胃燥极，水源涸竭，得石膏之寒凉色白而入肺胃，使肺胃之燥热清凉而降敛。

温病大家吴鞠通在其所著《温病条辩》一书中，曾给白虎汤立下四禁。吴氏云："白虎本为达热出表，若其人脉浮弦而细者，不可与也；脉沉者，不可与也；不渴者，不可与也；汗不出者，不可与也。常需识此，勿令误也。"吴氏此论，确实把白虎汤的应用局限在了一个较狭的范围内。

吴氏云大黄：《轩岐救正论》卷三谓："大黄性苦寒无毒，一名将军，一名火参，东垣曰推陈致新，如戡定祸乱，以致太平，故有将军之号。主平胃下气，逐瘀血，破癥瘕积聚留饮去痰实，泻诸实热不通，除三焦湿热，心下痞满，下痢赤白里急腹痛小便淋沥，谵语黄疸火疮诸症。此药乃足太阴、手足阳明、手足厥阴、五经血分之药，若在气分者用之，是谓诛伐无过矣。"

吴氏云芒硝：《本草思辨录》卷一谓："硝石，即火硝亦名焰硝；芒硝，硝之经煎炼而凝底成块者为朴硝，亦名皮硝，在上生细芒李濒湖谓：朴硝下走，火硝上升。火硝得火则焰生，与樟脑火酒之性同。本经言其寒，别录言其大寒；实乃大温。"盖硝石辛温胜于咸若，故于大黄、柏、栀下夺之中，加兹一味以达表而散邪。

吴氏云黄连：《伤寒论》有黄连汤，又有黄连阿胶鸡子黄汤。黄连清心君之火而除烦，芩芍清少阴相火而泻热，阿胶、鸡子黄补脾精而滋燥土，鸡子黄补离中之气，阿胶补坎中之精而交心肾之阴。温证热甚灼阴，身热不退，虚烦不得卧，服之则安静烦止，脉静身凉，效如桴鼓。还有五泻心汤，葛根黄连黄芩汤，白头翁汤，乌梅丸方，时方之黄连解毒汤，犀角黄连汤，三黄石膏汤等等方剂中，都以黄连为主要作用而清心君之火。

清代大家徐灵胎曾曰："苦属火性宜热此常理也。黄连至苦而反至寒，则得火之味与水之性，故能除水火相乱之病，水火相乱者湿热是也。是故热气目痛、泪出、目不明，乃湿热在上者；腹痛、下利，乃湿热在中者；妇人阴中肿痛，乃湿热在下者，悉能除之矣。凡药能去湿者必增热，能除热者必不能去湿，惟黄连能以苦燥湿，以寒除热，一举而两得焉。"

黄连，尚可外用，研末调敷，或煎水洗，或熬膏，或浸汁用。其配肉桂，黄连苦寒，入少阴心经，降心火，不使其炎上，并能清里热，泻火毒，燥内湿；肉桂辛热，入少阴肾经，暖水脏，不使其润下，并能温营血，通血脉，散寒凝，补命火。二药合用，寒热并用，相辅相成，交通心肾，使水火既济，对心肾不交的失眠有良好的治疗作用。实际上，古往今来，用黄连的方剂尚多，而张仲景用黄连，清上诸方，多与温中暖下之药并用，这是一定之法。凡泻火清心之药必用黄连，但中病即止，不可过剂，过则中下寒生，上热愈甚，庸工不解，以为久服黄连，反从火化，在邪热重，心火旺时，服之固效；若阴寒盛，虚火浮，君火不降，上热下寒者慎用。真阳素虚体弱无神者禁用。否则，服之易虚火愈浮，而至龙雷上奔，阳飞离根矣。

黄竹斋

"仲景是将人身部位、质体分为六纲，而以太阳、阳明、少阳、太阴、少阴、厥阴等术语识之。三阳标识其部位，三阴标识其质体。立此六经以名篇，而辨其病证治法焉。"

黄竹斋（1886—1960），名谦，又名维翰，字吉人，竹斋亦其字，晚号中南山人，又号诚中子。唐代学者许浑有《寻戴处士》诗："晒药竹斋暖，捣茶松院深。"另一个唐代诗人刘沧，有《送元叙上人归上党》诗："此去寂寥寻旧迹，苍苔满径竹斋秋。"宋代史尧弼，则有《竹斋》诗："樗栎虽不才，亦各言其长。愧此万丈夫，寐卧无何乡。"先生取字竹斋，取意如何，自有其意耳。先生祖籍陕西临潼，幼时家贫，因无力入学，14岁即随父以打铁为生。冶炼之暇刻苦自学，苦读经史、数理知识，尤喜中医。先生聪颖过人，肯下苦功，弱冠时即能研读《伤寒论》《金匮要略》。1907年就写出《三阳三阴提纲》，对仲景学说提出自己的见解。25岁时师从临潼王敬如。其后随同王敬如等创办"日新学社"，盖追慕"苟日新，日日新，又日新"（汤之《盘铭》）《诗》曰："周虽旧邦，其命维新。"是故君子无所不用其极，人一天一天都就获得新的进步，努力在生活中创造日新之盛德。编印《日新丛刊》，并问学于著名学者张果斋、牛兆濂等，研读中国古典哲学和自然科学著作，且探讨西方卢梭、柏拉图、达尔文等之学说。对中医学术更矢志钻研，尊崇仲景。

1935年，黄竹斋先生将罗哲初保存之仲景十二稿《伤寒杂病论》（桂林古本）及白云阁藏本《难经》亲手各抄一遍研读。他对这些新发现的版本非常重视。南京为日军侵占后，带抄本返陕，获爱国将领张钫资助，于1939年以木刻版印行公世。

罗哲初（1878—1943），近代医家，字树仁，号克诚子。广西桂林人。勤学苦读，并精研医理。擅长针灸，尤通子午流注之说，曾任教于桂林国立体用学堂、桂林师范学堂等。30岁从左修之学医。后行医于桂林、上海、宁波等地。与宋波名医周岐隐甚为友善。因见黄氏求学心诚，遂将左氏珍藏其师张绍祖（传为张仲景后裔）所授之第十二稿《伤寒杂病论》十六卷之首册示黄，1935年又与黄竹斋共事于南京中央国医馆。1937年返桂林，以《伤寒杂病论》正本传其子，1956年由其子献出。1937年，黄竹斋先生应针灸学家承澹盦邀请，去无锡中国针灸专门学校讲学，并将白云阁藏本《难经》刊登于该校《针灸杂志》上。1940年后黄竹斋因不满时局，愤然归隐于长安樊川，从事著述及诊疗。他根据桂林古本《伤寒杂病论》撰成《伤寒杂病论会通》18卷，凡70万言，自购旧石印机印行，于1948年行世。

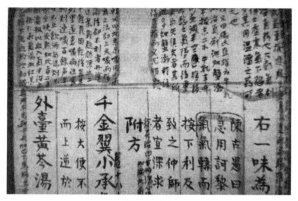

黄氏手迹

竹斋先生年轻时正值西洋医学大量传入，中西医汇通思想方兴未艾。其在精读中医典籍的同时，博涉西医著作及中西医汇通著作，其虽为仲景著作所倾倒，但怀疑各家注解有误，指出："《伤寒杂病论》，自晋迄今注者无虑百十家"，然"余自弱冠读《伤寒论》，观诸家所注，即疑其不是仲景本意。迨后见西哲生理学术，以人身器质功用分为三系统，于是恍然觉悟。乃撰《三阳三阴提纲》六篇"。此后其将这一研究工作继续深入。"1914年，尝取《伤寒论》《金匮要略》合为一帙，摭近世西哲生理学说……撰成《伤寒杂病论新释》十六卷。"嗣后又撰成《伤寒杂病论集注》；见桂林古本后，发现该本内容较宋本多三分之一，且纠正长久以来所发现的其他版本错讹之处甚多，于是不遗余力，又取各种版本相互校勘，补缺正讹，采中外数百医家巨著之精华，条分缕析，撰成《伤寒杂病论会通》一书。

其在这些著作中阐述了先生自己的基本观点，即仲景所称的三阳三阴不同于《素问·热论》之说。竹斋先生试图以中医理论联系现代生理学说探讨疾病的发病机制和治疗法则。如谓："太阳者，躯壳表面部位之术语，凡六淫之邪从皮肤中人而病者，其治法皆可求之太阳篇也"。其认为要深入体会仲景以六经钤百病之义旨，掌握了三阳三阴这个界说，整个伤寒论便可迎刃而解。竹斋先生的见解自成一家。其崇尚仲景之学，勇于探索，不受拘牵；其与中西汇通派的观点和具体见解并不类同，但也不是守旧派，远在20世纪初，他就注意寻找现代医学与中国中医学的结合点。

竹斋先生还是一位中医文献学家，文献学功力深厚。擅长于考证集注，深谙版本、目录、音韵、校勘、注疏之学。在有关中国医学史的著述中，以《医圣张仲景传》一书最负盛名。《后汉书》《三国志》等正史均未为仲景立传，经竹斋先生广搜博采，1924年撰著《医圣张仲景传》，首载于1925年《伤寒杂病论集注》第一版卷首。赴南阳、宁波等地考察后，再作修订增损，1948年所撰《伤寒杂病论会通》印行时，又将增订本列于该书"卷首"（后已有单行本）。全传虽仅8000余字，但内容之赅备，资料之丰富，为现存记载仲景史事者所不及。对张仲景生平籍里，任长沙太守等史事提出考证和看法。这一传记及其所撰《祝告医圣文》，现已刻石立于南阳医圣祠。竹斋先生主张将医史学列为医学生的必修课，认为这可使学生了解医学学术渊源及其发展规律，表彰前辈医家功绩，更重要的是进行传统教育。

竹斋先生还是一位中医临床实践家和针灸专家。20世纪50年代，有两件让中国医药在国际上引起震劫的事。一件是1959年6月8日，苏联驻华大使尤金患右侧大脑中动脉分支血栓。竹斋先生应邀两次会诊，给予针刺治疗，并根据严重失眠等合并症状，先后配用柴平汤、百合汤等，至7月22日，患者左腿可徒手步行，经神经科检查；偏瘫治愈，回国时再三致谢。另一件是1957年4月20日，82岁的德国名人东布罗斯金突然昏迷失语，右半身偏瘫，西医诊断为脑血管意外。竹斋先生为其针刺风府、风池等穴，给服苏合香丸和《古今录验》续命汤等。经治8天，说话、写字、走路，一切恢复正常。这一消息，当时在民主德国报利披载，受到极大赞扬。竹斋先生治学"切勿存门户之见"，常说，只要治疗病人有效，对发展医学有益，均可效法。即使是铃医、草医、农医、樵夫……只要有治病一技之长，均应不耻下问，虚心请教。

竹斋先生治学广博，根深叶茂。就像生长在平原广野、深山大泽中的花树，经过日光的照晒与雨露的滋润，虽然生长得慢一些，但是根确很深，经受风霜，可以开放无穷的花朵，结成丰硕的果实。这亦有如苏轼所说的"流于既溢之余而发于持满之末"（《稼说送张琥》）。从竹斋先生一生探知求索道路可见，探研学术问题时，总是常会经历艰难曲折的路程，不会是手到拿来，一帆风顺的。

谭次仲

"盖科学者，他人之所长，而我之所短也，此就事实方面而改造国医使臻于科学之途，为国医学院当先确定之办法者一也。"

谭次仲（1887—1955），字星缘，广东南海人（一说佛山张槎镇人），自学医学，广涉对中、西医，诸科研究甚深。曾在香港任广东保元中医学校校长。撰有《伤寒论评志》（1935年）。早年力倡"中医科学化"，闻名遐迩。1934年4月3日，广东中医界在广东国医馆集会，提出开办中医学校的想法。谭次仲首先赞同并积极参加。

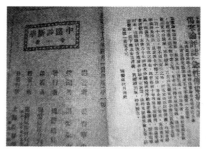

谭次仲早年文刊

谭氏为此专门写了份建议书，对国医学院的建设提出了自己看法。提出："医学院乃研究发明之医学机关也。今国中尚未有此类之医学机关，于事为创办，故当计虑周详，妥定办法。且近世医学，咸趋科学化，研究必以科学为重心，发明必向科学为目标，则尤当集中科学人才以利进行。"建设国医学院要"取长补短"。

谭氏早年，毕业于两广学堂英文专讲，还做过英语教师。于医吸取新知，20世纪30年代，是"科学"至高无上的时代，当时政府和学界还联手发起"中国科学化"运动，提倡"科学社会化，社会科学化"成立国医馆。一时间，中医学借鉴西风，提倡国医"科学化"，甚为大观。

1933年5月1日，中央国医馆第16次常务理事会议修正通过《中央国医馆整理国医药学术标准大纲》，下发各地。此份大纲，由"学术整理委员会"整理，施今墨、陆渊雷、时逸人等均受聘为委员会委员，陆渊雷执笔拟定。政府遂成立中央国医馆。这份以"科学化"为宗旨的大纲，开宗明义地说明其目的是"以我国固有之医药学说，择其确有精义者，用科学方式解释之"。为理想中的"科学化"国医拟定了体系纲目。按此纲目，"采用近世科学方式，分基础学科、应用学科两大类"两类学科中要建立起完整的知识体系，其中包括中医原来没有的生理、西医的部分内容。这份大纲公布后，有的中医直斥其为"四不像（即新、即旧、亦中、亦西"；名医祝味菊说其中不少术语并非中医所有，"将来据此整理国医，必致引起无穷纠纷"。而"大纲"则吸收了许多谭次仲的"科学化"中医观点。《中医起信论》的作者伍律宁、"中医改进论"鼓吹者、《中医改进刍论》作者张二仲、《改进中医刍言》的作者林昨非，起而积极响应。

然中医与"科学"之融合，绝非易事。谭氏虽从"科学"角度，将中医知识划分为三类：玄理、经验与药物，认为中医"气化"，"目不可得见，耳不可得闻"，属"空想之谬所"。并认为中医临床上真正发挥作用的是中药，但传统中药的四性五味等理论"大都经讳之以气化生克之说，玄谬无稽"，"必取其有效之药物，加以科学实验以证明其真理，确定其效途，更提取精华以施于用"才合乎科学。

谭氏之说，后人称之为"废医存药"。然面医大师邓铁涛公谓："我生于中医家庭，先父名梦觉，毕生业医。自幼目睹中医药能为人们解除疾苦，乃有志于医学，及长就读于广东中医药专门学校，学习五年，打下了基础。毕业时（1937年）正是中医备受压迫摧残之秋，我校被勒令改名为中医学社。在这样的环境下，中医出路何在？当时有人提出中医科学化的口号，乃为我们所接受。提出这一口号的是广东谭次仲先生、上海恽铁樵与陆渊雷先生等，并正进行这方面的工作，这些前辈的著作，对我的思想有过一定的影响。中医科学化，如何化法？限于30年代的历史条件，这些老前辈在学术研究上没有新的突破，只能说是唐容川等"中西汇通"思想的进一步发展，并在中医学术界提出了新的问题，以图找寻出路。30年代这方面的著作，体会到中医不能停滞不前，但要发扬中医，不是少数人所能做得到的。"

而19世纪70—80年代，早期改良派曾提出"主以中学，辅以西学"的口号，主要目的是鼓励人们向西方学习，反对顽固守旧。到了19世纪末，发生了尖锐激烈的旧学与新学、中学与西学之争。守旧的封建顽固派坚决反对西学，对西方资本主义国家的一切事物都采取仇视和排斥态度。资产阶级维新派则积极提倡西学，认为中国不但应当学习西方国家的科学技术，更要效仿它们的议院制，改革封建君主专制制度。张之洞则强调"中学为内学，西学为外学；中学治身心，西学应世事"。在这一背景下，谭氏者流，提出了中医必须"参西"。

谭氏之说，绝非稽谬，开启中药现代研究先知、先河，功厥大矣。现代中药药理学的建立，其学科任务一要阐明中药药效产生的机制和物质基础，从现代科学的高度，认识和理解中药理论的内涵。研究中既要重视单味药的研究，也要注意总结提炼某一类药的共性；二要与临床应用密切结合，为提高疗效，促进应用多做工作。中药药理、药性、归经、四性四气、五味、升降浮沉以及有毒和无毒和影响药物作用的因素及特定、作用特殊、专药专味都是重点。

中药本草，历代名著甚多，然自清朝以后，只有吴其浚两部专论植物著作：《植物名实图考》和《植物名实图专长编》记载植物1714种，描述了植物838种，虽非药物专著，亦有重要参考价值。中药现代研究，与谭次仲氏同代，药界有位名人陈克恢（1898—1988），是药理学家，也是中药药理研究的创始人，还是1948年中央研究院院士81人之一。当时生物组25人，陈氏克恢与王家楫、伍献文、贝时璋、童第周、戴芳澜并列。陈氏成名，主要由于其对麻黄碱的研究成果，其发现给狗、猫注射麻黄碱能使颈动脉压长时间升高，心肌收缩力增强，血管收缩，支气管舒张，离体子宫很快收缩，对中枢神经有兴奋作用，滴入眼内引起瞳孔散大。这些作用都和肾上腺素相同，不同的是作用时间长，毒性低。其还分析了世界各地产的麻黄草，发现只有中国产的含有效成分最高。

陈氏还研究蟾蜍。其自药店买了大量蟾酥，很快从中分离到两种成分，即华蟾蜍精和华蟾蜍毒素，并发现这两种成分都有洋地黄样的强心作用，并还对很多其他中草药进行过研究。如汉防己、延胡索、吴茱萸、贝母、百部、夹竹桃和羊角拗等。特别是在第二次世界大战期间，陈氏发现常山碱丙的抗疟作用为奎宁的148倍，但致吐作用很强，而且容易引起肝脏水肿性变性，美国根据这一结果，很快合成了千种以上的衍生物和结构类似物使用。

研究中药，宜十分注意毒副作用和中药、西药临床相配而用的拮抗，近些年来，国内外出现的一些事件、纷争，颇应引为借鉴。当今中药在国内外歧见极多，自有多方面原因，然有些中药的毒副，即现代医学所称的"不良反应"确在。可见，药之有毒无毒，与四气、五味如同，应为指导用药基本之原则。

张栋樑

"学医之难，浅致思予，人云亦云，随波逐流，术则弗高。医病非难，难在疑似之辨，能搜隐抉秘，施精义之训，触类而长，开物成化，效则多矣。"

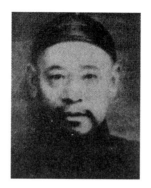

张栋樑先生

　　张栋樑（1887—1937），号仲庵，祖籍南京，居江宁摄山渡村。少时拜湖熟名医吴少成、李开基门下，张氏孤高如鹤，挺然不群，其祖父张一峰即为名医，清末曾被朝廷派往阿富汗为王子治病，载誉归国后即在清太医院任为御医。清太医院官阶为医生、医员、医士、吏目、御医、右院判、左院判、院使。张一峰跨过医生、医员、医士、吏目四阶，说明其医术甚高。清代的医学教育，设教习来培养医官人才，由御医、吏目中选品学兼优者来担任。而学生通常要经一定级别的官员推荐，并由医官作保，由首领官面试，合格者方可入学，称之为医生。清代共设御医10人，御医在进宫之前需在太医院供职6年，有一定的理论基础与实践，并经过3或5年一试、二试、三试合格者，才有资格入选，否则宁缺不补。另，亦有些御医是各省举荐之名医。故欲成为御医，至少需10年方可。而张一峰，因其医术出类，没经过这个过程而直任此职。

　　清朝顺治十年，皇帝设立宫廷药房"御药房"，原隶属于内务府，负责药品的采买、制作及储备。同时太医院派来的御医还要在这里进行值班，叫做侍直，分为宫直和外直。"宫直"由院使、院判、御医、吏目分班侍直，他们主要是为帝后嫔妃们诊病。"外直"也叫"六直"，由御医、吏目、医士分班侍直，六直即在宁寿宫、慈宁宫、乾清宫、钟粹宫、寿康宫、寿安宫六处待命，给宫内太监、嬷嬷等杂差看病。栋樑先生的祖父张一峰，就是"宫直"之一。

当时在御药房之下，又设外药房和内药房。外药房是各宫太监及管事取药之地。内药房则专给皇帝、后妃等取药。同治时期，宫廷还设寿药房。寿药房由太监管理，另设大师傅1名，设置药生数名，负责煎药和制作药品。因张一峰十分熟悉生药，许多药材一上手，便可滔滔不绝讲起鉴别和分辨，御药房使便常向张一峰求教。张一峰之子是张少鸿，张少鸿之子就是张栋樑。张少鸿也是名医，而张栋樑先生自幼随父学医，久而久之，尽得其祖父、父辈真传，精于中医内、外科，还精及针灸，且针药并举。

张氏一门，治学最服膺王肯堂学，认为学医的捷径就是王氏《证治准绳》，且称此书为"王书"。盖王肯堂，字宇泰，一字损仲，号损庵，自号念西居士，江苏金坛人。祖父王皋，父王樵，均进士。王皋任过知府，迁山东按察副使，王樵官至刑部侍郎，右都御使。1579年，王肯堂乡试中举；1589年，中进士，同年被选为翰林检讨，检讨是明时翰林院，位次于编修，与修撰编修同谓为史官的职位。

王肯堂因母病志于医。1570年，妹濒死，经王氏治愈。由是延诊求方者，庭户常满。父王樵以为害举业，戒止之。罢归后，复肆力医学。王氏交游甚广，1579年秋，遇缪仲淳于白下（今南京），二人友谊颇笃。王氏还与来华传教士利玛窦有过交往，其兴越广泛，曾与郭澹论数纬，与董其昌论书画，与曾柏论参撣，学识广博。王氏之著《证治准绳》《医论》《医辨》《胤产全书》《医镜》，是张氏一门必读之书。

张氏渐成名之后，从湖熟迁往南京，居住于门西磨盘街10号。此后，在南京行医将近十年时间，是其一生事业最鼎盛时期。每日慕名前往就医者不计其数，有些外地患者，住宿旅馆，往往几天挂不到号。1912年，时任江苏省省长的王瑚病重，求治于栋樑先生，栋樑先生很快为其治愈，王瑚十分感激，特赠金匾："救恤灾黎"。江苏督军李纯，患重痢，经鼓楼医院西医治疗，效果甚微，慕名找到栋樑先生，也很快被治愈，鼓楼医院外国人院长十分钦佩说："张栋樑先生不愧是个大名医。"由其医术精湛，栋樑先生被人视为神明，人云："张栋樑先生是判官，倘若被他断为不治，病人离鬼门关就不远了。"

巨贾梁寒操患头晕胸痛，遍治无效，后经栋樑先生用土法治一星期，又服中药，痊愈如初。梁赠栋樑先生一幅："玄院明灯若海航，路人争说磨盘坊。纵知扁鹊仓公后，绝诣终推仲景张。"又，军阀马福祥有病求治于张栋樑先生，张很快手到病除。事隔不久，马福祥之子，时任"宁夏主席"的马鸿逵，在河南信阳忽然患病病危。情急之下，马家包了一节火车车厢，专接栋樑先生去抢救。经过一个多月治疗，马鸿逵终于痊愈，马家赠"国医泰斗"银匾一块，以表谢忱。

另，曾有一次栋樑先生出诊的路上，遇见一户人家正在出殡，不经意地一瞥，只见棺材底下，一滴一滴地往下漏血。原来是这户穷人钉的薄皮棺材，缝不严，血就是从棺材缝里漏出来的，张栋樑先生一惊，就喊："快停！快停！这人还没有死，这么就出殡了？"那家人听他一喊，都疑惑住了。一个年轻的男人说："先生你赶路吧，我老婆难产，今天大早就断了气。"张栋樑先生坚持要打开棺材看看，棺材打开后，他撩开死者的蒙脸纸，细看那"死者"的气色，捋起寿衣袖，搭搭脉，问问病情，随即掏出一根银针。看准穴道，只见他手比鹅轻，针如千斤，连扎三针。三针一下，人还没有离棺材边，那"死人"忽地喘出一口气，慢慢哼起来。旁边的一家人，忙着替死者掐指头，揉肚子，瞬间奇迹发生，难产孕妇肚里一个新生命，亦随降临，目睹这一切的老老少少，纷纷合手，祷告上天："菩萨保佑，遇见救死救难的活神仙！"张栋樑先生大笑，言道："哪里有什么活神仙，这位孕妇临产时，怀的胎儿头朝上，搁的工夫长了，孕妇一时痛晕过去，并不是真死，我看棺材里滴的血鲜红，不像死人淤血，断定不是真死。这三针下去，一来把孕妇扎醒，二来帮胎儿顺顺胎位，这是医理，哪是什么神仙！"

栋樑先生治学，以实效为上，王肯堂的学术观点、证治方法、方药，对栋樑先生影响至深，王氏治学态度、观点和文风，影响着栋樑先生一生，激励其不断勤求博采，继承创新。

上所述之张公栋樑先生，终生行医，针药俱精，救死扶伤，长期劳累，积劳成疾，于1935年患病，又受日寇飞机漫天轰炸，房倒屋塌之惊吓，遂溘然离世，终年61岁。当时因局势混乱，未及开丧，殓后即移柩于江宁湖熟潘岗头祖茔安葬。

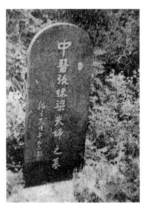

陈立夫补写的张栋樑
先生墓碑

徐小圃

"圣人则扶阳抑阴。小儿以阳气为本，一旦护理失宜，寒暖失调，易为六淫所侵。发病之后，易现阳气受损。而阴为体，阳为用，阳系抗病主力，此在儿科尤为重要。"

徐小圃（1887—1959），名放，出生沪上。幼承庭训，弱冠问世，名扬沪滨。后学祝味菊先生用温阳药经验，学更精进。徐氏家富收藏，嗜古玩、竹木牙雕，尤多宋、明名画。先生收有四幅"扬州八怪"李鱓的花卉图，甚是精绝。其治小儿疾病，果敢审慎，屡起沉疴。

小圃先生常谓："儿科古称哑科，审证察色不可粗心大意。"其在诊病过程中，总是弃座站立，因小儿不能与医生合作，坐在诊椅上难以精确诊断，故其子弟们均是站立诊病。其一丝不苟，对每一病儿的口腔都仔细检查，毫不遗漏。每遇重病者，即给予提前诊治；贫病交迫者，则免收诊金。擅用小青龙汤、麻杏石甘汤，惯以麻黄宣肺，其效卓著，因而坊间素有"徐麻黄"之称。

小圃先生行医之初，曾偏重于"小儿纯阳，无烦益火"，"阳常有余，阴常不足"的理论，以及以"小儿热病最多"为指导思想，所以治疗用药方面，是按温病学的理法方药为准则的。后来，却一跃而转为外感广用麻、桂，里证重用姜、附的崇尚《仿寒论》的一方一药。其中之因，何耶？

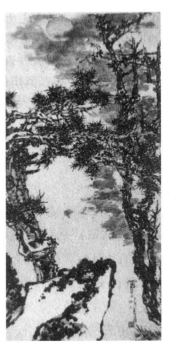

潘天寿先生在徐宅画作

江苏名家江育仁先生，早年随徐学，讲过这样一段历史：先生的一位哲嗣，正在婴幼儿时期，有一年的夏季，患了伤寒病。小圃先生亲自为之诊治，但病情日进，恶候频见，几濒于危，阖家焦急，小圃先生亦感棘手。当时，家属及诸亲好友，均向小圃先生建议，何不请祝味菊先生会诊一决？小圃先生小慨然说："我与祝君虽属莫逆之交，但学术观点不同，他擅温阳，人称祝附子。今孩子患的是热病，若祝君来诊，莫非温药而已，此明知其抱薪救火，我孰忍目睹其自焚耶！"又逾日，患儿几将奄奄一息，亲友竭力敦促，与其束手待毙，何妨一试究竟。

　　小圃先生至此，当不固辞，但亦无所抱望也。迨祝老诊毕处方，果然不出所料，第一味主药就是附子。小圃先生即闭门入寝，等待不幸消息报来。而祝氏则为之亲自煎药，守候病榻，自己奉药喂灌，夜未闭目，以观察病情演变。至东方拂晓，患儿身热渐退，两目张开，吞药服汤可自动张口。再给米汤喂服，已表示有饥饿之感。及至患儿安然入睡，祝氏才和衣倒榻休息，阖家无不欣喜自慰。徐师母即至小圃先生寝室，敲门报喜。当小圃先生听到门声时，即跃然而起，急问"何时不行的？"一开门，看见老伴脸带春风，喜形于色，并告以病已好转，始知并非自己之所逆料。乃同往病室，细审病情，与昨日之情况，竟判若两人矣。再回顾榻旁，祝氏鼻息浓浓，安入梦乡。于是小圃先生不仅由衷感激，亦百感丛生，谓其家属曰，"速将我儿科专家的招牌拿下来，我连自己的孩子都看不好，那里够得上这个儿科专家的资格！我要拜祝兄为师，苦学三年，学成后再开业行医不迟。"此后。竟亲自登祝门，执弟子礼。祝老既惊又敬，扶之上座，曰："我你是道中莫逆之交，各有各的长处，也各有片面之见，兄之治学精神，如此令人敬佩，吾将何辞以对？若对我祝附子有兴趣的话，今后将与兄切磋，相互取长补短。今如此称颂，则将置我于何地耶！如蒙垂青，待令公郎成长后学医，吾必厥尽绵薄，誓不负老兄之厚望也。"所以其哲嗣徐仲才、徐伯远，后来均受业于祝味菊先生门下。

　　小圃先生治学学术思路的转变，是和其亲身经历有很大关系的。实际上，善用附子的火神一路也好，善用经方、时方一路的经方派、时方派也好，都各有专长，亦各有所偏。从金元四大家开始，刘河间主清，张子和主攻，李东垣重补气，朱丹溪重滋阴，各有偏颇。而张仲景可不是这

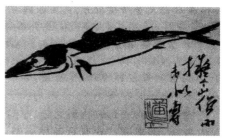

潘天寿先生在徐宅画作

样，是温是清，是补是泻，是石膏、大黄，还是附子、干姜，立意在于辨证谨严，用药果敢，圆机活法。小儿病易虚易实，所以审证必须详尽。表、里、寒、

热既辨，虚、实既明，则麻黄、桂枝、青龙，或泻心、白虎，或承气、凉膈，或真武、四逆，胆欲大而心欲细，切勿因循畏缩，坐失良机。

近代著名画家潘天寿先生，一向与小圃先生交往甚厚。1928年年冬，有王一亭、刘海粟等诸公在小圃先生家宴请日本著名大画家桥本关雪。宴后提笔而画数张，画赠桥本关雪。桥本感叹曰"南画创于中华。可惜我不是中国人，不在中华长大，对各地名胜古迹观光机会不多，每隔一二年便来旅行写生一次，以弥补缺陷、增强修养。"其宴其会其作，是中日美术史上的佳话。

我国近代史上还有一件事，和徐小圃先生有关。1949年，巨轮"太平号"在舟山群岛海域与江苏无锡面粉大王荣氏家族荣鸿元所有的一艘装载着煤炭及木材的"建元号"货轮相撞，两船先后沉没。而太平轮近千人几乎全数罹难，仅有36人被一艘路过的美国军舰救起，而这条船上，有北平荣宝斋藏玉和小圃先生多年收藏的许多珍贵古人名画，连同李鱓的绝世数件佳作和清宫旧藏撇口青花古瓷及牙雕若干，一起俱沉。这自然是一段魂断"黄金"的悲歌，而且早已是时代的往事，今天在略述小圃先生生平中，偶然在脑海中拾起了这段记忆，这亦算是文脉中医的一个例证吧。

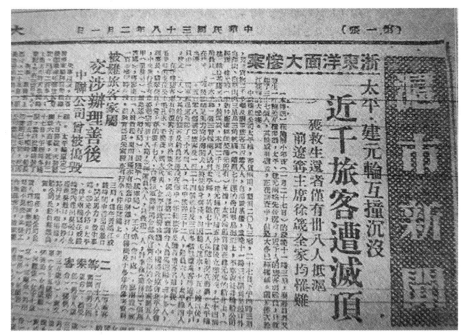

当时《大公报》登载的"太平号"沉船消息

严苍山

"业医须兼取百家，革故鼎新。虽百年西学东渐，然西医然替代不了中医。中医治学须兼取百家，推陈致新，广搜博采，开拓视野，不可把学术局限狭隘框架。《内经》《难经》《伤寒》是基础，学其须终身寝馈其中。"

严苍山（1898—1968），原名云，宁海人。幼从祖父志韶学医，聪颖强记，只身僦居深山古庙，曾致力于《金刚般若波罗蜜经》的钻研。

禅宗六祖惠能偈语："菩提本无树，明镜亦非台；本来无一物，何处惹尘埃。"这"本来无一物"，就是《金刚经》离相无住、性空无所得的道理，也是严苍山先生的口头禅。其静心诵习《内》《难》《伤寒》，夙兴夜寐，朝夕不辍。后就读于上海中医专门学校，获丁甘仁先生赏，并与秦伯未、章次公、程门雪诸公为知己。毕业后主持上海四明医院医务，早期开展急性热病中医治疗。抗日战争期间，任上海仁济善堂董事，负责难民收容所医疗工作。曾受左翼作家柔石延请为鲁迅治病。但鲁迅不信中医，有时斯语对中国医药还很偏颇，如其谓"我还记得先前的医生的议论和方药，和现在所知道的比较起来，便渐渐地悟得中医不过是一种有意的或无意的骗子，同时又很起了对于被骗的病人和他的家族的同情。而且从译出的历史上，又知道了日本维新是大半发端于西方医学的事实。"虽然鲁先生不信中医，但严先生的医术，比鲁迅的此论实在高明许多。

严先生熟谙典籍，擅治急重病，尤其治急性外感温热病，为其所长，其所创疫痉（脑膜炎）"三护一防"（护脑、护津、护肠、早防）法，颇具疗效。对内伤杂病以调理为主，常用北沙参，时有"严北沙"之称。自拟新方治疗慢性肝病、慢性肠炎、风湿性关节炎等病亦有独到之处。著《疫痉家庭自疗集》、《汤头歌诀续集》遗作《严苍山先生医案》稿，沪上卢湾区卫生局，曾收集整理其事迹及遗作，出版有《苍山劫》。严先生一生，孜孜不倦于临床，不断探索积累，学验俱丰，其术深得病家的称颂，病家送"妙手回春"匾额，不胜其数。

严先生平生治学，务实求真，去芜存菁。多年前，上海中医学院著名教授裘沛然先生说过："'瘦因吟过万山归'，这是清代著名诗人黄仲则所著《两当轩诗集》中的诗句，仲则所作的诗，以清新俊逸，直逼青莲而见重于时。可是他怀才不遇，在坎坷的遭际中度过了一生。据文献记载，黄氏曾经写过四首律诗，诗中有'全家都在西风里，九月衣裳未剪裁'之句，这两句诗曾经风靡当时吟坛，并成为流传后世的七言警句。而我觉得他'瘦因吟过万山归'一语，无论从艺术上或意义上来说，似都比上述两句高出一筹。因为它深刻地揭示了治学的艰巨性，能够赢得勤苦研究学问者的共鸣。凡是古今中外卓有成就的学者，为探求真理，哪一个不是经历过废寝忘食，失败挫拆的艰难困苦的历程。黄仲则的寥寥七字，提示我们研究学问者既要读万卷书，还要行万里路这个颠扑不破的真理。"严先生身体力行，钻研经典。大医孙思邈曾谓"青衿之岁，高尚兹典，白首之年，未尝释卷"。这是因为经典中许多奥义，要经过反复沉潜涵泳，加以实践，方能彻悟。这就是学医者，一代一代，都要学习经典的原因。

严先生认为，魏晋以来，医道一门，积累更多经验。学界有人，只谓金元明清，置宋前精华于不顾，这是"黄钟毁弃，令人生憾"。

在严先生的学说中，唐以前数以百计的方书皆亡佚不传，所幸不少精华由《千金》《外台》保存了下来，《太平圣惠方》《圣济总录》则溶化了此精华，又加以铺衍。在一定程度上说，这四部医学巨著，反映了临床梗概，与金元后诸子学术相较，则有整体与局部、浩瀚汪洋与涓涓细流之别。

严先生临证倡用三物备急丸。《金匮要略·杂疗方》中云，方主治："心腹诸卒暴百病，若中恶客忤，心腹胀痛，卒痛如锥刺，气急口噤，停尸卒死者"。《医宗金鉴》释曰："以备暴然诸腹满，腹急痛，及中恶忤噤闭卒死者，故方名备急"。组成药物是：大黄、干姜、巴豆。主治由于食寒饮冷，阻滞中焦，以致气机痞塞，升降失常。故用巴豆峻下寒结，以通其闭，干姜温中散寒，以顾脾阳。若食成积，非用大黄之荡涤，否则不能消其食，故用大黄，攻积导滞，以推陈致新，并能监制巴豆辛热之毒。临床定是由于食寒饮冷所致，阴盛寒结，攻下为主，辅以温中。从方药上看，似难得使用于临床，尤其对长期腹泻，会产生病久体虚的顾虑。但既有寒实内结，不下则病不能去，《本事方》亦曾告诫："不可畏虚以养病"。但本方究是峻下猛剂，断不难鲁莽从事，必须用之于腹痛（或拒按）便下不畅、声壮体实、苔白、脉沉迟任按的寒结证始可。

用三物备急丸治泻，元代罗谦甫在《卫生宝鉴》中，曾记元人有军官叫博儿赤马刺的，因食烤肉过多，又饮牛奶斗余，当晚就腹胀如鼓，疼痛呼叫，吐泻不得，躁扰欲死。适罗天益在军中，急延其诊之。罗氏认为："若非峻急之剂，岂能斩关夺门。"遂用备急丸十粒，分二次服，又与无忧散五钱，药后，大吐大泻，腹中渐空快，次日少与稀粥，调理数日而愈。洁古、东垣有"补土派"之称，"以养胃气为家法"，当时就有人置疑，说：这不像你平日用药呀！罗天益答得好："理有当然，不得不然耳。"山西百岁老医，清季名士顾炎武后裔顾兆农先生，善治慢性、顽固性泄泻，斯病大多是慢性结肠炎，顾氏有两方，一是人参败毒散，二是三物备急丸，治验数案有记。国医圣手蒲辅周老，亦荐此方，谓其"攻逐冷积，治心腹卒痛，痛如锥刺，亦可用于治疗肠梗阻。"若是冷积停食，积久不化，则"非温不通，非攻不破"矣。

单养和

"小儿诸疾，多在中焦。按摩推拿，绝为上法。病在腻滞脾胃者，不要过用消导，孟浪攻伐。"

单养和（1890—1971），江苏武进人，幼承家学，尽得其传。悬壶沪上后，与江阴名医朱少鸿先生相互切磋，穷究医理，求诊者踵，名著一时。单先生临床经验极为丰富，尤精于望诊，对面、舌之观察，亦有心得；处方用药，以轻灵、辛凉见长，并自制多制多种有效丸散，对小儿推拿，手技熟练，颇多独到。

治疳积，总责之于脾胃。认为若未累及他脏（心、肝、肺、肾等），治疗则以健脾助运和中为主，消导为辅，既不主张过用消导，孟浪攻伐，以免更伤脾胃；也反对滥用补益，腻滞脾胃，使运化滞呆。若因虫积而致者，必先驱虫，然后再以调脾胃收功。尤重视饮食护理，对初期和断乳后始得之疳积（俗称奶痨），单先生认为，不一定要吃药，一般只需挤出强壮妇人之乳汁饮服。其方法是：先将生姜一薄片放碗底中，然后再将奶汁挤入，隔水炖热，每天1～2杯，连服3～4个月，即可恢复，在数十年临床中使用，颇有效。对一般疳积病，未及它脏者，不间患儿大小，不拘病程长短，不限病情轻重，常单服或配服"和儿丸（散）"，可取卓效。此外，对疳积病虚热长久不退的患儿，使用胡黄连、银柴胡、地骨皮等品，亦有定的分寸。

单先生尝谓：小儿气血未充，脏腑娇嫩，用药应该轻灵，其表现主要在于药未少而剂量小，更善于运用清凉轻剂。盖小儿阴稚阳，阴气未盛，阳气柔弱，过用香窜，不仅足以伤阳，抑且易于伤阳；又小儿真阳未充，卫气不固，活动之后，易感外邪时疫，且易化热化痰，故用轻灵的清凉剂，以治各种热病，却合情理。但其并不拘一说，主张在驱邪时当用重剂，不可执轻灵弃而良机，延误病情。如病在初期，正气尚充，壮热不已，痰浊壅盛，喉声如锯，舌苔厚腻，常重用黑白丑、青礞石、皂荚子等涤痰之品，很多险难重症，往往取效于一药。小儿每多怕服药，单先生有鉴于此，自出心裁地创制了多种剂量小疗效高的丸散，以适应小儿特点，可谓别树一帜。小儿临床以呼吸道及胃肠道疾患最为多见，对此类单纯性疾患，常只服自配某些丸散而可奏良效。

单先生有"镇惊丸"传世。治急、慢惊风：天竺黄90克，胆星90克，枳实60克，牙皂60克，黄连30克，牛黄15克，辰砂15克，钩藤90克，龙胆草60克，茯神90克，山栀60克，青黛30克，全蝎60克，僵蚕60克，大黄45克。共研细末，水泛为丸，朱砂为衣，如菜子大。每日服3次。6月以下婴儿，每次3～6粒；1岁以上，每次6～10粒；按小儿大小酌量加减，化痰清热，熄风镇惊。尤宜突然昏迷痉厥、喉有痰声、大便干或秘结者。

说到重视小儿推拿，小儿推拿一道，真能操造化夺天工矣，岂不神钦。治宜审病针灸，对症投汤，毋偏己见，毋作聪明，因症次第，分别而施，此为不传之秘诀也。

盖"推拿"一词最早见于明·张四维的《医门秘旨》，该书成书于1576年。书中有部分小儿推拿内容，并提出了"推拿掌法图"。

"推拿"即按摩，但初名非。斯名肇始于隋唐太医署和太医院，宋元阙如。明启唐制，在国家最高医政管理兼医学教育机构太医院内恢复按摩科设置。到明朝末期，昏君主政，国运始衰，隆庆五年（公元1571年），太医院从十三科削减为十一科，按摩和祝由科被撤销，即"隆庆之变"。按摩失去了生存与发展的土壤，日渐萎缩，被迫以"手法"名义寄身于正骨科，还渐流传于浴室和理发业，转化为民间保健。此外，向小儿转向，促使儿科临床形成推拿体系。

当时社会奉行《大明律》，封建社会的国家政权总是把自己放在宗教之上。让宗教为政权服务，而不允许宗教危害自己，这就是中国历史政治与宗教关系的特点。《大明律》严禁以手接触人之肌肤。当时按摩手法常常出现许多意外，这也是被政府取缔的重要原因。尽管按摩历经几千年发展，但受当时医学科学进步程度和医学教育水平的限制，人们对解剖和生理的认识水平不高，手法操作缺乏精细和准确，对疾病的认识缺乏客观标准。尤其是对按摩的适应证和禁忌证都把握不准，临床实践中事故频发。如张介宾《类经十九卷·官能》有"导引者，但欲运行血气而不欲有所伤也，故惟缓节柔筋而心和调者乃胜是任，其义可知。今见按摩之流，不知利害，专用刚强手法，极力困人，开人关节，走人元气，莫此为甚。病者亦以谓法所当然。即有不堪，勉强忍受，多见强者致弱，弱者不起，非惟不能去病，而适以增害。用若辈者，不可不慎"。《古今医统》也说："是法亦绝、不传。其仅存于世者，往往不能用，用或乖戾，以致夭札而伤者多矣"。这些都严重影响了按摩的声誉，造成广泛的负面影响，迫使朝廷将按摩予以取缔。

这种情况，使得推拿按摩向小儿科的转移，于是，小儿推拿，风格渐成，影响愈大，以至于本来专指用于小儿的"推拿"一词从明代起逐渐取代了"按摩"，按摩科被取消了，然其手法仍生存，只不过被另一名称"推拿"所代替矣。

夏墨农

"临证宜体察幽微，细辨阴阳，用药刻求精当、叮咛唯恐不详。耕织之野，病者多贫，去城既远，购药每多不便，异乡远道，路途艰辛，病家尤不堪顾波，医家当深恤之，辨证用药务求精当。"

夏墨农（1890—1950），字和庄，浙江德清人，夏氏四世医，初设诊于乡里，后迁吴兴，抗日战争期间移居上海行医。擅长外科，尤精疗、疖、痈、疽、流注、瘰疬诸证，重视祖传外敷药物的应用，善用外科内治法和扶正祛邪法，且别有心得。对外疡主张早期切开，手术定位准确，大小适宜，深浅得度，刀法神速，有"飞刀"之称。临诊注重整体，内外兼施，灵活多变，以盐腌法敷"鳝拱头"，挂线法治痔管，黄洗法医皮肤病等，简便有效。

墨农先生性善，遇有村野贫病者，非仅赐诊，且并赠药。遇有疫袭，墨农先生在自家园中置合抱大缸十余口，放入汤药，供患者免费自汲，誉满杭嘉湖地。墨农先生有感于病家远道跋涉之苦，疲于应诊之劳，叹以一人之力薄，收有志于济人之士从学，一时入先生门墙者不下四百余人。

墨农先生十分推崇陈实功，赞赏其朴实无华的学风，以为一部《外科正宗》句句落到实处，绝无虚妄粉饰之词，堪为临床家心典。先生击赏叶天士《临证医案·疮疡门》中华岫云的评述："大凡疡症虽发于表，而生则在于里，能明阴阳、虚实、寒热、经络、俞穴，大症化小，小症化无，善于消散者，此为上工。其次能察明五善七恶，循理用药，其铍砭割，手法灵活；敷贴薰洗，悉遵古方，虽溃易敛此为中药。更有不察症之阴阳虚实，及因郁则营卫不和，致气血凝滞，聚成疡症，但知概用苦寒攻逐，名为清火消毒。实则败胃伐生，迨至胃气一败，则变症蜂起矣。"此乃华岫云看见一些疡医不重视治内而发的感慨。

墨农先生所治急性疮疡最多，凡头面疔疮；手足疔疮、红丝疔、烂疔、疫疔、痈、脑疽、发背、凡毒、流注、附骨疽、发头、疖腮、蛇丹、中药毒、漆疮、粉刺、酒渣、汤火伤、毒虫咬伤、毒蛇咬伤、急性湿疮、乳痈、子痈、囊痈、脱囊、瘰痈、热疮、肛痈、脱疽、臁疮溃脓等皆以热毒为主，以清热解毒为图本。《素问·生气通天论》谓："营气不从，逆於用理，乃生痈肿"。《灵枢·痈疽篇》谓："血脉营卫，周流不休，上应星宿，下应经数，寒邪客于经络之中则血泣，血泣则不通，不通则卫气归之，不得复返，故痈肿。寒气化为热，热胜则腐肉，肉腐则为脓，脓不泻则烂筋，筋烂则伤骨，骨伤则髓消，不当骨空，不得泄泻，血枯空虚，则筋骨肌肉不相荣，经脉败漏，熏於五脏，脏伤故死矣。"以后各家为《外科启玄》以为疮疡乃是气血相滞而生，皆以为营卫失和乃是外证形成的关键性病机，故《医宗金监·外科心法要诀·痈疽总论歌》曰："痈疽原是火毒生，经络阻隔气血凝"。明此理，治外证，不论阳证、阴证、虚证、实证，病在肌肤或病在脏腑既要辨证论治，辨明疾病的致病原因，逐邪外出作图本之治，又要重视营卫失和这一重要的病机枢转，调和营卫既能控制病势由浅入深，使病势移深就浅。

墨农先生之治疗，先划一刀，香头吊拔疗，既可缩短疗程，又可免走黄之变；治疽贵乎托，内以托毒聚肿，外用一笔消吊出毒邪多能聚毒，移深就浅，而得消散，有头疽然，附骨疽亦然。疔痈，脓成贵乎早切。治疗贵明虚实兼挟。热疗出脓便好；发际疮，此愈彼起，以清气、凉血、解毒之品为伍；流注固清热解毒，和营通络为总纲；余毒流注，当偏重清热解毒；湿热流注则当佐利湿，伤筋流注，偏重和营通络；瘀血流注，侧重活血化瘀；暑湿流注偏主清化暑湿，豆豉、豆卷、青蒿、荷叶、藿香、佩兰。

中医外科，首宜辨病，目的在于明确疾病的诊断及必然出现的局部病变，揭示疾病演变规律。辨证的目的，在于揭示具体阶段的个性，同病异证、异病同证分而辨析，把握主要矛盾。通过八纲辨证，脏腑辨证，经络辨证，肿痛痒脓麻，溃疡色形，善恶顺逆，综合析纳、评定。许多病证复杂，且病情又在不断变化，所以一个病所表现的症状，往往是许多症状综合在一起，因而不会纯粹地表现出阳证和阴证，且疾病的属阳属阴亦不是固定不变的，而是随着病情的变化而转化。在辨病的基础上进一步辨证，病证结合，相辅相成，方为上工。

《素何·至真要大论》说："必伏其所主，而先其所因"。疾病的产生，必有其根本的原因，病机的变化，也有其关键所在。疾病症候虽然繁乱复杂，也有其主次真伪可辨。各病有各病的特点，治法总自有特色。疮疡之病，百千万症，首当宜辨阴阳，阳证者，其毒浅，多为火毒之滞，发于六时；阴证者，其毒深，多因寒痰之凝；阴毒深伏，发于五脏，疮疡在病程发展中，复杂多变，有真阳假阴，有真阴假阳，因此分清寒热虚实才能药症相应。"邪去正则安"，切不可忽也。

方伯屏

"张仲景之伤寒杂病论，谁知是内经之正，本草之根，汤液之本，圣人之经典也。张机之撰述，其黄帝之医经邪？故医者曰：七部医典者，一黄帝之内经，二黄帝之针经，三神农本草经，四商周明堂经，五尹伊汤液经，六素女之脉经，七伤寒杂病论是也。乃圣人之遗教，中医之经天纬地，之万世不易，之七大经典是也！伤寒论，何谓其犹北斗之七星邪？故曰：伤寒杂病论者，其黄帝之医经是也。乃圣人之遗教，第七部之医典也。"

方伯屏（1891—1948），名金城，山东省掖县人。方氏出身寒微，流浪京师，先是在饭庄当徒工，然其不甘沦落，发愤学习，利用业余时间，诵读古典。后来被名医赵云卿发现并收他为弟子，遂无舍昼夜、寒暑，皆赴师家学习，后来学成行医。平生苦读，每遇难症，则昼夜翻卷，必求一是。

早年施今墨先生办华北国医学院，为了保证教学质量，聘请了不少具有真才实学、立志革新，热心中医教育事业的名贤耆宿，方伯屏先生即忝其列。他如赵锡武、朱壶山、杨叔澄、赵炳南、段馥亭、吴彩臣、牛泽华、曹锡诊，儿科名家瞿文楼等，俱为任教，方氏主讲《内经》《伤寒》《金匮》多年，强调"不可读死书，要有所发挥"，并副讲古典文学，医史、医古文。

盖《内经》者，经是丝线，丝线如脐，人之生命最初的，最重要源泉，先天和后天联接的根本，故"经"既为"根本"。又，南北为经，经永不为动。经书之特性是亘古不变，其谓是根本、本质，亘古不变。《伤寒论》谓"论"，云其所发之"仑"，都为次序、次第。其谓人得病的次序——太阳，阳明，少阳，太阴，少阴，厥阴。而治病，次序应反，是把病一层一层地往外拱，如阳明病，拱到太阳，其病则愈。故此书为讲得病、治病的次序，故称之为"论"矣。

方伯屏之二子方和谦，为我国首批"国医大师"。其学，乃父令其最早接触的是中医古代四大典籍，《神农本草经》《黄帝内经》《伤寒论》和《金匮要略》。方氏一门所致力的伤寒学派理论及应用的研究一向为学界称道。方和谦老曾介绍说，伤寒之学，开始于张仲景的《伤寒杂病论》，形成于东汉末年，发展到今天，伤寒学已成为中医学的一大理论流派。在伤寒学派看来，人体疾病不外乎是阴阳热寒的失衡与失调。在方老所看的门诊病人中，虽然各种疑难病症都有，但在他看来，都离不了热与寒的辨证论治。

《汉书·艺文志·方技略》所载将古代医药学分为"医经""经方""神仙""房中"四家，内经属于"医经七家"之一，伤寒属于"经方十一家"之一。《内经》是中医理论的专著，虽记载有一些方剂，但不是其所主；《汤液经法》则是方剂上面的专著，主要以组方规则反映治法。这一点，看《伤寒论》的序就清楚了，仲景饱读群书，其对中医理论的认识主要来自《素问》《九卷》《八十一难》，对药学的认识来自《胎胪药录》，但《伤寒论》主要是一部方书，立方而示后世以法，所以仲景的学术思想主要来自《内经》等，而《伤寒论》的成书主要继承汤液经法的模式。如方氏所言："学中医如果能把这两本书参透、悟透就会非常了不起，就会成为一代宗师。"

方伯屏先生严于治学，精于临床，其鉴订明周慎斋著《医家秘奥》，如云："凡脉左手血中之气，右手气中之血。左手寸心脉旺，右手尺命门脉亦旺，是心君不主令，而命门相火代之矣，宜六味地黄丸主之。如单左寸旺，为肝盛生心火，生脉散加茯神、远志、酸枣仁。相火上入心部宜壮水制火。心火旺清而敛之，心火盛敛而下之，相火盛养而平之。"

方伯屏先生曾求学于太医院医官赵云卿及淡镜人，自配"万灵百效膏"与"七味保婴散"，名重一时。其用《备急灸方》（宋·张鸡峰）骑竹马灸法（骑竹杠，艾灸肺俞），灸十壮左右，治某名公之坏死组织脱落，内服托里补中生肌加清热解毒汤剂（大剂量银花、连翘、生黄瓦之类），使砍头溃疮口很快结痂痊愈。

方伯屏之长子方鸣谦，建国后曾任北京中医学院院务委员会委员、学术委员会委员、内外科教研组组长兼外科主任。善于总结，形成了"上病下取，下病上求"一套辨证思想。如对于咳喘重症的高龄患者，认为胸闷痰滞，脉豁然大，形若充盈，实系虚候，如徒为对症下药，径投豁痰理气，必致羸困而亡。当用大量参归熟地培益肝肾、引气下纳，方为良法。又如脾胃之虚的眩晕，若一味清热降痰平肝而忽于培益中气，是昧于根本，正确的治法是要滋水清离，和调中州。又如，腿脚肿疡，溃疡流水，弥漫浸淫，有因于湿热下注者，有因于风湿热合邪者，采用流气饮治疗，多年临床中皆获良效。

方氏一门，伯屏、鸣谦，皆业医，三人三位大医，家学渊源，为京门所唯一。

瞿文楼

"治病求本，详诊细参，辨色看舌，务在精细。"

"治温病不可一派寒凉。温虽热疾，切不可简单专事寒凉。虽有卫、气、营、血之别，阶段不同，方法各异，但必须引邪外出。若不治邪，专事寒凉，气机闭涩，如何透热？又如何转气？轻则必重，重则无法医矣。方书虽有牛黄丸、至宝丹、神犀丹等，但必须用之得当，早则引邪入里，后期正虚之时，又无能运药治病，只有用之得当，才能见效。"

瞿文楼（1891—1957），名书源，河北新城人，以一等第一名毕业于清太医院医学馆。后为太医院恩粮（有薪金的实习医生）、八品吏目（相当于住院医师），后在北京行医，为北京著名老中医。瞿氏理论造诣很深，且擅长书文，临证问病，有独特见解。

临床看病，强调要细心、全面。先生尝说："治病求本，详诊细参，辨色看舌，务在精细。"一次一贵妇人，来瞿老处看病，等候既久，瞿老诊脉竟有四、五分钟之余，妇人见先生慢条斯理，又不问病家之苦痛，心中不悦，怒气外形于色。不料瞿老突指其右胁下，问道："这里痛有多长时间了？"妇人闻之，诧其不问而知，顿时怒容皆失，转而笑道："老先生，我右胁痛已三年多了，沈阳、天津、上海等地全都看过，今天正是为这病来的。"先生详诊细察，料病如神。

瞿氏治眼疾，亦有独特见解和丰富经验。其云："眼疾治疗不当，多导致瞎。世人每以耳为火户，当属多热。不知病有新久，新病多热多火，虽是火证亦不可单纯用寒凉之药，因寒则涩而不流，温则消而祛之。盖肝开窍于目，虽为火户，但非宴火也，亦不尽是虚火。肝为藏血之脏，血不足，则肝阴失养，阴不足则阳必亢，亢则主热。热者种类繁多，有因郁而致者，有因湿阻滞络脉者，有暴怒之后，血瘀气滞者，有外因而引起内伤者……必须详辨，再行施治。俗医见风火赤眼，每用黄连苦寒之极，最遗后患。不知当须先治风热，养血熄风。"对慢性眼疾，瞿氏多从肾水而思。一次瞿氏治一暴发火眼病人，其眼球突然增大，疼痛难忍。先生谓郁当散，肝热当清，以独活、川芎、羚羊角等，一剂病减，继则以龙胆草、大黄等苦泻，又一剂其病若失。

夫心与小肠相表里，心主血脉，又主神明，目得血而能视，且内外两眦属心。临床上常见由心阴亏虚、心火亢盛等所致之眼部病症。如失血过多或心神过耗，以致心阴亏虚，虚火上炎者，每见两眦淡红，血络不充或血行滞缓，视力缓缓下降，甚至失明等。由于恣嗜厚味炙缚之品，或七情内郁化火，皆可致心火内盛，上炎于目，常表现为两眦红赤，胬肉壅肿，或睑眦生疮，痛痒并作，或热邪人络，迫血妄行而致眼内外出血。心经实火可移热于小肠；小肠有热亦可上熏于心，故心火上炎于目，常兼治小肠。如《银海精微》治心经实热之大眦赤脉传睛，从小肠导赤，以降心火，瞿氏精此。

又，肝和胆肝主藏血，主疏泄，为风术之脏，肝开窍于目，且黑睛属肝，足厥阴肝经连目系。临床上常见由肝阴亏虚、肝郁气滞、肝胆火炽、阴虚火旺、肝风内动等所致之眼部病症。如肝阴不足，阴血亏损，不能上荣于目，可出现两目干涩不舒、视物昏花、视力减退等多种内障眼病，小儿还可见肝虚雀目等。肝气郁结，疏泄失职或久郁化火，气火上逆，则可发生目赤肿痛、目珠胀硬、视物昏花、视力缓降或骤降，甚至失明等症。肝火炽盛，暴怒伤肝，肝火上冲，或素体阴虚，不能制约肝阳，以致虚火上炎，均可损伤目络，迫血妄行。

肝胆互为表里，在生理上肝的余气聚于胆，胆的精汁涵养瞳神，故发病时每每相互影响。如肝胆湿热上攻，可致黑睛生翳、瞳神紧小；肝阴不足，胆乏所养，则目亦失养，故可出现视远怯近或视物昏花。而有经验的老医，治眼疾，尤重脾胃。盖脾胃为后天之本，饮食有节，胃纳脾输，则目得其养；胃火炽盛、脾胃湿热、脾虚气弱，则必致之眼疾。若饮食不节，阳明火炽，多致目赤、睑肿生疮。恣食肥甘，脾胃郁遏，湿热上壅，可生针眼、睑烂。若脾胃失司，津液不布，聚而成痰，痰湿壅聚胞睑，则易胞生痰核；痰火上逆，还可珠胀黑花。

瞿氏对温病的治疗，就一向强调宣畅气机，不执一派寒凉。云："温虽热疾，切不可简单专事寒凉。治温虽有卫、气、营、血之别，阶段不同，方法各异，但必须引邪外出。若不治邪，专事寒凉，气机闭涩，如何透热？又如何转气？轻则必重，重则无法医矣。方书虽有牛黄丸、至宝丹、神犀丹等，但必须用之得当，早则引邪入里，后期正虚之时，又无能运药治病，只有用之得当，才能见效。"瞿氏此论，正是叶天士在卫汗之可也，到气才能清气、入营犹可透热转气之意矣。

人之新感，虽有寒温之分，但外邪的侵犯，由表入里，治疗只宜表散；伏气因新感引动，由里出表，治疗亦宜透达。除了里结阳明的腑证可下夺而外，新感与伏气的出路同在肌表、故"表"与"透"实为伤寒临证治疗的中心环节，新感务求"表透"，勿使内入，伏气务求"透表"，促其外达。江南医门，惯以豆豉一味，"表""透"求之。并认为豆豉经麻黄水浸制，微苦微温，苦而不寒，温而不燥，既擅解表，又擅透达，发汗不伤阴，并能除烦化滞，且无凉遏之弊，乃治新感与伏气的至当不易之品。

根据卫气营血的病程传变，不同阶段，采用不同配伍，达到"表"或"透"的目的。如邪在卫分者，以葱豉汤加减。加南方多湿而无北地的寒邪阴凝，故卫分之邪偏于寒的，不必赖麻、桂的辛温，辛温反助邪热；偏于温的也不宜桑菊、银翘的辛凉，辛凉恐遏邪湿。此时，惟葱豉的微辛微湿，恰到好处。

邪留气分者，从栀豉汤加减，"在卫汗之可也"；栀豉着重于轻清泄热，表里双解，"到气才可清气"，不轻予栀子一类着力清泄，邪未传入营血，劫烁津液，亦决不轻予地、斛生津。如瞿云"进一境则始转一法"，瞿文楼氏之所求并力践也。

马二琴

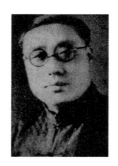

马二琴先生

辽宁中医学院著名教授彭静山先生说："马氏最大的贡献是保存了东北的全体中医。20世纪三四十年代，日本占领中国东北三省后，日本主张废除中医，但也有人说中医能治病，要实际考验一下。全东北调查名中医，只有马老声望最高，派人请马老到长春，马老不去，日本用势力逼去，安置在粹华医院，任马老为医长。一次一名化脓性腹膜炎患者，外科医长确诊，决定开刀，吉凶不能保。患者不同意，要求马老治疗。马老用金银花120克、龙胆草15克，佐以公英、地丁、连翘、乳香、没药、黄柏，一服痛减，二服痛止，三服痊愈。日本医长检查确属治愈，非常惊异。以后由伪民生部保地司决议保留中医，改称中药为汉药。"

马二琴（1892—1969），原名马英麟，笔名瘦吟馆主，"二琴"之名，来源于其收藏的两张古琴"一天秋"和"澄彻天"。马氏以医术精湛闻名于世，而且工诗、善书，尤爱古玩，其学广博，为沈阳名士。其自小天资聪颖，喜爱读书，而且一教就会。于奉天第一中学毕业之后，便随名医张子乡学医，精读医典，注重实践，深得张子乡的推崇，称赞他说："吾门徒虽多，惟英麟是青出于蓝而胜于蓝。"

　　马氏为著名的"海内三张"之一张锡纯先生的好友，张锡纯先生亦在沈阳行过医，两人相交甚密。当时统治东三省的张作霖，常请马氏看病，人多称赞。马笑曰："比如我开个鞋店，张大帅买了我一双鞋，并不等于我的鞋每双都特别好。这不算什么。医生对病人就要脚踏实地，全心全意，不要学哗众取宠的开业术。更不可乘人之危斫斧头、敲竹杠。张大帅有钱，吃我的药也和卖给别人一样，八角钱就是八角钱，一元钱就是一元钱。"马氏自己写的楹联："十年读书，十年临证。存心济世，存心对天"，便是其人格的写照。

　　早年马氏开办春雨堂药房，收入甚丰，为其带来名声和利润的，主要是"马氏调经甘露饮"。马氏自己研制的这种药，对一些妇科病十分有效，在当时影响很大。此药以瓶计量，每瓶一个大洋，一个疗程需服药12瓶。有一年年

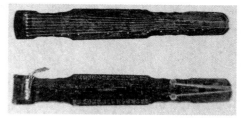

古琴

末，当年的年收入为3000大洋，其数当时为巨。斯时并没有专门的工厂进行生产，所有生产工序全部在马家进行，全家一起动手，各司其责。有人熬药，有人过滤，有人装瓶，有人封口，井然有序。

　　马氏有很多古玩，瓷器、宝剑、书籍，但最珍贵的，就是他那两张古琴。琴系明朝严嵩及其子严世蕃所传。李白《听蜀僧浚弹琴》有："蜀僧抱绿绮，西下峨眉峰。为我一挥手，如听万壑松。客心洗流水，余响入霜钟。不觉碧山暮，秋云暗几重。"宋人于石有："长剑不入英雄手，劲气摩空拂牛斗。埋光铲采今几年，匣中忽作蛟龙吼。古琴不入时人耳，断弦挂壁尘埃久。桐尾半作爨下焦，高山流水今安有。自笑长不满七尺，役役徒为牛马走。学剑学琴两无用，肯以穷困移所守"。马氏就经常弹琴舞剑，品茶吟诗，悠然自得。

　　当时的名伶巨贾，达官显贵，如张作霖和苏联人、日本人，得了病，也都找马氏医治。曾经有一个苏联名流，患口腔溃疡，怎么治也治不好，万分痛苦。后经人荐，来找马氏。马氏看后说："有办法，只是有点儿不卫生。"对方说："没问题，只要能治病，什么都行。"马氏就给开了一种药。药后几天，病愈，苏联人对马氏佩服得五体投地，问究竟是什么药，马氏说："人中白。"其实就是尿碱。当时还有某巨公，患便秘，请名医多人，用过缓泻、峻泻、滋脾、润肠等法均无效，遂请马氏会诊。众医在坐，皆欲看马氏。马说："公年老体胖，胖

人多痰，诊其脉仅寸有滑象而尺脉不足，是上盛下虚。此肺为痰阻，胃肠津液干枯，应以治肺为主，润肠辅之。缓泻、峻泻皆非所宜。"于是开处方为：肉苁蓉60克，郁李仁1.5克，紫菀24克。众医哗然，谓"此方不伦不类，焉能祛病？"某巨公说："诸位都是名医，请别立良方，愿聆高论。"诸医已治多次未效，无话可说，于是病家毅然用药，不料当日即排便，数日而痊。

盖人中白，亦称白秋霜、秋白霜，为人尿自然沉结的固体物。味咸，寒。性凉，无毒。入肺、肝、膀胱经。《纲目》曰："人中白，降相火，消瘀血，盖咸能润下走血故也。今人病口舌诸疮，用之有效，降火之验也……降火消瘀血，治咽喉口齿生疮，诸窍出血，肌肤汗血。"《本草经疏》云："溺白垽，其味咸，气凉，无毒，能泻肝、肾、三焦、膀胱有余之火。"其疗鼻衄，及大明治劳热、肺痿、心膈热、吐血、羸瘦、渴疾者，以其能入诸经泻去火邪。凉能除热，以治口舌生疮、疳证多效。

马氏之治肠治肺，确有渊源。盖顽固便秘，病因复杂，古有"阳结""阴结"之分，阳结为热证、实证，阴结为寒证、虚证，病机多责之枢机不转，运传失常。临床顽固便秘时如多用泻下攻伐之剂，多见初用有效，继而无效，久用更甚。若塞因塞用，补治便秘，选仲景理中、局方四君疗以脾胃

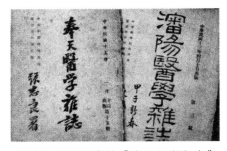

发表过马氏医案的《奉天医学杂志》

虚弱、不任攻伐，气机逆乱、运化失权，脾不升清、胃不降浊，可收佳效。

《侣山堂类辨》谓，此理中丸大生津液，乃从方注渴欲饮水者加术悟出。临床体会此方不但治中焦虚寒、气不化津、运传失常为合拍，且证见中气颓废、腹胀不食便闭（如肝硬化腹水误治重症）用之，亦可挽其中气，救其津液，腹胀便闭而失，补中求通，塞因塞用也。肺气宣降，肝气条达，则胃肠运转正常。肺失宣降，枢机不转，则气机升降失常，无气推运，糟粕滞肠，即生便秘。又百病生于气，又以气郁为多，气郁诸病，肝郁不达，肺气不畅。欲通其下，必开肺气，必补肺气；欲达肝气，必先舒肺，补肺能制肝，舒肺能达肝，故马氏用紫菀、郁李通便。

马氏二琴，精通于医经诸说，国医大家，"天秋""澄彻"，音韵犹存！

吴棹仙

"凡刺之法，必候日月星辰四时八正之气，气定乃刺之。得天时而调之，真正针灸大家，莫不以子午流注为宗"。

吴棹仙（1892—1976），名显宗，重庆巴县人。光绪三十一年（1905年）入巴县医学堂，后在重庆官立医学校师范班、重庆存仁医学校学习。1918年与人开设双桂堂药店，得针灸大师许直初先生秘传，享有"神针"之誉。1956年2月参加全国政协二届二次全会，将其珍藏多年的《子午流注环周图》献给了毛泽东主席，受到赞许和好评。著有《子午流注说难》《医经生理学》《医经病理学》《灵枢经浅注》等。

棹仙先生对《灵枢》尤为娴熟，能极补泻迎随之妙，其在子、午交替时刻用针，按时差的规律，结合人体气血的盛衰，选择适合的手法，针后多获显效。古人认为："子时一刻，一阳生为午前，午时一刻，一阴生为午后"。这一说法，从理论上解释是正确的，但在实际中，用针之时，似需斟酌。

棹仙先生在子时用针少见，仅有救治昏迷倒地，寸、关、尺无脉，太璐脉尚存的一例。其在午时用针确是常见。正当午时仍是用的午前手法，其弟子问棹仙先生何故，棹仙先生引《内经》谓："一水不能生二火"，虽二火另有所指，然时当正午，应考虑"水衰火旺"。棹仙先生又说："古来针灸家，大都避免在子、午二时用针"。因为午时一刻，一阴生虽属午后，然当正午为"太阳阳极"之时，虽有微阴生，但微阴不能胜盛阳，反之亦如是，"子时一刻一阳生"，一阳不能胜盛阴，诚如冬至之后，天寒地冻至极之时，共理一也。

春温、夏热、秋凉、冬寒，棹仙先生所选用手法轻重，针刺频率，因时略有差异。所以值午时用针之际，仍用午前手法治病，避免了午时时差对人体气血的影响，调燮了阴阳，又不致贻误患者的病情，效果亦显著，故棹仙先生按时用针手法，遵古而不泥古，其灵活用针如此。

棹仙先生所倡之子午流注，如《内经》云："营卫之气一日夜分别运行都是五十周，周而复始，共行八百一十丈"而且每天如此，这样一算，岂不是每天营卫之气都有碰头的机会了么？再仔细一算它们碰头的机会在一天中有五十次之多；一天二十四小时，五十除于二十四得二，那就是营卫之气在同一点相遇有两次，如此说来，不是每天同一经穴要有两次开穴，而且天天都一样，这种理论如何站得住脚？这其实是把"开"字误解做"开放"的意思了，以为经穴开放，所以治病有效，所以才有这种理论。其实"开"字是宣通的意思，就是经气在这时居于该穴，和该穴有关的身体各部病邪，都可借针灸补泻的作用宣通气血，开穴时取此穴治病，其效最好。

棹仙先生还喜欢收藏觅石，多年一直诚信石头是有生命的。先生之父吴俊生也业医、爱石。曾经有一次巡诊到病人张某家，见到一块鹅卵巨石，讶而询之曰："虎溪小溪.何以有此巨卵石？"张某说，这块石头是在70华里外磁器口嘉陵江边觅得，他以布囊包裹，带回家中，最早安置宅旁，石头越来越大，有20多年了，最早供人纳凉坐卧，后某因烹狗肉，在该石一边为灶，火灼其石，从此这石头不再生长了，于是就弃在墙角了。吴俊生听后，喜欢的不得了，张某见他喜欢，就给他了。吴俊生雇了两位农夫把石头抬回了家，又聘了巧匠制一木椅凉架，镶鹅卵巨石于土，自谓"纳凉坐卧，洵可乐也。"吴家全家获此奇石，欣喜雀跃，认为后代必将发祥。棹仙先生也就从那以后，开始萌养石之念，"盖欲以证石之生长"。"自古英雄拜石头"，这点棹仙先生体会尤深。《内经》上有采"泰山之石以为贬"，棹仙先生认为："金石相同，沙中披金，天生万物，自无而有谓之生，生生化化，品物咸张。"其诚信书乃圣贤遗言，石头有生命，是可以生长的。

1945年抗战胜利后，棹仙先生在家乡归元寺嘉庐侧旁，购置小了几间平房独院居住，取名为"仙居"。后来在其院中一株大梧桐树下，安置了石桌一张，石凳数个。每到夏秋之际，诊余归来，就邀二三个诗友，品茗纳凉，饮酒赋诗，有时也授徒而论道，解惑释疑，有时就教子侄辈忠孝传家，待人以礼义的故事。偶醉卧于石桌旁，微风徐来，暑气渐消，等酒醒之时，往往已是夜深月斜，心旷神怡，于是还感而赋诗道："……慵卧空阶谁侍我，梧桐石凳月西斜。"先生还精通音韵、善词章，诊余闲暇，写了不少诗词。有的装潢精美的折叠裱册送人，其字仿颜体寸楷，画沙印泥，汪洋恣肆，笔力遒劲。

棹仙先生治学严谨，一丝不苟。其1960年著《灵枢浅注》共三十八篇，20余万字，以解字、释词、释义为凡例，极为精要。如《灵枢浅注·本输篇第二》解为："俞，此一字有三音，音不同，义亦各别，一云俱切，音臾，通作愉。《礼记》男唯女俞，有内应外达之义，《论语》情愉如也。注：和悦也。二音输，与输音义并同。《左传》载：秦于是乎输粟于晋，自外而内，补其不足。与此篇名本输，言天者求之本，天生万物之本质，输之于人之四末，亦自外面内，补其不足。俞与输通，读平声，俞即输之本字也。三音戍，乃输之去声，孔穴名也。俞读去声，指一穴位而言。本篇云：所溜为荥，所注为俞。五脏五俞，大渊、大陵、太冲、太白、太溪，亦三焦所止为原之处。十二原出于四关，四关主治五脏，亦有男唯女俞，内应外达之义。脉会大渊，有来有去，皆在一隅，与五脏六腑，概括各经脉数穴而言者不同，故人迎动脉.秋喻在膺中，亦指教穴而言。腧与俞一为广义，一为狭义。注《灵枢》者，搜《康熙字典》者，将腧俞二字混为一谈，有乖经旨，特此正之。"

吴棹仙先生所善用子午针法，这一点，不禁让人想起中医历史上明代的一位也有姓吴的大家——吴昆（1552—1620），其字山甫，号鹤皋山人，是安徽歙县人，明代著名医家。吴昆出身世医之家，师从余午亭，精审脉法，通晓针灸方药，"所至声名籍籍，活人无论数计"。其著作有《医方考》《脉语》《素问吴注》《针方六集》等。吴昆就主张针药同理、针药兼施。认为针灸与药物是中医治疗的重要手段。在深入研究《内经》的基础上，吴昆对针灸与药物两种疗法进行比较，在《针方六集·旁通集》中曾系统阐发了"针药二途，理无二张致"的观点。临证时，根据疾病的具体情况，结合针药之长短，当针则针，当药则药，当针药配合则针药兼施，辨证论治。而吴棹仙先生修子午流注，又为近代一代宗师，近500年前的吴昆修《金针赋》，同样彪炳后世，开一代烧山火、透天凉、青龙摆尾、白虎摇头之法门，真吴门针药之双杰也。

陆渊雷

"伤寒即今之流行性热性病，太阳病即急性传染病之前驱证，阳明病括清心医之温热病。……其不发病热之病，非流行性之病，或发热流行而别有他种显著证候之病，皆属杂病。古医书治疗流行性热性病，不问其病原为何，皆根据其证候而归纳为若干种证候群，即六经是也。"

陆渊雷（1894—1955），名彭年，江苏川沙人。1921年从朴学大师姚孟醺学习经学、小学，后读大量医书，研究中医各家学说。1925年拜恽铁樵先生为师，学术上主张远西的理法和中土的方术糅合为一，对仲景学说能"用古人之法，释以今日之理"；对于仲景的方药有自己的独到见解，不仅能随证加减，而且做到古方新用，推陈出新，疗效显著。

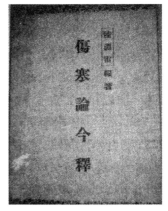

陆氏著作
（图片来源：卢祥之藏书）

朴学，即考据学，主张学问重史实依据，解经由文字入手，以音韵通训诂，以训诂通义理。清代朴学的兴起，与清代文化的高度成熟关系十分密切。清代官方动用人力与物力编撰丛书、类书，私人购书、校书、刻书、编书也蔚然成风，对学术界的影响很大，导致专注于校勘、辨伪，文字训诂的人越来越多。

陆渊雷从很早就受到穷研文字声义相应之奥和详考论经、史、子、集，辨证精核的教育，这对其研究仲景学说之"按六经施以方药而示其宜忌。至于杂病，各有特殊显明之证候，诊察较易。而其疗法，又各有特效方药，不若伤寒方之可以广泛应用。故就中医之治疗法言，伤寒有共同性、杂性为个别性。而杂病中若干宜忌，亦与伤寒六经无异，此伤寒杂病之所以分"的确凿，推敲学说，极有帮助。

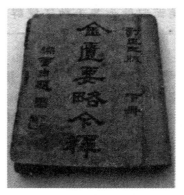

陆氏著作
（图片来源：卢祥之藏书）

陆氏认为，"近世温热学说所谓温邪犯肺，逆传心包者，其病即所谓大叶性肺炎。遇此等病，每视其证候，投以仲景方麻杏甘石、小青龙、麻黄等汤，不过三五日即愈。瘀血之病，西医所谓血栓栓塞者，于此等病。每视其证候，投以仲景方桃核承气、抵当汤丸、桂枝茯苓丸、大黄牡丹皮汤、当归芍药散、下瘀血汤等剂，取效亦速。"

并云："仲景之所谓脓，指人体内不当有而有的半流动体，上之在气管、支气管，下之在肠……皆谓之脓。排上部之脓，桔梗与贝母杏仁等治肺药同用；排下部之脓，须与枳实橘皮等肠胃药同用，治痢疾，应和芩芍枳实同用，就能多下冻物而愈。"

"胸腔积液之病，古人统称痰饮。外有表证，里有水饮者，当先解其表，后攻其里水也。急性胸膜炎初起时，恶寒发热头痛，甚似太阳中风，论病理固因胸膜发炎所致，与伤寒中风之纯由外感者不同，论治者则仍当先解其表，否则表热入里，为祸更烈。无表证之悬饮，为骤得之证，攻之下嫌骤峻，若延缓则为水气喘息浮肿矣。故可用十枣汤攻之。但掣痛大减者，即须改用轻剂。"如斯之论，充分将伤寒方证与现代医学内科、外科疾病认识归纳了证治方略，并曰

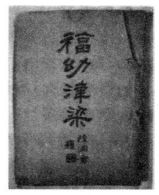

陆氏著作

"中医之方，乃对症而施，非对病而治。一病之经过中，可以用寒热攻补相反之方，一方之应用，亦可有数种性质不同之病。"

陆氏指出，肠痈为杂病之一，亦有显明之证候。有小腹肿痞者，肿胀痞鞭亦在右腹角。然初起时，望之多无异症，按之则右腹直肌挛急，重按则痛。又有肿而不鞭痞者，肿痞非必具之证也。肠痈始起未成脓之候可下，大黄牡丹汤主之，近于急性；脓已成不可下，薏仁附子败酱散所主，近于慢性。西医治盲肠阑尾诸炎，惟于宿便闭塞者，用蓖麻子油或灌汤法，此外绝外禁用下剂，惧其穿孔也。然陆氏治肠病，审是阳明实证后，颇有以小承气汤获愈者，未遇穿孔之弊。陆氏治肠痈，以大黄牡丹皮汤加败酱草获愈者，预后皆佳。

中医之方，乃对症而施，非对病而治。一病之经过中，可以用寒热攻补相反之方，一方之应用，亦可有数种性质不同之病，盖其理其法，古今概可触类旁通矣。

王慰伯

"风温辨治，辛能泄风，凉可解热，偏于辛则温易化热，偏于凉则邪不得

透。故疏风之品宜轻清，清温之品勿苦寒。"

"风温各个时期的用药，各有其一定的顺序。"

王慰伯（1894—1948），昆山人，世业医，代有传人，传至慰伯医名更著，求治者众。王氏之子，即是沪上名医王正公。王氏抗战前一年，应章太炎、曹亚伯之邀，迁沪行医。主氏擅治伤寒温病，认为，风温之邪，由肺表而入。其出亦以从肺卫外达为顺。且风为阳邪、温易化热；故用宣透之品，不宜辛散，用清温之剂，不可过于凉润，惟前胡入肺经，能解表泄风，清热不涤痰，无辛散之弊。若邪重热盛、痰鸣喘息，则以麻杏石甘汤为主方，佐以清热豁痰之品。麻黄、石膏二味的剂量，则视表邪与里热之轻重而定。认为石膏辛甘性寒，《本经》主"中风寒热心下逆气惊喘，口干舌焦不难和息"，既能清温泄热，又能解肌透邪，故用于风温，最为适合。

若邪热传心包，神昏谵语则应辨清风温与湿温。治小儿风温内隔，多挟痰内闭，必以涤痰清热为主；湿温神昏多由湿热蒙蔽清窍，当以开窍为主。开窍方中，王氏最常用万氏方（万全，密斋），以万氏方药简洁，无香窜之品，并用竹沥送服，可奏涤痰开窍之功。对小儿患者则常用猴枣散、羚羊角粉，因小儿痰热易升，肝风易动。若顺传阳明，出现胃家实，大便秘结者，善用急下存阴，釜底抽薪之法。

平生治学赞同清代刘松峰的名著《松峰说疫》，将该著"罗列案头，日日展玩"。认为"松峰山人为人言余所为帖括，乃传世之作，似非利试之器，当变格以相从，庶几其有合乎"。

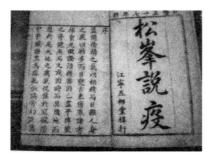

刘松峰《松峰说疫》

斯著遵《伤寒论》六经证治说，结合临床经验，独创了瘟疫六经治法，对历代瘟疫名家前辈理论，择善而从。如，历代医家认为瘟疫属热者多，治尚寒凉，而其却施以温药，认为对瘟疫防应重于治。其书对孕妇、小儿瘟疫的治疗、护理及病后调理的有效方法，很值今天借鉴。其书"述古""论治""杂疫""辨疑""诸方""运气"六个方面，有较高价值。书中用瘟疫统治八法除秽、解毒、针刮、罨熨等方法治疫，屡屡见效，向为学界所推崇。

王氏辨治湿温，湿温虽属外感时令之邪，但必先内蕴湿热。其发于夏者，多挟暑热；发于秋者，多由新凉引动。其认为，湿温的病机特点，一为湿热交蒸，一为邪滞互阻。临床辨证应分析湿热之偏胜，邪滞之深浅；其论治，以分化湿热、消导肠滞为要。湿不化则温不解，滞不导则邪不撤，此外，更应分辨表里传变，邪正盛衰，宿恙兼病等。

王氏在辨滞、导滞方面，有深入的研究。在湿温病治疗过程中，十分重视存明保液。辨滞，主要是观察大便，察舌验齿。观察大便色泽形态，可知湿热邪滞蕴阻情况，推论病势趋向和转归。湿温轻症或暑湿内阻，大便色泽形态一般无变化，或仅略有燥结，或色泽始终较深者，治以芳香疏化，即能热解病退；湿温较重者，大便多见溏垢粘腻，色泽深褐。邪热越甚则色泽尤深，质更粘腻而胶着肠壁，中间稀薄者排出，状如便泄，实乃湿滞胶结，治拟泻下导滞。前人云："热病便泄稀薄，肠滞不清，仍宜应下法"。若便泄纯属稀水，日夜频繁、色褐或黄者，系协热不利，为逆候；若下利不止，津液内夺，势必导致神昏内隔，须先止其利，以回津液，后导其滞。

王氏治湿温邪滞，主张趁早攻导肠滞，使湿热之邪无所凭借，既可削弱病势，又可控制出血趋势。导滞之法，则根据各阶段的不同表现，采用不同方法。早期表邪未达，里滞已结，则用表里双解，一般先用枳实栀子豉汤加槟榔、山楂、六曲；滞甚加大黄、芒硝、云明粉。若邪已传里，湿已化热，证属阳明腑实，则以急下存阴之法。若症已逾旬，粪便粘着肠壁、非攻导之剂所能下，则用坚肠清热，化滞缓导之法，常用之药有黄连、黄芩、枳实炭、山楂炭、银花、芍药等。旨在使粪便逐渐干燥，脱离肠壁，兹后若见矢气频转，为肠滞逐步下行之兆；若药后仍无大便，可用猪胆汁或蜜煎导灌肠；若所下不多，切勿躁急，可稍增剂量，若大便稀泄，色褐如水，次数频多，则必须先止其泄。一般先用六一散、赤苓、扁豆衣、白芍炭、通草等以利小便实大便，甚则参用坚肠清热之剂加炙粟壳以止泄。

治疗协热下利，每用熟石膏、生甘草二味，其效甚著。盖熟石膏能清热敛肠，生甘草能解毒面液，二味协同，具有清热止泄之功。乃固液止泄，以守为攻之法，旨在保津导滞。在病势鸥张复杂的情况下，能正确掌握，辨证应用，可转危为安。王氏总结导滞经验为："旬日前可用攻导，旬日后要坚肠清导。攻导宜早，迟则多变；消导宜缓，峻则不去"。

王慰伯和王泰林都提到"六一散"。"六一散"原名"益元散"，出于自金代学者刘完素《黄帝素问宣明论方》，《伤寒标本心法类萃》称之为"六一散"。

本方在多年实践中得到了重视，被誉之为"神验之仙药"，"若以随证验之，此热证之仙药也，不可阙之"（《黄帝素问宣明论方》）。《医学衷中参西录》中的加味天水散，即以本方加山药滋阴固元。另一类加入苦寒清热除湿之品，使祛邪的力量得到加强，主要用于淋证，如《济阴纲目》之加味益元散，以本方加车前子清热利湿；《医方考》之三生益元散，加生侧柏叶、生车前草、生藕节汁清热凉血，都是行之有效的方剂。

传说金熙宗时的右丞相韩企，患发热、口渴、烦躁不安、小便不畅、大便泻痢，遍治不效，百剂药下去，病势无减，便悬榜求医。刘完素揭了榜。经过按脉察色后问道："可有身热、心烦、口渴、头晕、少气、多汗之症？"韩闭眼而微微点头。"当有恶心泄泻，胸闷纳呆，倦怠身重。"刘完素言道。"对，对。"韩企，这时睁眼打量了一下刘完素的模样。"此乃暑湿也，治暑不治湿，医之过也！""暑湿？"太医忍不住说："吾等岂不知暑湿之理？"刘完素说："你们治暑祛湿，泻热不养阴，尤其小便不利、大便泄泻，定然不敢使用寒凉之剂，故治而无效。"韩企挺起身子，睁大眼睛问："你有何方？"刘完素思索有顷举笔处方：滑石、甘草，共研细末。一旁韩夫人问："此为何方？"刘指着方中"滑石六两，甘草一两"，脱口而出："六一散"。并解释道："滑石能解肌清热，滑窍行水而利湿，统治表里上下三焦。加入甘草泻火和中，便能清暑利湿。""如何服法？""每用三钱，和白蜜少许，冷开水或灯心汤调服，三日见效。"韩企照方服了三贴，果然小便通而泄泻止。

"长夏炎蒸，湿土司令，故暑必兼湿。"（《医方集解·清暑之剂》）本方证乃暑热挟湿所致。暑为阳热之邪，其性升散，易耗气伤津。当年京都"四大名医"之首萧龙友先生，每年夏季，居家便备"六一散"与服，可见，暑热挟湿，胶结不解，阻遏三焦，三焦气化不利，升降失司，伤及胃肠，凡见呕吐、泄泻，气化不利，小便不利，湿热下注，赤涩淋痛，或邪留连气分，淹滞不解，郁蒸肌

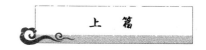

肤，蕴酿湿疹、湿疮、汗疹等，可概括为热、渴、淋、泻四字者，皆可使用，难怪李时珍也颔首称赞其方为"凡人之仙药"，不为过矣。

夏仲方

"吾治肾病，斯病，祖国医学名为肾风、风水，病者以水肿为主证，遭受风湿之邪为发病的主要因素。将《金匮》论治风水的方法，施用于肾炎，最有实效；要诊治本病当首辨证之虚实。"

夏仲方（1895—1968），名琦，江苏松江人。尚中西医汇通，不讳中医之短，不妒西医之长，主张扬长避短，各取所长，临诊重视仪器诊断，以中医辨证施治。宗法医圣张仲景，而兼采诸家之长，融会贯通，精于脉理，善于凭脉以洞察癥结，判断疑难。治病则主张"祛邪为主"，无论急慢性病，不滥于进补。认为临诊如临阵，用药如用兵，主张用主动战术。病邪不去，即用重补也于病无济。但也不排斥"补法"，主张临诊首辨"证"之虚实，遵循经旨，虚虚实实，补不足，损有余。对仲景方药的研究，精深活用，尤长于集中药力打优势战。思路清晰，辨证准确，用药精当。处方虽药味不多，却君臣佐使，各有功效。如治太阳病，常以麻黄、桂枝、葛根等数味而奏效。最反对处方时堆砌药物，看似面面俱到，实则失去重点。

夏氏学术观点开明，虽推崇深研古典，活用古方，但反对守旧复古。其不讳中医之短，不妒西医之长，主张扬长避短，各取所长。故以花甲之年而认真学习西医知识，临床诊疗，重视科学检验，与西医密切配合，进行中医辨证施治，夏氏努力探求中西结合新路，以西医分析中医基础认识，善于剖析。

夏氏治肾炎，认为"急性肾炎多属实证，慢性肾炎多属虚证；水肿皮肤光亮、绷急、紧张，多为实证，水肿皮肤弹力弱，多为虚证；病人舌苔厚腻者多为实，舌淡或少苔者多为虚；脉象有力者多为实，脉象无力者多为虚。大便秘结、粪条粗硬者为实，大便快利、水泻者为虚（如大便成形而夹杂水分，登圊次数不多，也为实征）；小便短少，尿色深褐、赤褐，气味重，尿液浓者属实，尿量不少，甚至超过饮入量，尿色无异常，气味不重，尿次频繁等，皆作虚看。此外，病者体型肥胖或瘦削，肌肉坚实或松弛，皮肤老结或柔嫩，血色红润或苍白，以及毛发的疏密、粗细、黄黑等也都可作为辨别水肿实证或虚证的参考。"

学术界有著名的"夏氏肾炎九方"，如下。

方一，越婢加术汤（麻黄、石膏、甘草、生姜、大枣、白术）：甩于肾炎实证者。证见全身肿、下肢尤甚，脉沉，小便少，自汗出，口渴，或有气息喘粗者。对兼有发热而脉不沉者也适用。本方为急性肾炎所常用。方中麻黄、生姜发表利水，使水从汗泄，乃因势利导，无碍于自汗出症；白术以除肌表之湿；石膏性寒清热，为口渴而设。

方二，大青龙汤（麻黄、桂枝、杏仁、甘草、石膏、生姜、大枣）：用于肾炎实证水肿，并发高热，恶寒，头痛，骨节疼，无汗，尿量尚可，脉浮紧，口渴，烦躁。本方即越婢加术汤，去术加桂枝、杏仁，发汗力强于越婢。使用要点在发热无汗，而尿量不太少，脉之强度过于越婢。

方三，小青龙汤（麻黄、桂枝、细辛、干姜、半夏、五味子、芍药、甘草）：用于肾炎实证水肿，伴有气喘，咳吐稀薄泡沫痰，发热或有或无；脉浮而无大青龙证之紧张洪大，以浮细有力最为合适。本方能消散胸肺积水而从表泄，同时可退皮肤水肿。如伴有泛吐，胃呆，也可兼治。方中五味子，在急性实证时一般不用，易以生姜，其效更佳。

方四，麻黄连翘赤小豆汤（麻黄、杏仁、桑白皮、连翘、赤小豆、甘草、生姜、大枣）：多用于肾炎水肿实证，脉紧、发热、烦渴似大青龙证而较轻（无发热也可用）及小便浑赤而量少者。方中麻黄透表，连翘清解利尿，赤小豆利尿消肿，三味为主药。应用时加银花、苍术、黄柏，效果更显，大便秘结者，可酌加大黄以排毒利便。

方五，五苓散（白术、桂枝、猪苓、泽泻、茯苓）：适用于肾炎属表虚里实证者，表虚脉弱，不一定有发热，里实是指烦渴、小便不利，渴饮即吐。诊为"水逆"，扪其上腹有振水音时，尤可选用。本方是利小便的代表方，肾炎使用机会较多。临床体会，桂枝上能除痰，下能利尿，中能健胃，外能发汗，里能通血。由于水饮上凌而发生搐搦，眼黑，脑痛，呕吐，怔忡等症（尿毒症），也可用本方治疗。必须注意，桂枝不宜大量地长期用或单味用，以免增加尿蛋白，若用小量并适当配伍，则不妨久服。

方六，麻黄附子甘草汤（麻黄、附子、甘草）：适用于素体阳虚而患急性肾炎或慢性肾炎新加感冒，辨证属表实里虚者。皮肤水肿有相当紧张性，并有恶寒，发热，无汗，头痛等表实证（不发热者也可用），以及脉沉小等里虚证。不论病者肿势如何，凡出现少阴证者，即可用本方治疗。

方七，防己黄芪汤（防己、黄芪、白术、甘草、生姜、大枣）、防己茯苓汤（防己、黄芪、甘草、茯苓、桂枝）：二方适用于肾炎虚证。证见脉浮弱，汗出恶风，发热有无不一定（有也不是高热症），皮肤肿弹力弱，肤面湿润，无五苓散证之烦渴、小便不利。二方在急性肾炎初期使用机会少，而对虚证肾炎水肿有卓效。

方八，当归芍药散（当归、芍药、茯苓、白术、泽泻、川芎）：用于慢性肾炎虚证，也可用于急性肾炎后期。证见脉弱或弦而无力，有贫血征象，尿晴尚可，肿势不甚，或伴头晕痛、心悸、胃肠停水、腹痛便溏者。本方为利血利水剂。仲景云："血不利则为水，名曰血分。"凡水肿病而见贫血、郁血现象者，皆本方所治。

方九，金匮肾气丸（熟地黄、山药、山茱萸肉、茯苓、泽泻、牡丹皮、桂枝、附子）：用于慢性肾炎虚证。证见脉沉弱或反常的弦劲紧张有力（此紧硬有力之脉，多伴高血压，不作实证）；贫血，面色暗晦，小便不利或过利；口渴，小腹不仁，腰酸痛、脚跟痛、脚弱、麻、冷，或反脚热；头响、晕、胀、心悸、失眠等症。主要以尿量异常、口渴及腰腹脚部症状为主。

时逸人

"伤寒与温病原属同一性质之病症，唯有单属风寒感冒及兼有伏热之不同，无门户之争执，此其一。初、中期之病情传变，不出三阳经范围，末期间有三阴经之症状。伤寒温病，莫不如是，此其二。温病系属感冒性病症兼有伏热者，如发现肺系病状，则为肺系温病，发现胃系病状，则为胃系温病。在经过上言之，初期多发现肺系病状，失治或误治，方始发现胃系病状，是肺胃之争。在病机上仅属先后之分，此其三。古医皆以伤寒为新感，温病多伏邪，或疑温病有伏邪，又有新感；余则以为新感、伏邪二项，为四时六气所同具，正不必以伤寒温病限之，此其四。"

时逸人（1896—1966），无锡人。少攻岐黄，学有早成，早年即创办"国医讲习所"于沪，后赴山西，主编《山西医学杂志》。后曾避乱于武汉、重庆。抗战胜利后至南京中医进修学校、江苏省中医学校任教。1955年由卫生部聘至中医研究院，任西苑医院内科主任。时氏学识渊博，中西汇通，著述颇丰。

时氏学说，将中西医病证分别类比归纳，用中西两种术语描述症状，即用中医理论阐释病机，又用西医理论解释病理，双重诊断，根据不同疾病，或专以中药治疗，或以中药为主辅以西药，或中西药并重。这种作法，开启了近现代中西医临床各科结合的雏形。强调结合，目的是提高实效，中西互弥，各取斯长，而且在外感热病辨治规律的探讨方面，突破历代医家已有的成见，将伤寒与温病中非传染性病证进行了整合，提出"时令病学"。

时氏认为，"伤寒与温病原属同一性质之病症，唯有单属风寒感冒及兼有伏热之不同，无门户之争执，此其一。初、中期之病情嬗变，不出三阳经范围，末期有三阴经之症状。伤寒温病，莫不如是，此其二。温病系属感冒性病症兼有伏热者，如发现肺系病状，则为肺系温病，发现胃系病状，则为胃系温病。在经过上言之，初期多发现肺系病状，失治或误治，方始发现胃系病状，是肺胃之争。在病机上仅属先后之分，此其三。古医皆以伤寒为新感，温病多伏邪，或疑温病有伏邪，又有新感；余则以为新感、伏

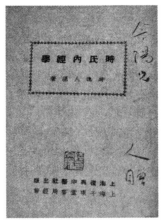

时逸人著作

邪二项，为四时六气所同具，正不必以伤寒温病限之，此其四。"治疗上，认为"伤寒以辛温发散为主，温病以辛凉发散为主，暑温以清暑宣达为主，伏暑以清透伏热为主，秋燥以润燥宣肺化痰为主，冬温以利咽通便为主。滋阴生津之方法为温病所必需，但须斟酌病情适宜用之可也。"

时氏临证之际，对各种疾病的治疗灵活加减运用成方，师古而不泥古。对危急病人的诊治，认为变化于顷刻，故审病辨证必须深入分析。对慢性疾病，多强调脾胃为后天之本，如有肾阴虚损服滋腻过久碍及脾胃者，认为务必先调脾胃，后再补肾缓图。

1995年，笔者任中医研究院研究生院客座教授，时逸人先生之子，研究生院副主任时振声先生，与笔者一起回忆其乃父，谓其学术思想，受逸人公益颇多，其研究伤寒六经辨证，源于《内经》，同时又高于《内经》的理论，与临床实际

相吻合，其父就认为《伤寒》是从《内经》的基础上发展起来的。《伤寒论》六经的实质是急性热病全过程中正邪消长变化的反映，而六经辨证的实质反映了正邪双方力量对比和病情变化的关系，二者是不能混淆的。

时氏父子，对六经病的认识，都不专执一家论，虽为不同时代，但都是客观的研究了了伤寒六经病的实质所在。尤其是对厥阴病的论述，其病的落脚点应该是在阴尽阳生和肝与心包，治疗自宜以二者为主。振声先生继承乃父曾谓不同意"伤寒厥阴竟是千古疑案"，"杂凑成篇"说。因"厥阴"含义的不同，其疾病表现亦不同。厥阴病表现复杂多变，可以从病证特点上把厥阴病大致分成两个层次，较轻的主要表现为足厥阴肝的本经病证，多为肝脾不和或肝胃不和的上热下寒、呕、哕或利等证，同时要注意鉴别一些类似证；再发展下去主要表现为病情传到六经最后一经厥阴时，或者任何疾病发展过程中，凡是导致阴阳消长不相顺接、太过失衡可能出现的厥证和厥热胜复证。

盖肝属风木，内寄相火，主升主动，起病多表现为肝胃气逆的上热证，同时肝邪乘脾，又易伴见脾阳虚弱的下寒证。另，肝主疏泄，主藏血，体阴用阳，其疏泄之功主要体现在对气机运转、脾胃运化、情志调节以及通利三焦等方面。若厥阴肝疏泄功能失常，势必影响脾胃，因而又多见下利、呕哕诸症，如肝邪犯脾胃之上热下寒证、肝热下注之热痢证、肝寒犯胃之呕哕证等。另有些虽不属厥阴肝病，但却是因厥阴肝病主证连累而致的病证，条文也有论述。厥阴病篇中论述上热下寒证的326条、338条、357条及359条给出了乌梅丸、干姜黄芩黄连人参汤及麻黄升麻汤方等方。有些人认为此方是厥阴病上热下寒证的主方，实际上，厥阴病本证之上热下寒证只有326、338两条，肝木乘土之胃热脾寒证，治以缓肝清胃温脾之乌梅丸。359条"干姜黄芩黄连人参汤证"病机为胃热兼脾虚寒，357条麻黄升麻汤证病机为正伤邪陷、肺热脾寒，二病证虽均有上热下寒的共性，但从病证以及方义分析，它们并非真正意义的厥阴病，谨守病机，是为要紧处。

另外，逸人先生还提出许多很有创见认识，提倡不要单一纠缠文字，要紧密结合临床。时氏之说，主张寒温一统，提出以六经辨证统领卫气营血辨证和三焦辨证，认为三种辨证方法在理论渊源上是一致的，只是临床上观察的角度不同而已。

几近六十年来，学界诸人，皆谓其为寒温一统"首次提出者"。盖寒温一统，本身是明清以后，百年中西汇通，古方今用，结合时方，实践所必然，本身就是一个"实践—认识—再实践—再认识"的过程，孰为"首提"，很难再考。中西汇通，促进了外感病学的发展，寒温一统，消除了门户之见，学习仲景之《伤寒》，只在落于实处间，这大概就是时逸人先生"时令病学"，"不抠字眼唯求实"的含义吧。

邹云翔

"为医者，必以整体观念为辨证论治的主导，审察病情、分析病机的内在联系和外界环境，从而确定治疗法则。譬如肾脏有病，非特肾脏有损害，即内脏各部分都不健全，抵抗力薄弱才以肾脏病。肾病症状涉及各个脏腑，治疗中不能拘泥于肾而应整体调摄。治肺、治脾、治心、治肝，肺肾同治、脾肾同治、心肾同治、肺脾肾同治，肝肾同治；气分、血分同治；补气行气与利水同治，临床上往往病情万变，医亦应善变。"

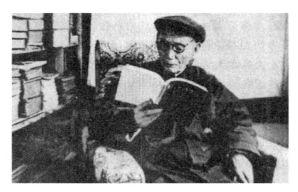

邹云翔先生

邹云翔（1896—1988），无锡县周新镇（今东降镇）人。1914年9月考入江苏省立第三师范学校（今江苏省无锡师范学校），1916年以后，曾执教于周新镇小学。

邹先生爱好广泛，教学之余阅读了大量的史学、经学、古典诗词和医书。先生治史、读史，尤对中国史学四大家：吕思勉、陈寅恪、钱穆、陈垣学说甚熟。认为吕思勉先生，治史材料多来自于《二十四史》和《资治通鉴》，但是不迷信，他的能力，单从吕思勉文集中的各种断代史便可见一斑。吕思勉先生的学生，一个是钱穆，一个是黄永年。先生说，如果一个人想入门中国史，那就看看白话本国史，如果还有一定的功底，那就读读吕思勉《读史札记》。

先生对陈寅恪《魏晋南北朝讲演录》也很熟悉，对同乡无锡钱家杰人钱穆，更是另眼相看。先生说过，钱穆的书其他的不用看，只一本《国史大纲》的序就足以让人汗颜。要读本书，要先具下列信念：一、当信任何一国之国民，尤其是自称知识在水平线以上之国民，对其本国以往历史，应该略有所知。二、所谓对其本国以往历史略有所知者，尤必附随一种对其本国以往历史之温情与敬意。三、所谓对其本国以往历史有一种温情与敬意者，至少不会对其本国历史抱一种偏激的虚无主义，亦至少不会感到现在我们是站在已往历史最高之顶点，而将我们当身种种罪恶与弱点，一切诿卸于古人。四、当信每一国家必待其国民具备上列诸条件者比较渐多，其国家就有再向前发展之希望。

1925年夏天，乡籍周新镇一带发生了严重瘟疫，邹先生母亲也被夺去了生命。悲痛之余，邹先生愤而弃教习医。他遂拜孟河费伯雄的高足刘莲荪为师，刻苦学医，深得刘莲荪的喜爱。1929年回乡行医，秉承刘师"活人之术，胜于一切"的教诲，深入钻研，不久，无锡又瘟疫流行，邹先生日夜不分地奔忙村村巷巷，抢救病人，其忘己救人的高风，为乡里一直所称颂。

邹先生倾向于民主进步，同情和支持民主人士活动。当时《新华日报》名记者戈宝权患肾病，病情严重，全身浮肿，已有腹水，奄奄一息。西医对此束手无策。邹先生得知后，毫不考虑自己的安危，毅然前往诊治。经过他的精心治疗，戈记者居然起死回生，数月后恢复了健康。消自传出，成为一时佳话。郭沫若先生在《申述关于中医科学化的问题》一文中并以此为例，借以驳斥了中医不科学的谬论。

1955中，先生出版了《中医肾病疗法》。此书是我国第一部有关肾病的中医学专著，在医学界引起强烈的反响。还根据多年来治疗的经验，创制了治疗肾病的中成药。"保肾丸"这对慢性肾病、肾功能不全有显著疗效。研究防治常见的多发性急性肾炎，得出了这样的结论："肾炎的发生，是由内因和外因两方面的因素而形成的，内因主要是指人体的肾气，外因就是外感六淫之邪，以及疮毒之类。肾气不足，病邪乘虚而入，导致肾病的发生；反之，肾气充足的人，纵遇六淫或疮毒之类的侵袭，也不致发生肾炎。"

从这一论断出发，邹先生认为急性肾炎是完全可以防治的。邹先生在治病时不仅根据病情，而且观察人的体质、年龄、个性、起居、婚姻、嗜好直到气候环境、精神情态的变化对发病的影响等主客观情况。他在治疗患有肾病人时，不仅单纯地治疗肾病，而且根据不同情况，分别采取从肾、从脾、从肺、从肝……入手对诸种脏器进行综合调治，因而疗效很高。邹先生常说："见同行中有一技之长者，必登门求教；凡自己未能治愈的病人，转至他人治愈者，必请教学习。"他对于古代医书、名家医案更是不断钻研，一有余暇，总是手不释卷。他常对人说："人活着就要学习，学无止境。少年辛苦终成事，莫向光阴惰寸功。"

邹先生常以整体观念为辨证论治的主导思想，如对水肿患者，根据前人"其本在肾，其制在脾，其末在肺"的理论，不独从脾肾着眼，亦重视肺之功能。尝谓肺主呼气，肾主纳气，若肺气虚弱不能下交于肾，即不能助膀胱气化作用，而致小便不利。临床用清宣肺气之剂每可使小便量增多，水肿消退。此法不仅适宜于急性水肿而有肺卫症状者，慢性水肿亦用之获效。治肺法则除宣肺利水法外，尝用清肺解毒行水法、降肺理气法、养肺滋肾法等，又如在治疗心脏病时，邹先生常用开宣肺气的药物，认为心主血而肺主气，气为血肺，气行则血行，因此治心病同时用治肺，能获良效。

又，邹先生医教之暇，专治经史学，并且好围棋、诗词，先生暇时研究棋艺，将棋艺在意境上表现为对深邃、空灵、高远的追求与医药奥秘的结合。对手法上表现为对疏密和均衡、张弛和虚实的把握，其赏心悦目的功能，也都一一会心。

先生且嗜竹、爱竹。20世纪30年代还在上海《时事新报》"学灯栏"发表过《离骚校雠》《论国学之意义及其研治方法》《读四库全书总目提要四书类目录学分类论析》等文章，在文史学界引起了很大重视。

邹先生晚年，邀请笔者赴其宅为客。先生家居南京中医学院宿舍楼房，在室内凉台，专植紫竹、斑竹、翠竹数株，竹高了，先生便辟除凉台玻璃，让其向上生长。竹下置兰，屋顶悬吊兰，竹依于兰，兰恋于竹。另有金钱草与玉簪花数种数盆，正是"庭竹翠交加，虚窗罩碧纱。绿叶半含箨，新梢又出芽。清声风间出，闲看凉台花。"很有一番情趣。邹先生植竹、爱竹，也研究竹。在他的案头，有一条幅："唯有竹为君子伴，更无众卉许同栽。"书法遒劲，苍朴飞鬶，这是郑板桥的题竹名句。邹先生喜欢竹的节坚、心虚、常青，翠竹之绿，清新隽秀，给人以无限盎然生机；斑竹之痕，磊落豪俊，给人以无限遐想；紫竹之赤，婀娜劲刚，硬似如玉。先生视竹、品竹、观竹，人竹双备，认为人即为竹，竹即为人，人爱竹而竹化人，人与竹为"物我两忘。"

从先生对竹的品味当中，能让人觉得在风旋雨骤、烟姿雨色的竹枝之间，洋溢着一种力量，一种精神，一种翛然拂云的凛然大气。晋代名士王子猷说竹，"不可一日无此君"。宋代苏东坡说："宁可食无肉，不可居无竹"。然楼房斗室之中植竹者，云翔翁外，尚有人乎？

张梦侬

"医者临证宜注重辨病与辨证结合，重视正气的补养，以后天补先天。其证只要确定为食滞、痰阻，即可用吐、泻。"

"治痰饮不仅病痰饮者，当以温药和之，善治痰者，不治痰而治气，更宜轻灵为尚。治肿瘤用药忌温燥，宜多用甘寒咸寒、滋阴润燥、清热解毒、行气活血、化痰散结。"

张梦侬（1896—1977），原名炳丞，字宏彪。湖北汉川人。出身渔家，15岁辍学，随兄打渔并自研医书，常因领略书义而忘记撒网。1922年，从当地名医安士林学医。1928年秋，应聘汉川卢寿萱药店坐堂应诊。

1932年至郑州，改名梦侬。因治愈霍乱等重症多例，声望日高，被聘为《郑州通俗日报》民众顾问版中医顾问，当选郑州国医公会理事，兼任水灾救济委员会郑州收容所义务医师。七七事

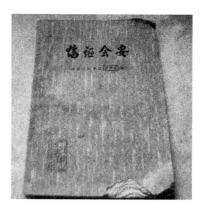

张氏著作

变后赴西安行医，先后被选为西安市国医公会监事、理事、理事长。1947年任陕西省国粹中医学校讲师，编有《诊断学纲要》一书。

梦侬先生一次出诊遇一垂危病人，病者家人正在准备后事，经检查发现病人"乃食滞挟痰，脾胃失运，升降失常，阴阳痞塞，拖成关格危症。尚可救"。急施烧盐探吐法，病人三饮三吐，呕出痰胶碗许，随即神清目开，呻吟能言，继予

调理而愈。

梦侬先生治疗疑难杂病经验丰富，对慢性迁延性肝炎、肝硬化、慢性肾小球肾炎、痰饮等病症尤有较深研究，晚年对治疗肿瘤亦进行多方面探索。善于使用单方、验方并吸取其精华，如用生鹅血治疗食管癌，用白扁豆散治疗慢性肾小球肾炎，用鲫鱼血治疗支气管扩张咯血，用白茅根治疗肺结核，用白矾醋制粟米治疗肝硬化，都收到较好疗效。其博览群书，不少经典医籍每能脱口成诵。

梦侬先生将毕生经验写成临证医集40余部，著有《临证会要》《儿科辑要》《产后临证医案》等书。梦侬先生勤奋好学，博览群书，师古不泥，善创新方，梦侬先生因材施教，悟传于后学，人所称道。

梦侬先生治疗肿瘤，善用软坚、散结、败毒、消肿、破癥、消核及润燥生津、滋阴增液、调气活血之类药物数十种，按照辨证施治的原则治疗各种类型的肿瘤。常以沙参、玉竹、旋覆花、代储石、昆布、海藻、三棱、莪术、炙鳖甲、夏枯草、白花蛇舌草、白茅根等药为基本方，根据病情，酌情增减。若伴气虚者，加人参、西洋参、黄芪、党参；脾虚湿盛者，加白蔻仁、生薏苡仁、西砂仁；出血者加炒蒲黄、仙鹤草、仙桃草、生地榆；热毒炽盛者，加金银花、蒲公英、紫花地丁、天葵子、野菊花；痰盛者，加制半夏、紫菀；便秘者加生大黄等。梦侬先生治多种晚期肿瘤，非常喜用白鹅血或白鸭血热服，实践证明，这两种动物血液确具有一定疗效。

梦侬先生有许多成功的验案，极有参考价值。如治陈某，男，43岁。初诊：1966年10月5日初诊。入院后，经过3次钡餐透视摄片等检查，诊断为"食管癌"，病灶在食管下段1/3处，每次检查，均发现有所发展，现在病灶已宽约0.8厘米，长约9厘米。特邀往会诊。

中医诊断为噎膈。治法：宜于生津润燥、滋阴益胃方中佐以软坚散结、消肿败毒之品。

方药如下。

汤方：南沙参、明玉竹各15克，杭寸冬、旋覆花（布包）各10克，怀山药25克，白茅根60克，白花蛇舌草、蜂蜜各120克。上药加水5斤，慢火熬至1.5斤，去渣，后加蜂蜜于药汁中熬和，每日1剂，分4次服。

单方：①白鹅血热服。一人将白鹅两翅及两腿紧握，另一人将鹅颈宰断后即令患者口含鹅颈，饮其热血，五七日一次。如无白鹅，白鸭亦可，功用相同

（临床经验证明，虽感饮食吞咽作吐的患者，饮白鹅热血多不作吐）。②另将白鹅（或白鸭）尾部毛拔下烧成炭，研极细末，分3次，调米汤或稀饭服完。鹅（鸭）肉可烃汤食。忌各种鸡肉，鸦鸽肉，猪头、猪蹄、牛、羊、狗肉，鲤鱼，黄颡鱼，站鱼，虾，蟹及辣椒、芫荽、葱、蒜、韭、菇、姜、花椒、胡椒等调料，忌一切发疮动火之物，特别是酒类，应禁绝房事。

服上方30剂，白鹅血2次，白鸭血3次，咽中梗塞感已减大半，食欲增进，大便正常，精神色脉好转。前日经铁路中心医院钡餐透视复查，病灶完全消失；昨日又经武汉医学院第二附属医院钡餐透视检查证实，病灶消失。惟咽中尚有不适感，照原方加竹茹15克，嘱续服1个月，继续观察。后经患者曾传抄此药方和单方给其他癌症病人，照法服用，亦有疗效。

梦侬先生此证之治，以生津润燥、滋阴益胃，佐以软坚散结化痰、清热败毒消肿之品。其方药多用沙参、麦冬、玉竹、山药生津润燥、滋阴益胃；用旋覆花、昆布、海藻、半夏软坚散结化痰；用蒲公英、地丁、生地、玄参、白茅根、白花蛇舌草等清热消癌、败毒消肿。用的单方白鹅血、白鹅毛，味甘性平微毒，均有治噎膈反胃、解毒之功。鸭与鹅同类，其血功用相同。

下篇

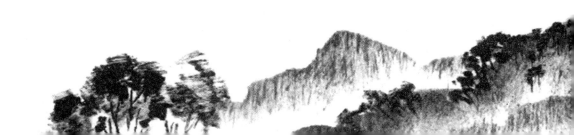

刘赤选

"阳热之气，郁伏于人身之内，而不得外洩者也，但伏气未外洩时，不觉有病"。"一有所感，皆足以触发内伏之阳热，而为温病。""其发也多致内外合邪，势成燎原，不可向迩。"

刘赤选（1897—1979），顺德人，中医教育家，曾任广东中医药专门学校教师。先生16岁起学习医学，25岁经考核合格为注册中医师，在广州西关十八埔开设诊所。平生善治发热病、咳嗽症。从三十年代起任广东中医专门学校温病学教师，主张分温病为四类：温热、燥热、风温、湿温，认为南方温病，由里达表，兼夹证多，故清气、清营、凉血，切勿忘记渗利痰水湿浊。著作有《温病学讲义》《刘赤选医案医话选》《临床实用伤寒论》等。

先生是岭南温病学派的一个中坚，有许多见解，独树一帜。盖岭南一地，素多湿热，温热病是岭南地区的常见病、多发病，先生刻苦钻研叶天士的温病学说，很早就运用叶派关于温病辨证之理法方药，自己在实践中又不断取得经验，桃李门生众多，形成了一个流派。

岭南温病学的发展大致可以分为两大类，一是结合岭南地区地理、气候、环境等特点，对江浙叶、薛、吴、王四大温病医家学说加以阐扬发挥者，其代表人物有潘名熊、陈任枚等；二是专门论治瘟疫烈性传染病的专门著述，如《鼠疫汇编》《瘟毒霍乱约辨》《天花精言》等，为完善温病学说做出了应有的贡献。其中潘名熊（1807—1886），字兰坪，番禺西村人，《番禺县续志》有其传。潘氏儒医出身，喜涉猎叶天士著作，《温热论》《临症指南医案》对他学术思想的形成影响很大。同治四年，潘名熊著《评琴书屋医略》三卷。全书列外感、内伤病症共计33症，集方77首。按四时划分外感，为春日外感、夏日外感、秋日外感、冬日外感，结合季节用药，均符合临床实际。同治十二年三月，潘兰坪又著《叶案括要》八卷。是书从叶天士《临证指南医案》中，选其方之妙者，论之精者，用之有效者，仿李翰蒙求体演为四言歌诀，并附入自己平日用叶天士医案方治验的一些病例。

历史发展到清末民初，岭南温病名医日增，涌现出一批致力于温病理论和临床研究的专家。其中以刘赤选、郭梅峰、甘伊周、陈任枚最为著名。其中与刘赤选、陈任枚合编《温病学讲义》。陈任枚（1870—1945），广东南海狮山人，也是位岭南著名温病学家。陈氏出身贫寒，自幼勤读诗书，希望有朝高中以出人头地，但科举不就，便在乡中设塾授徒。当时乡中有一位归隐先辈精于医而藏书甚丰，陈任枚执弟子之礼事之，结为忘年交，于是，开始了改变其人生轨迹的学习。

岭南处于依山傍海的特殊地带，属热带、亚热带季风气候类型，夏长冬暖，雨量充沛，夏秋多台风，冬春有寒潮，自古以来就有"山岚瘴气"之说，因此各种类型的温病疫症，其挟湿浊热势焚乱病变迅速的临床证候特别明显。岭南温病名医中，善用岭南山草药者不少，这在抗生素还未发明的年代里，确实起到救危于顷刻的作用。岭南其地人之体质多阳热，盖由岭南常年炎热，"感邪不即发，逾时而发"，赤选先生认为，此类体质类型的人，适合饮用含有菊花、连翘、芦根、竹茹、白茅根、天冬、麦冬、生地等，具有清热解毒、润阴降火作用的凉茶。

岭南其地人还多脾湿。岭南之气候环境中湿气与热气合化已盛，吸入湿热之气较难从口鼻皮肤蒸发，留着而归于脾，影响脾之运化；另一方面，在这特殊地理环境中生活的人们，往往习惯于贪凉饮冷，日以为常，再加平日以鱼鲜为餐，好食甘脂内脏及鸡犬龟蛇杂合之物，亦令脾胃气机受阻，成为湿邪内伏的根源。再者，脾为汗源，暑天汗泄过多，气阴亏耗，亦致脾之运化受影响，酿成湿困脾胃。薛生白在《湿热病篇》所说："太阴内伤，湿饮停聚，客邪再致，内外相引，故病温热"。这种体质的人，赤选先生认为，适饮白扁豆、薏苡仁、茯苓、白术、茵陈、山楂、麦芽、神曲等具有健脾燥湿、消食和胃之凉茶。

《岭南卫生方》云：岭南"人居其间，气多上壅，肤多汗出，腠理不密，盖阳不反本而然"提出岭南人腠理疏松的体质特点。何梦瑶在《医碥》中亦说："热盛伤气，壮火食气也。又气为汗泄，则益耗散矣。"气阴两虚体质亦多。阴津亏耗，腠疏气泄，易感暑发病，成为暑温之证；气虚运化乏力，则易挟湿邪为患，成为暑湿或温热挟湿之证。一旦发病，在病变过程中易出现气阴两虚的证候。这种体质类型的人，赤选先生认为，比较适合饮用具有益气养阴，收敛固涩作用之凉茶。

《内经》曰："黄帝问曰：医之治病也，一病而治各不同，皆愈何也?岐伯曰：地势使然也。"之所以要强调因地制宜治疗疾病，因为不同的地区所引起的疾病各不相同。在西北高原地区，气候寒冷，干燥少雨，当地人们依山陵而居，常处在寒风凛冽之中，多吃牛羊乳汁和动物骨肉，故体格健壮，不易感受外邪，其病多内伤；而东南地区。草原沼泽较多。地势低洼。温热多雨，人们的皮肤色黑，腠理疏松，多易致痈疡，或易致外感。因此，治疗时就应该根据地域不同，区别用药。如同为外感风寒，则西北严寒地区，用辛温发散药较重；而东南地区，用辛温发散药较轻。

环境科学研究表明，当自然环境中，地壳、空气、水等的化学组成的变化，超过了人体的适应和调节能力时，就会影响人的体质，甚至会形成某些地方病和流行病。故此，强调"因地制宜"，即所谓"善疗疾病者，必先别方土"也。

顾兆农

"古医为何以和缓为名？医病之方在义在理。天下无神奇之法，只有平淡之法，药用协调阴阳，顾护正气为前提，绝不为错。"

顾兆农（1897—1996），原籍江苏省苏州，后迁扬州，为明末清初名士顾炎武之后裔。早年曾在上海国医学院就读，毕业后在泰州随淮明名医吴秉卿先生应诊。顾老临证六十余年，积累了丰富的临床经验，对四诊八纲辨证原则的运用，堪称娴熟。

顾兆农先生是笔者的恩师，与先生多年相交，先生之子顾金城、之孙顾群，亦皆为至交。先生德艺双馨，笔者受惠于先生颇多，受熏多年，每每思及，感怀不已。

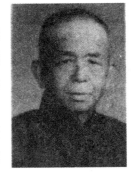

顾兆农先生

先生逝世前后，笔者一直跑前跑后，其遗体告别时，闻讯送行者数百人，当先生遗体抬出告别厅时，天突降雨，众人冒雨抬棺，天公多情，亦自垂泪，我等众人痛彻心扉相送，笔者还曾在《山西日报》撰祭文《顾老，您慢行》，斯言拳拳，而今忆及，亦黯然而神伤。

真是"冷雨凄凄几多愁，顾老驾鹤今西游。明月星光永相照，虚负凌云艺德馨"。顾老平生热爱鲜花，热爱松柏，有道是："千岩玉立尽长松，半夜珠玑落雪风。休道东游无所得，岁寒樛栋满胸中。"（金·雷思诗）先生胸怀高远，平生十分服膺先祖顾炎武，对顾炎武用大半生的时间和精力写的洋洋八十万言的读书札记《日知录》甚熟。说《日知录》是"负经世之志，著资治之书"，"凡关家国之制，皆洞悉其所由盛衰利弊，而慨然著其化裁通变之道，词尤切至明白"（清·黄汝成《日知录集释》叙）。尤其倡读《日知录》该书的自序，云其虽只有短短的六十一字："愚自少读书，有所得，辄记之。其有不合，时复改定。或古人先我而有者，则遂削之。积三十余年，乃成一编。取子夏之言，名曰《日知录》，以正后之君子。东吴顾炎武。"认为倘若减掉书名来源和作者籍贯姓名所占十五字，则仅余四十六字，精炼至极。

顾炎武氏毕生所提倡务实求真和去芜存菁的学风，反对治学中的蜻蜓点水和沽名钓誉现象，把追名逐利、草率自刻文集的人斥之为"失足落井"，把不辨良莠、盲目为这类文集作序斥之为"落井下石"："某君欲自刻其文集，以求名于世，此如人之失足而坠井也。若更为之序，岂不犹之下石乎！"（《与人书二十》）鄙视投机取巧、粗制滥造，甚至变相攫取前人学术成果的劣迹，这些教益，直接影响了顾兆农先生一生的学风。

顾老生前多次借喻，其先祖顾炎武在《与人书十》中以铸钱来比喻治学，抨击不学无术之徒想铸新钱又不肯"采铜于山"，只好去收买"废铜"或"将古人传世之宝，舂锉碎散"，偷工减料、以次充好："尝谓今人纂辑之书，正如今人之铸钱。古人采铜于山，今人则买旧钱，名之曰废铜，以充铸而已。所铸之钱，既已粗恶，而又将古人传世之宝，舂锉碎散，不存于后，岂不两失之乎！"这些治学求精的意识，一丝不苟，隽永深刻，永远值得后学者追慕。

先生一生研究孟河学派，主张不拘于一家之言，通古淹今，择善而从。尝论金元以来各家中，人只知朱丹溪之主凉润，张景岳之主温补，王孟英之主清化，后之学者效之，或专于凉，或囿于清，或过于温，用之一时，受益者固多，而其流弊亦非浅鲜。

盖以各家之说，其能卓绝古人者，亦各有师承，其因则或以地域之悬殊，禀赋之不同，气质之互异，易言之，诸家独到之处，即其精微之旨。故主张，"师承不在于多学，要在于全"。"师法诸家，不如取一家其长"。对时疫，谓："无湿不成疫，无寒无霍乱，阳气不失，霍乱不死"。并尤以治硬皮病、脉管炎、急腹症、心肺疾为长。

先生淡泊生活，富有情趣，八十余岁后中风三次，每次都是自己以惊人的毅力坚持锻炼，每天双手撑床，不倦运动。淡泊生活，平日早餐，不过是米粥一碗，一碟炒黄豆，一碟辣酱。即是节庆，亦不过是自己动手，烧置红烧肉一碗，先生烧肉时惯以鸡蛋入肉作卤，其味甚足，还常邀笔者一并为啖。先生热爱生命，热爱植物，其宅总是几上放鱼缸，金鱼漫游，美石盆景，绿植许许，清淡典雅。先生治学，不尚矜奇，亦不以炫异而违反轨度，临证绝不事迫切求效。尝云："疾病虽多，不越内伤外感。不足者补之，以复其正，有余者去之，以求其平，毒药治病，十去其五，良药治病，十去其七。师古人之意，不要泥古人之方，是善学者也。"

先生用复方承气汤治阑尾穿孔、腹膜炎术后、小肠截断吻合术后及肠梗阻伴有胸腹胀满、按之则痛、烦躁不安、口渴大饮等结胸证，灵活进退，用小陷胸汤合硝菔汤通降下行，尤以治各种肠结，临床见证呕、胀、痛、闭四大证者，"有是症用是药"殊途同归，取效奇佳，往往让会诊的西医目瞪口呆。

于心肺疾，常云："治痰饮不治脾胃者，非其治也。"痰饮的产生，与肺脾肾功能失调有关，咳喘反复发作者，肺脾肾已虚，复加经常服用各种药物，更伤脾胃，往往出现纳呆、腹胀、暖气、便溏等症状，故在治疗前要仔细询问患者的饮食、二便等情况，以审脾胃状态；调理脾胃以四君子为基础，痰湿内盛，痰多苔腻者加厚朴、陈皮、半夏、苍术等燥湿化痰；气滞不畅，加炙鸡内金、莱菔子、焦楂曲等消导食积；脾阳不足，胃中虚寒，倦怠、便溏加理中丸温运中阳；肝胃火旺，暖气泛酸，加黄连，吴茱萸，海螵蛸降逆；胃阴不足，胃痛隐隐，口干咽燥，大便干结者加沙参、麦冬、玉竹、芍药等养阴益胃。病邪偏盛，脾胃弱，急则治标，尽量避免克伐胃气，适当佐以健脾和胃。虽病邪偏盛，但胃气大伤时，以调治脾气为主，祛病除邪为辅，冀脾胃得健，气血得生，正气复而能达邪。迁延期扶正达邪，先从扶脾着手。

治慢性咳嗽，肺气阻塞，痰气交结，日久气滞血瘀，临证时常见病人舌质偏暗，或有瘀斑，口唇发暗，胸膺胀闷，疼痛，后期由于痰饮凌心，心阳不振，心脉痹阻，出现面、唇、舌、指甲发绀，甚则出现喘汗欲脱，亡阴亡阳的危局。在应用治咳、平喘、化痰、定哮、扶正固本诸法时加入调理气血，活血化瘀，治痰先治气，气顺痰自消，气行血也行。早应用，可助肺气得宜，气机升降正常，防止病情迁延；后期应用，亦可使气血流通，脏腑功能维持正常。

先生还惯用莱菔子，而且量大。盖莱菔子味辛、甘、平。归肺、脾、胃经。消食去胀，祛痰降气。多用于胸腹胀满，气滞作痛，下痢后重，痰喘咳嗽。外用研末调敷。气虚及无食积、痰滞者慎用；脾虚而无食积者，不宜与人参同用，有清金丸《医学集成》，治喘急痰促，遇厚味即发者：莱菔子，淘净，蒸热，晒研，姜汁浸，蒸饼丸绿豆大，每服30丸，以口津咽下，每日3服。方中莱菔子祛痰降气，为君药。《方脉正宗》治痢疾有积，后重不通：莱菔子15克，白芍药9克，大黄3克，木香1.5克。水煎服。方中莱菔子消食去胀，祛痰降气，为君药。《仁斋直指方》治小儿盘肠气痛：莱菔子，炒黄，研末，每服1.5克，乳香汤送下。方中莱菔子消食去胀，祛痰降气，亦为君药。其妙之处，乃取其下气消食之功，认为非量大难取真效，每投其量，均多为30～45克，"药不贵繁，惟取其效"。对其服法，对急重症患者每嘱其头二煎捣泥，日分3次服下。治下不舍上，每用开宣肺气，"提壶揭盖"，达气以行肠通。

先生还精于外治，如用大黄外治妇科杂症，治阴疮（前庭大腺炎）。湿热壅滞型：每于经行期发作，于经行前3天用军浸汤：生大黄150克，以开水浸泡后加食醋。治疗时用纱布块浸药液冷敷；寒湿凝滞用大黄100克，川椒30克，如前法炮制，温敷。治阴肿（产后或术后及外伤后血肿）。以大黄浸汤冷敷，络伤血瘀型则用温敷。治阴痛（溃疡、毛囊炎）。湿热侵阻，用军浸汤洗敷患部后，取大黄末10克，冰片末1克，以植物油调为糊状患处涂用；血虚风燥，用军浸汤洗敷后以猪肤油调大黄末涂用。

又如治乳头疮（乳头皲裂、乳头周边部湿疹），用大黄5克，白及2克，猪肤油30克，用武火炸枯二药后去渣存油，每于喂奶后涂于乳头部。治慢性盆腔炎、输卵管积液、陈旧性宫外孕，用大黄150克，芒硝120克，白芥子30克共研细末，用食醋拌匀装布袋内，用时将药袋置于小腹部，上压热水袋温敷。治乳痈、乳癖（急性乳腺炎、乳腺小叶增生）用大黄60克，蒲公英30克，冰片3克共研细末，食醋调匀贴敷患处；湿热瘀聚型：大黄60克，水蛭30克，白芥子15克共研细末，食醋调匀，如法应用。

此外，还用塞、纳、冲灌法治带下腹痛（宫颈炎）、急性盆腔炎、盆腔内慢性炎性包块、积液、妊娠便血、便痛（痔疮肿痛、便血，肛裂）。皆用栓，阴道或肛口纳用，其有如神之效，颇堪临床借鉴。

胡希恕

"《伤寒论》虽以六经分篇，然对八纲之辨颇详，如论中第7条'病有发热恶寒者，发于阳也；无热恶寒者，发于阴也……'是辨阴阳；第70条'发汗后恶寒者，虚故也；不恶寒但热者，实也……'是辨虚实；第91条'伤寒，医下之，续得下利清谷不止，身疼痛，急当救里；后身疼痛，清便自调者，急当救表……'是辨表里；第122条'病人脉数,数为热,当消谷引食，而反吐者，此以发汗，令阳气微，膈气虚，脉乃数也。数为客热，不能消谷，以胃中虚冷，故吐也'是辨寒热。"

胡希恕（1898—1984），沈阳市人，是公认的近代经方学派的大师。1958年受聘于北京中医学院任教，教授《伤寒论》《金匮要略》。临床擅用经方，尤其对桂枝汤、小柴胡汤等除用于伤寒温病以外，尚有内外妇儿各科杂病，每用必效，是人所公认的经方家。

学界素谓：百年经方有"双雄"，一曹（颖甫），二胡。胡，乃希恕先生也。刘渡舟先生回忆早年临床时说过："每当在病房会诊，群贤齐集，高手如云，惟先生能独排众议，不但辨证准确无误，而且立方遣药，虽寥寥几味，看之无奇，但效果非凡，常出人意外，此皆得力于仲景之学也。"胡氏著有《伤寒论解说》《金匮要略解说》《经方理论与实践》《经方实践录》等，谓："方证是辨证的尖端"，"中医治病有无疗效，其主要关键就在于方证辨得是否准确"，强调方证的重要性。

胡氏所提出的"辨方证是六经八纲辨证的继续，亦即辨证的尖端"的观点是其一生医学实践总结，是科学的论断。如小柴胡汤合当归芍药散治赵某案，女，22岁，学生。初诊日期1966年4月5日：2年来月经淋漓不断。16岁即来月经，前3个月不规律，但半年后大致正常。缘于年前撤暖气时，过于劳累而感冒，适月经正行，没想到感冒愈后，月经淋漓至今未止。曾到妇科多次检查，未查清病因，服用止血药毫无收效。又找中医治疗，服汤剂、丸剂等，症有增无减。托亲友介绍找胡氏诊治。近来月经淋漓不断，色淡红，有时见小血块，时有腹隐隐作痛，常乏力、头晕、或头痛，口干，纳差，或心烦，手足心热，舌苔薄白，舌质淡红，脉沉细。

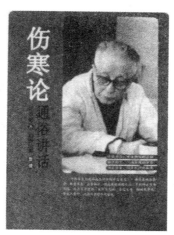

胡氏著作
图片来源：卢祥之藏书

胡先生与小柴胡汤合当归芍药散加生地艾叶：柴胡四钱，党参三钱，黄芩三钱，半夏四钱，生姜三钱，大枣四枚，当归三钱，川芎二钱，炙甘草二钱，茯苓三钱，苍术三钱，泽泻三钱，生地五钱，艾叶三钱。结果：上药服10剂血止，嘱继服原方巩固疗效。三月后其同学告之月经正常。斯例辨证用方实耐人寻味。一般而论，长期月经淋漓不断，当首先考虑血虚、血瘀，脾不统血、肝不藏血、肾不摄血、气衰血脱等，何以用小柴胡汤？复习一下胡先生对小柴胡汤的论述，可冀拨云见日。《伤寒论》第101条曰："伤寒中风，有柴胡证，但见一证便是，不必悉具。"胡先生在注解此条时写道："外感初传少阳，柴胡证往往四证不备，医者不知用小柴胡汤，因使风寒小病久久不愈，此例甚多，宜注意。"又，《金匮要略·妇人产后病》"附方（一）：《千金》三物黄芩汤治妇人草褥自发露得风，四肢苦烦热，头痛者，与小柴胡汤；头不痛但烦者，此汤主之。"对此胡氏注解谓："产后中风，由于失治使病久不解，因致烦热，若兼见头痛者，与小柴胡汤即解。"可见胡先生对小柴胡汤的方证理解至深。

研究六经的实质，须先明白六经的本质。胡先生学宗仲景，深受名家王祥征先生的影响，兼采汤本求真之论，认为六经辨证不是脏腑辨证而是八纲辨证。

中医最早的"经"，是从儒学而来的。经者，通题也，是契经的简称。至于说中医有"四大经典"之谓，尤其是又把《伤寒论》称为"伤寒经"，那是晚近学界为了后学方便和尊崇、归纳而已。

胡希恕先生指出：《伤寒论》之六经，虽称"之为病"，其实质是证，而且来自八纲。八纲即指表、里、阴、阳、寒、热、虚、实，其实在表里中间，还有一个半表半里，按数而论，应为九纲。由于言表里，而半表半里即寓其中，所以习惯上仍称为八纲。疾病从病位而言，不外乎表、半表半里、里，从病性而言，不外乎阴阳、虚实、寒热，而虚、实、寒、热又可从属于明阳，如此可知，表阳热实即为太阳，表明虚寒则为少阴；里阳热实即是阳明，里阴虚寒则为太阴；半表半里之阳热实即为少阳，半表半里之明虚寒则为厥阴。如此，无论表、里、半表半里皆具有阴阳两类不同为证的反映，三而二之为六，即病之见于证者的六种基本类型。这即《伤寒论》所谓的"六经病"。由此可见，六经出自八纲，是毋庸置疑的。需要指出的是：少阴主表，厥阴主半表半里。

胡先生运用六经辨证的"三辨"，明确了六经与八纲的关系，就为临床运用经方奠定了基础。其应用经方分为三步辨证，即首辨病位、次辨病性、最后辨方证。

辨病位：病位是指表、里、半表半里三部分。表指体表，即由皮肤、肌肉、筋骨所组成的外在躯壳。若病邪集中反应于此体部时，便称为表证。里是指人体的里面，即由食管、胃、小肠、大肠等组成的消化道。若病邪集中反应于此体部，便称为里证。半表半里，是指表之内，里之外，即胸腹两大腔间，为诸脏器所在之地。若病邪集中反应于此体部时，便称为半表半里证。

辨病性：病位既定，则当进一步确定病性，即阴阳、虚实、寒热。"病情（即病性）必反映于病位，而病位亦必因有病情的反映而反应，故无病情则亦无病位，无病位则亦无病情。则所谓表、里、半表半里等证，同时都必伴有或阴，或阳，或寒，或热，或虚，或实证。"

辨方证：方证即方剂的适应证，《伤寒论》中有桂枝汤证，柴胡汤证，是以方名证的范例。如果说辨病位、辨病性是一般辨证的话，那么辨方证则是辨证的继续与深入。胡先生曾明确指出："方证是辨证论治的尖端。我们知道治病能否取效，不论是脏腑辨证、经络辨证，还是六经辨证，最终都要落实在方证上。"

虽然桂枝汤，麻黄汤，大青龙汤，葛根汤等均为太阳病的发汗方剂，但各有一定的适应证，如果用得其反，不但无益，而且有害，轻者变证蜂起，重者坏证丛生。很多人认为经方就是方证相应，如忽略了理论的指导，如此，就会流于肤浅。但由于疾病是复杂的，病位、病性可能会出现错杂。如太阳阳明合病、太阳少阳合病、太阳少阴合病等，仲景已有合病并病之论，且有柴胡桂枝汤合方之用，实开后人无限法门。循此，则经方自可应用自如矣！

古今注解、运用《伤寒论》者众，而能学以致用者甚少，很多人对学习《伤寒论》产生怀疑，这是未能明白运用经方的指导理论——六经辨证的实质。昔《新唐书》载：卢藏用"与兄征明偕隐终南、少室二山……始隐山中时，有意当世，人曰为'随驾隐士'。晚乃询权利，务为骄纵，素节尽矣。司马承侦尝召至阙下，将还山，藏用指终南曰：'此中大有嘉处。'承须徐曰：'以仆视之，仕宦之捷径耳。'藏用惭。"宋朝范成大的《逍遥席上赠张邦达教授》诗说："谁怜蛮府清池句，不着南山捷径鞭。"而胡氏运用经方的"三辨"——辨病位、辨病性、辨方证，即为入仲景之门的终南捷径矣。

陈慎吾

"张仲景确立的辨证论治法则，揭示了证、方、药三者之间的关系。只有掌握了《伤寒论》六经病脉证并治，才能以不变应万变，临证得心应手。"

"《伤寒论》中的方药，验之临床，无不有效。至于制方调剂，规律严谨，一药之差，或分量之变，则方义不同，治疗亦因之而异。"

陈慎吾（1899—1972），号绳武，福建省闽侯人。盖"慎，德之守也"。（《国语·周语》）又，"忧懈怠则思慎始而敬终。"（魏征《谏太宗十思疏》）慎吾出身儒门，幼承庭训，饱读经史，以先儒后医。早年拜河南名医朱壶山为师，1948年创办"北平中医研究所"，1949年改称"北京中医研究所"。

慎吾先生毕生治学《伤寒论》，早年以《内经》释《伤寒论》，中年以各家之说注《伤寒论》，晚年以临床实践证《伤寒论》。极崇尚仲景学说并以之指导临床，如擅用桂枝汤、麻黄汤、白虎汤、承气汤、小柴胡汤、柴胡桂枝汤、桂枝加葛根汤诸方剂以治因外邪引起的各种急性热病。在治疗内科杂病时，用桂枝甘草汤、苓桂术甘汤、炙甘草汤、瓜蒌薤白汤等剂治疗心疾。治疗肝病，以柴胡剂为主，把柴胡剂作为一味药来应用。其遵循保胃气的法则，常用理中汤、泻心汤、旋复代赭汤诸方治疗不同类型的脾胃病。最喜用的方剂是小青龙汤、射干麻黄汤、麻杏石甘汤、葶苈大枣泻肺汤、麦门冬汤诸方。而且惯用八味丸、四逆辈以治肾阳不足之证。常用桂枝汤、当归芍药散、桂枝茯苓丸、桃核承气汤、抵挡汤（或丸）、四逆散、半夏厚朴汤、温经汤、芎归胶艾汤等辨治妇科疾患。

慎吾先生尤重脉诊。强调为正确诊出各种病脉，提前须知正常人之脉象如何，若不知正常脉的位置，则无法认识何为浮脉，何为沉脉。从而主张，为知道正常人之脉象，需常常自己摸自己之脉。

慎吾先生认为，《伤寒论》3条所谓："脉阴阳俱紧为寸关尺三部皆紧之义。""紧"是与"缓"之相对，既"缓表示脉管较松，犹如摸橡皮管"。"紧"表示脉管硬，犹如摸铅笔，其次"阴阳"尚有广而全面之义。认为伤寒一旦出现寸关尺三部皆紧之脉，则无论浮取还是沉取，皆呈紧象，故未言"寸关尺俱紧"而言"脉阴阳俱紧"。94条所谓"脉阴阳俱停"为浮取沉取脉搏俱不清晰似停止之义，并非真停，此为邪气已衰而未尽，正气尚弱不能驱邪之象。

慎吾先生说："用经方，尤对柴胡汤治疗各科杂病，其效数不胜数。""小柴胡汤亦为治疗小儿病常甩之方，因幼儿为稚阳之体，但脾胃之气又尚未充实，故多见小柴胡汤证。该方祛邪而不伤正，小儿肺炎用此方加石膏、杏仁、陈皮；若大便不通者，可加枳实、瓜蒌以通腑气。百日咳者，加竹茹、茯苓、青陈皮、桔梗；消化不良者，可加枳实或枳壳。小儿发热之时易使阴血不和，常加一味芍药以和之。"

慎吾先生惯用芍药，盖芍药者，每用其根，它性凉，味苦酸，入肝、脾经，具有养血柔肝，缓急止痛，敛阴收汗之功，经常用之于胸腹胁肋疼痛，泻痢，自汗盗汗，尤为妇科病，包括月经不调，崩漏带下等所不可缺。《止园医话》曾载芍药用于内出血

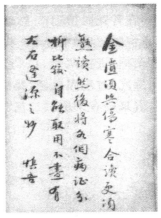

陈慎吾先生手迹

证，用量一般在一两以上。岳美中先生曾说：通过多年临床体会，归纳其功用主要有四点——养肝补血、敛肝止血、治痢、止痛。他认为芍药止血之功乃借助其敛肝之功，凡吐血便血，皆可用之。岳氏忆其曾治一崔姓患者，男，40岁，呕吐鲜血，每吐量极大，动则以"升斗"计，诊断为胃出血。投以中药方旋覆代赭汤加白芍药一两半，肉桂二分，甫一剂，血即渐止，他的体会是，此法重用芍药敛肝止血之故。如遇妇女血崩辨证属脾不统血者，岳氏经验，可在归脾汤中加用芍药一二两往往可以收到止血效果。

唐代张九龄有"仙禁生红药，微芳不自持。幸因清切地，还迁艳阳时。名见桐君录，香闻郑国诗。孤根苦可用，非直爱华滋"的咏芍诗。明代李时珍也曾说："群花品中以牡丹为第一，芍药为第二，故世谓牡丹为花王，芍药为花相。"芍药者，犹绰约也。绰约，美好貌，本品花容绰约，故以为名。《析津日记》中载："芍药之盛，旧数扬州。"宋代有"洛阳牡丹，广陵（即扬州）芍药，并美于世"说。诗人苏东坡称赞："扬州芍药为天下冠。"所以芍药又被称为"扬花"。清朝，北京栽培芍药更盛极一时。《帝京岁时记盛》中已有"丰台芍药甲天下"之誉。山东原有一旧俗："每岁四月，大会于南禅、资福两寺，以芍药供佛，而今岁最盛，凡七千余朵。"由令人思"借花献佛"，佛之《过现因果经》释曰："瞿夷寄二花于善慧仙人以献佛。"佛学的"以芍药供佛"，看来确有来历，"二花"之一，大概亦指芍药吧。

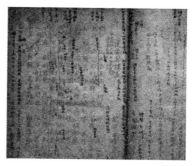
陈慎吾先生手迹

赵炳南

"作为一名皮肤科医生，一定要牢记皮肤病多是形于外而发于内的。""治湿是治疗多种皮肤病的根本，治热则是治疗皮肤病的关键。"

赵炳南（1899—1984），原名赵德明，回族，经名伊德雷斯，祖籍山东德州。赵氏自幼身体羸弱多病，从5岁到7岁仅3年间就出过天花，患过痢疾，得过麻疹，发过疟疾。赵氏后来回忆说："我的童年生活饱尝了人间的痛苦与疾病的折磨，是今天的少年儿童难以想象的"。特殊的人生经历使赵先生自幼就深深懂得生命的珍贵，因其家境清寒，先生被迫过早地走上社会。1912年，13岁的赵先生开始在北京德善医室从师于名医丁德恩，学习中医皮肤疮疡外科。其刻苦努力、孜孜不倦的精神深深打动了丁老先生，故尽得其传。

炳南先生人品高尚，恤老怜贫，且憨厚至诚。20世纪30年代末到50年代中期，一直在西交民巷西口路北绿门的赵炳南医馆设诊。诊所内是个长方形的两合院，北房五间，没有东南房；进大门就是廊子，循廊到北房正厅，是诊室，东侧直对大门的一间是换药室，求诊者无论贫富，一律平等对待。笔者的伯母唐贵林女士生前找过炳南先生几次诊病，见过先生对贫苦病人，看完病上了药，病人一作揖道谢就可免费而去，对行动不便者，炳南先生有时还给几角钱雇个车送回去，旧时的北平人，把西交民巷的绿门医馆赞为"平民诊所"。唐贵林伯母是北京史家规同小学20世纪50年代的教师，年轻时患"砍头疮"，到处求医未果，结果到了赵氏医馆内服、外用，用给研磨配好的药粉，用香油调敷，赵先生用镊子夹着一条灰白色，像爆竹引信样的药线，轻送入疮，外面再敷药，不到十天，就结痂掉皮，长出了新肉。

炳南先生为人友善，朋友挚诚而众多，当年周慕新、赵炳南、段馥亭等老一辈名医们，有个"生日会"，或是逢周六下午，或是逢本月生日者，大家"罗汉请观音"，在西单清真一亩园饭庄聚餐，有时汪逢春、申芝塘、赵树屏、王子仲和京剧名伶金少山、文人张醉丐等也来相凑。炳南先生于此热心，每每是组织者，且次次早到，负责在门口接应，招呼给各家的车夫发赏钱，车夫们也甚得此乐。

1920年，炳南先生自设医馆开始行医，悬壶于北京西交民巷。曾任当时北京市中医公会外科委员、华北国医学院外科教授等职。1953年，受聘为北京医院、中国医学科学院、北京和平医院等单位的中医顾问。先后担任北京中医医院皮外科主任、副院长、名誉院长，兼任北京市中医研究所所长等职务。炳南先生一生勤奋治学，勇于实践，从事皮外科专业60余年，晚年则专门致力于皮肤病的治疗与研究，成果斐然。

其治皮肤病，惯以扶正祛邪或攻守相兼的治疗法则。如治疗疮疡疾患的阴证，其认为开始如攻邪太过，会大伤正气，造成正不抗邪，毒邪内陷而变生他证，结果是欲速不达。因此主张外消之中，以补托为主，正气渐复，病势好转，因势利导，乘胜攻邪，则可取效。再用外消之剂，以消为主，逐渐正复邪衰，病势趋向好转，接着以扶正祛邪，消补兼施办法，以巩固疗效。在治疗皮肤病的过程中，用药精当，药少力专，抓住主证，如对缠腰火丹（带状疱疹）后遗症属神经痛的老年患者，不拘泥常法，常投以川军，取其破瘀止痛之功，又如治疗风湿疡（急性湿疹），抓住热盛有湿，投以大剂量苦寒之属，惯以龙胆泻肝汤，疗效显著。

认为心肝火盛是导致急性炎症皮肤病的重要原因，而"龙胆泻肝汤"正是清泻肝胆实火，清利肝胆湿热的代表方剂。龙胆泻肝汤，古医籍记载有数个，其组方药味却不完全一样。李东垣所述之龙胆泻肝汤方中无黄连、大黄而有柴胡，除了泻肝经湿热，治小便不利外，多有升散作用；《证治准绳》所载之龙胆泻肝汤方中无连翘、生地、车前子，而却有人参、知母、麦冬、五味子，除了泻心肝两经之火外，又偏于滋阴血；《沈氏尊生书》记载之龙胆泻肝汤方中无生地、车前子，而又加人青皮、白芍、柴胡等疏肝敛阴之品，这些都与临症所见之湿疡不完全对症。

炳南先生根据自己的临床经验认为：湿疡之为病，虽起于湿热，但急性发病时，常有热重于湿的特点。采用《医宗金鉴·外科心法要诀》记载的龙胆泻肝汤为基础，自拟龙胆泻肝汤加减，方中用龙胆草泻肝胆湿热，生栀子清心火，泻三焦之热，而又用生地、丹皮、生甘草凉血解毒；木通、车前子、泽泻清利湿热，热重时加大黄以釜底抽薪。他既不用柴胡升散，又不用麦冬、五味子敛阴，但在临床实践中，深感清心火药力不足，故经常在应用龙胆泻肝汤的同时加入自创的以清心火为主的"三心方"（莲子心、连翘心、生栀子），以增强清心泻火之力。二方配合使用再加入除湿疏风之品，临床治疗急性湿疹、急性皮炎、带状疱疹、过敏性皮炎、药疹等急性炎症皮肤病（热盛型），每每获得良效。

炳南先生所云："善治湿疹者，当可谓善治皮肤病之半。"此话似有言过，但细细体会，却能悟理。盖湿疹一疾，缘于本病损害处具有渗出潮湿倾向之征，故名。该病可称得最常见的皮肤病，中医文献称浸淫疮、湿癣、四湾风等。

慢性湿疹，该型湿疹可以在发病伊始就呈慢性型，但多数是从急性、亚急性演变而成，还可见于急性湿疹反复在同一部位发生，最终转变成慢性湿疹。好发于四肢，如手足、小腿、肘窝、窝等处，分布也多对称。皮损常是局限型，呈皮肤增厚、浸润彰明、往往成苔藓样变，色素沉着屡见不鲜，境界分外清晰。剧痒难忍，遇热或夜幕降临时尤甚，病情缠绵。

惯发在耳后皱襞处，中医称旋耳疮。皮损呈红斑、糜烂、渗出少许、结痂及皲裂。多对称分布、痒感较著、易并发感染。以儿童患者占多数。女性在哺乳期患于乳头、乳晕及其周围，亦多。往往双侧同时受累。皮疹呈红斑、浸润、糜烂、渗出及结痂，有时伴皲裂。自觉痒甚，且有轻度痛感。若停止哺乳，症状可迅速改善。

手部湿疹，本型最大特点是易受气候影响，多见冬天加重，而夏季缓解。常常侵犯指背，皮损表现浸润增厚较明显，可伴皲裂及脱屑。奇痒难名，往往因洗涤剂等刺激而招致病情恶化。小腿湿疹，此型临床较为常见，好发生在胫部内、外侧面，分布对称，皮疹表现与急性或慢性湿疹相同。某些患者并发静脉曲张，多在小腿下三分之一处，患处因血液回流障碍，可引起慢性瘀血，局部色素沉着颇著，有的还可发生溃疡。女阴或阴囊湿疹，发生于女阴或阴囊部位，皮损呈红斑、糜烂及渗出，也可出现苔藓样变，色素沉着明显，该部湿疹、由于神经分布丰富故自觉奇痒难忍。病理过程迁延日久，湿邪停滞，日久化燥，肌肤失养，是导致慢性肥厚性皮肤病的关键，故以治湿为本。在治湿疹时，炳南先生多采用健脾祛湿之法，善用薏仁、云苓皮、扁豆、苍术、白术等药物。

中医关于皮肤病的记载，殷商时的甲骨文中"疥"、"疕"等。春秋《五十二病方》，如"白处""白癜""瘙""疼""疥""面炮赤"等，并载有砭法、灸法、熨法、薰法、洗浴法、敷贴法等外治疗法，并有散剂、膏剂、水剂、醋剂、酒剂、水银剂等剂型。

闫德润

"夫伤寒者，评释之道，在以证状明理、治疗辨正而剖析之，分方分类，综记古今，尤便中西医互相学习。"

闫德润（约1900年生人，卒年不详），该公1923年毕业于南满医学堂。同年8月，校令公布，遂正式设医学科（本科），学制4年；药学科，学制3年；研究科，由研究生选定研究科目，学制1年；预科，学制2年。同年10月12日开课，有本科日本学生20人，预科中国学生7人。闫德润为七人之一。东三省赵尔巽捐赠5万银元作为中国学生的奖励基金。学习科目伦理、中国语或汉文、德语、物理、化学、解剖学、生理学、医化学、病理学、药物学、细菌学、内科学、外科学、儿科学、眼科学、妇产科学、卫生学、皮肤病泌尿器病学、耳鼻喉科学、精神病学、法医学、齿科学。

1927年，闫德润先生赴日留学，获医学博士学位。闫氏虽出身西医，但受家庭影响，对中医研究有素，非常熟稔日本人近代研究汉医的著作，尤其是汤本求真学术观点，本人又对中医基本持肯定态度，论著甚多，"是近代西医界少数认真研究中医而成就较高者。"（刘渡舟语）

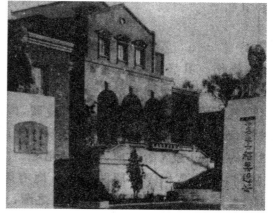

南满医学堂旧址

闫氏所撰《伤寒论评释》分"证状明理论"和"治疗辨正论"两篇。上篇运用近代知识对《伤寒论》的基本问题进行研究，下篇分伤寒方为12类，每方药味除综合记载古人论述外，并结合近代研究成果对生药鉴定的有效成分、药理作用以及每一处方都作了介绍与评释，很通俗易懂，而且大作为深人研究《伤寒论》的参考。

闫德润先生所重视的《皇汉医学》，笔者年轻时，曾听业师刘绍武公概析并别有一番己见。有人说《皇汉医学》是"由香港陈存仁先生编撰刊行"，其实不然。陈存仁是上海人，该书也是在上海刊行的。陈氏1949年迁往香港，在20世纪30年代，是上海名医，其幼年失怙，由伯父资助就读于上海中医专门学校，毕业后参师于丁甘仁、丁仲英父子，还先后拜师于沪上医硕、鸿儒谢利恒、章太炎、丁福保、姚公鹤，自谓与叶天士一样，先后从师"恰好也是十七位"，曾为国民党元老于右任先生治好了肠伤寒重病，于氏手书怀素体千字文相赠，1929年，余云岫等人抛出"废止旧医案"，陈存仁与张赞臣等沪上名医抗争，筹开"三一七"抗争大会，会后组织赴宁请愿团，谢利恒是团长，陈存仁是为总干事。著名医家程门雪曾诗赞："独向医林张异军，眼中诸子只推陈。灵方别有心源得，占尽江南一角春。"陈氏出资，首次引进、印行《皇汉医学》。

《皇汉医学》的作者是日人汤本求真（1867—1941）。斯人原名四郎右卫门，"少以亲命学医于金泽医学专门学校"，后于家乡"自设诊所，从事诊疗"。"明治四十三年（1910年），长女以疫痢殇，恨医之无术，中怀沮丧，涉月经时，精神几至溃乱"。当时学过西医的和田启十郎著《医界之铁椎》，汤本氏"偶读先师和启田十郎所著之《医界铁锥》，始发愤学中医"，于1927年，出版了名著《皇汉医学》。

"皇汉"之谓，《说文解字》释："皇，从自王，自，始也。"许慎《说文》训皇从自从王，多有人认为谬误，皇实不从自。""皇"即"始王"，与"帝"一样，是"神祇""百神"和"天"之意。近代志士邹容在《革命军》文中有："满洲人率八旗精锐之兵，入山海关定鼎北京之一日，此固我皇汉人种亡国之一大纪念日也！"日本人汤本求真之所以谓《皇汉医学》，其中亦含有其对中华汉医的崇敬。汤本求真说过："余实一中西医学之折衷主义者，余之为此，乃欲释医圣张仲景所创之东洋古医学，以西洋医学之原理，明其所长，并探现代治疗术之所短，以期二家之融合统一。"其将古方派之理论与西医学容理论杂糅和一，许多医家，如岳美中、刘渡舟等，认为已是"颇觉不易"。

汤本求真所说的"方证相对"之"证"并非我国"辨证论治"之"证"，日本古方派有它自己的含义。"鐘"、"证"，亦通，但亦有别。"證，告也"，"证，谏也"。"證"，谓病人将自己感觉到的身体不适告诉医生，即今天"症状"之"症"；"证"，谓直言劝谏。二字在秦汉时期并不同音义，"證"多用，"证"罕用。至金元时期，"證"与"证"音始同，医著为求简便，遂以"证"代"證"。"症"字，可能是出现于元代，是"證"的古今字，就是俗字，大概意思是"證"除"症状"的含义外，尚有"證据"等含义，也是为了区别，才始有"症"字。

1982年，由笔者任主编，国医刘渡舟老为名誉主编的《中医药研究》创刊，渡老始构思其著《伤寒十四讲》，彼论闫德润先生之《伤寒论评释》时，颇以为闫氏以西阐中，以中印西，用《皇汉医学》核心部分为我所用的探索精神折服。

余无言

"医分中西，系以国界限之。其实医为仁术，不应有所谓中西医之分，宜取长短补，熔冶一炉，以为人民司命"。

余无言（1900—1963），原名余愚，字择明（一作"则民"），别署不平。江苏省阜宁人，精于医儒。其父奉仙，医术家传，其壮年从戎，游幕大江南北，曾掌湘军董军门宝泉幕府者有年，佐治戎机，颇有声誉。四十岁后，复归乡里业医，求治者众，在周围地区有很高的名望。光绪后期，有"晚清苏北三大名医"之一（另二位为兴化赵海仙、淮安张子平）的美名。

无言公临诊善用经方、时方，辨证明确，辨病精审，力治颇有胆识；对患者能不分贫富贵贱，向为同道和患者所称道。著有《伤寒论新义》《金匮要略新义》《实用混合外科学总论》《实用混合外科学各论》《湿温伤寒病篇》及《斑疹伤寒病篇》共六种，对医界颇具影响。余氏崇尚经方，治伤寒、温病，善用用石膏、大黄。辨证精审，用量奇大，而效验卓著，医坛有称"石膏、大黄先生"，实乃经方名家，学验俱富。

无言公的诊所里，有一个大书柜，书柜的正面，有一副楹联：上面是无言公自题的"好古不求秦汉后，知医当在和缓间"。此联说的是古之良医和与扁。《汉书·艺文志》中说："太古有岐伯、俞拊，中世扁鹊、秦和。"颜师古注说："和，秦医名也。"唐·刘禹锡在《谢赐广利方表》诗中说："长驱和扁，高视农轩。"宋代范成大《问天医赋》中说："访和扁以制度，招桐雷使炮炙。"清代"扬州八怪"之一的金农在《横山田庐独吟》吟到："松下百骸轻，清风胜和扁"。"缓"，是东周时期秦国人氏名医缓和。《秦医缓和》中说："公（晋侯）疾（通"急"的意思）病，求医于秦（秦医缓利）秦伯使（请，叫）医缓（一位医生名缓）为（治疗）之。未至（医生还没有到之前），公梦疾（梦见疾病）为（是）二竖子，曰：'彼（秦医缓和）良医（很有技术的医生）也。惧伤我（他会治病，我斗不过他），焉（是否）逃之？'其一（另一个）曰：'居膏之上，肓之下，若我何（他又能把我怎么样）？'医至，曰：'疾不可为（治，你的病，我是治不了）也，在肓之上，膏之下；攻之不可，达之不及，药不可至焉，不可为也（无法治疗）。'公曰：'良医也。'厚为之礼而归之。"这副对联体现出无言公的上溯秦汉诸经，追慕贤哲的霄汉心志。上海名医姜春华先生早年随余先生临证，他在《余无言先生小传》中，称先生："其用石膏，最多者为半斤，其用大黄，最多者为一两。以其善用此二药，因以'石膏大黄先生'呼之云。于内科杂病，对水臌（肝硬化腹水）、头风、百合病、奔豚、痉病、肝痈、肠痈等病，均有显著的治疗效果。"

古今业医而善用石膏者，还有盐山张锡纯氏，张氏誉石膏"为药品中第一良药，真有起死回生之功"；"治外感实热者，直如金丹"。据《盐山县志》载："盐山县历史上曾多次瘟疫发生……"光绪二十八年（1902年）及1918年，1932年。其中以1932年为最甚，出现了无村不戴孝，遍地添新坟的惨景。"张氏在治疗肆意猖獗的瘟疫时，大量应用了石膏。他认为："石膏质重气轻，其质重也，可以逐热下行；其气清也，可以逐热上出；俾胃府之气化升降皆湛然清肃，外感之热自无存留之地矣"。誉"石膏为寒温实热证之金丹"，"为寒温第一要药"。张锡纯云："岁在壬寅之孟秋（1902年），邑北境霍乱盛行"，"愚遇其证之剧者，恒于方中加羚羊角三钱（另煎兑服）服者皆愈"。后因其药昂贵，而伪者甚多，经"临证细心品验"，以鲜茅根、生石膏、阿司匹林三药代羚羊角，其疗效"且有时胜于羚羊角"，并冠方名为"甘露消毒饮"。后值天津"瘟疹流行，治以此方，皆随手奏效"，诚可谓圣手妙药。

笔者曾见北京国医堂中医医院杜惠芳医师用麻杏石甘汤合葶苈大枣泻肺汤治马脾风证，孙某，男，9岁，2011年9月。该患得病七日，初起发热恶寒，后壮热无汗，体温39.7℃，听诊右肺有散在湿性啰音，诊断为大叶性肺炎，继发脓胸。用青霉素、链霉素、红霉素、氨苄西林治疗一周，未见好转，体温最高39.3℃，诊见咳声嘶哑，痰稠黏不易咳出，舌尖红、发热无汗、脉浮数。为寒邪入肺、肺气郁闭、蕴而化热。治宜宣肺清热逐饮，投以麻杏石甘汤合葶苈大枣泻肺汤。处方：麻黄7.5克，生石膏60克，杏仁12克，甘草6克，葶苈子10克，白芥子5克，桔梗10克，生姜5克，大枣3个。三剂后汗出热退，痰易咳出，咳喘大减，体温降至38.5℃左右。继服前方三剂，体温下降至37.5℃，鼻窍已不煽动，但仍喘促胸痛，大便秘。此属痰浊壅肺不能肃降，方加瓜蒌15克，大黄3克，半夏10克，以利肺泄痰浊。服三剂，大便通，诸证皆退。经X线检查，右肺阴影已消失。杜氏之师是名医刘绍武先生。刘崇仲景，亦是经方大家，可见，石膏的辛、甘，入肺、胃经，为"热病金丹"，清热泻火的疗效是十分可靠的。

关于石膏的用量，无言公用过500克，仲景白虎汤每剂用石膏一斤（东汉一斤合今50～60克），麻杏石甘汤用半斤，大青龙汤用鸡子大一枚；余师愚清瘟败毒饮用240克，吴鞠通也用过这样的量；广东有位名医，成人每服起码用90～120克，较重剂量180～240克，小儿起码30克，较重则45～90克。前面提的山西的刘绍武先生，用石膏100克亦是常事，抗战时期，北京四大名医某给吴佩孚治牙痛，每帖就用过石膏120克。

余无言先生还崇用大黄，斯味为《本经》下品。其味苦性寒。由于大黄具有良好的活血化瘀作用，即主"下瘀血"、破"癥瘕积聚"，故治"血闭寒热"，即瘀血证。本品治疗瘀血证，不论内服、外用均有良效。

岳美中

"病者本也，体也；证者标也，象也，有病始有证，辨证方能识病，识病后可以施治。"急性病多属六淫时疫所致，变化较多，尤其是风火阳邪，剽悍迅疾，焚毁顷刻，治之宜准、宜重，即所谓要有胆。但胆须从识中来，有胆无识，往往陷于盲目，甚至鲁莽偾事；有识无胆，畏怯不前，也容易贻误病机。识是胆的指导，胆是识的执行，要眼疾手快。对于慢性病的治疗，不但要有方，还要有守。"

岳美中（1900—1982），原名岳中秀，号锄云，河北省滦南县人。早年身弱，患肺病咯血，在养病中萌发了学医念头，乃始自学，边读书，边试着服药。经过年余的休养和服中药，肺病竟可。亲身体验到中医之神效。先生是近现代中国最杰出的医学大家，对中国中医理论、实践和培养后继有着绝大的贡献。

当代中医学界，有两株参天万辇的大树。一株谓蒲，即辅周先生；一株即为岳老。"树老参天杳深谷"（欧阳修句），胡融（宋代诗人）在《桐柏山》中说："清晓骑白鹿，直上桐柏山。册环若城郭，琪树郁参天。"

美中先生诗情醇雅，诗兴长葆。先生晚年对《晚菘》诗甚为眷念。所谓"晚菘"，就是深秋大白菜。其诗云："篱豆花残韭抱根，独当老圃正秋深。金风不剪抽蕉叶，玉露常滋卷巨心。青夺碧光看湛湛，肥添霜气待森森。三冬贮去鲜无碍，膳佐来春箸喜寻。"诗中对给人间带来实惠的意象，寄托了美中先生这位出身农家的一代圣手深厚醇正的人生追求。

美中先生亦医亦诗，一实一虚、一阴一阳，其文史根底丰厚，为诗质朴典重，醇雅清渊。诗中遣词用事，往往信手拈来，少雕琢而得浑成。一些咏事、咏物之作，长达五十韵、七十韵，有的诗行的七律组诗，多达十八首，可见其才力极健。先生在《壬子冬杂咏三十首》中说道："丝袋筼笼挈向廛，自调风味倍新鲜。园蔬易饱酸儒腹，何苦一餐费万钱。"粗茶淡饭、自购自炊的平常人生活心态，即如北京的大白菜，淡泊人生和高洁志行，亲切而且宁静。

先生有《今春于寒食节前第一次游颐和园，玉兰尚怯未放》诗云："清明犹自冷云堆，春意含愁却步来。初向玉兰问芳讯，名花竟待未开放。"《游颐和园杂咏十六首》这样写到乐寿堂观玉兰初开："栏边小立盼花开，冻蕾朝朝数一回。不觉东风嘘意足，枝头吹出玉兰杯。"清新颖秀，至今读来，仍不禁令人凡尘尽洗，心地空明。

先生的《壬子冬杂咏三十首》中还留下这样的人生剪影："半生积累老如何，诗债还同医债俱。若问冬宵忙底事，灯前金笔枕前书。"先生的人格魅力，与先生一生"春蚕到死丝方尽"的无私无我奉献，共构着一个大写的"人"。

美中先生曾经指出：辨证论治，是中医学术特点和精华所在。数千年来，它在中医学术的发展和促进诊断治疗技术的进步方面，起着重要作用。临床上通过辨病因、辨病位、辨病态、辨病机、辨证候、辨方药，辨病人的虚实强弱，采用积极主动的恰如其分的治疗。既注意到人体内外环境的联系和统一性，如内外相应与脏腑经络相关的辨证，也宜注意到个体体质差异等特点，因而有一病多方，多病一方的同病异治与异病同治。

美中先生十分重视专病专方专药。其在世时，曾列举了疟疾、蛔虫病、黄疸、麻风、痢疾等许多例子来说明专病专方专药对于疾病治疗的重要性。譬如痢疾，《金匮要略》治下痢脓血的热痢之用白头翁汤，已为临床证实之专方，白头翁、黄连为下利脓血之专药。后世专方如《普济方》地榆丸、《仁斋直指方论》香连丸、东垣升阳渗湿汤等是，后世专药如马齿苋、鸦胆子、大蒜等是。他说，这些专病专证专方中之专药，与方剂配伍中的"主药"意义颇相接近，且有一定联系。使用它们，既符合辨证论治原则，又都有明显效果，体现了专病专方与辨证论治相结合的过程，这才是提高中医疗效的可靠措施。

美中先生所云《金匮要略》之专药，如百合病，药名就是病名，而在为其所设的七首治方中，有六首用百合作主药。对于阴阳毒一病，不论患者的体质和疫毒侵犯的部位有何不同，所出治方均重用升麻和鳖甲。治疗胸痹和湿热黄疸，分别投以瓜蒌、薤白和茵陈或大黄。治疗因痰饮所致咳嗽和因多种原因所致呕吐，尽管用方殊多变化，但前者几乎不离细辛、干姜、五味子，诚如陈修园所说："《金匮》治痰饮咳嗽，不外小青龙汤加减，方中诸味皆可去取，唯细辛、干姜、五味不肯轻去，即面热如醉，加大黄以清胃热，及加石膏、杏仁之类，总不去此三味，学者不可不深思其故也"。

治疗疟疾发作用蜀漆（常山苗），救治阴盛阳衰厥逆用附子、干姜，治疗局部皮肤黏膜糜烂搔痒用苦参。故可曰，张仲景的辨证论治就是建立在专病专证专方专药之上的。赵锡武先生也颇具见地的指出过："治病所用方剂，有已成熟者，有尚未成熟者，成熟者专病专方，未成熟者一病多方"；"有疾病而后有症状，病者为本，为体；证者为标为象。病不变而证常变，病有定而证无定，故辨证不能离开病之本质"。

金寿山先生也强调过辨证论治的枢机是病为纲，证为目。其在《金匮诠释·自序》中指出："能辨证而不识病，可谓只见树木不见森林，在诊断上缺乏全局观点，在治疗上会毫无原则地随证变法，当然只识病而不辨证，也就是只见森林不见树木……诊断上虚实不分，治疗上实实虚虚，损不足而益有余"。岳、赵、金三公，斯皆佳论。

刘惠民

"六经辨证是中医学中最严密的辨证系统，六经中三阴三阳是该系统中的六个要素。一个系统中的六要素，通过结构相互联系起来，是一个有序的组合，一个整体。"

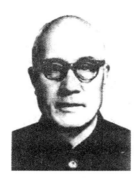

刘惠民先生

刘惠民（1900—1977），山东省沂水县人，祖籍山西，明初移居鲁中。是山东省立中医院（现山东中医药大学附属医院、山东省中医院）首任院长。

刘氏一脉，开基始祖刘元，字正良，原籍山西洪洞县，生于元朝泰定四年（1327年）。元朝末年，山东一带因战乱破坏严重，民多有死，十室九空。明朝建立后，太祖朱元璋为了恢复山东地区经济，决定从山西大量移民山东。洪武二年（1369年），刘元等800多人在押迁官李公的带领下，由故乡山西洪洞县向山东移民。当时，22岁的刘元被李公举为移民迁长。庞大的移民队伍经过长途跋涉，先来到山东单县，在这里开始分流，有的留在鲁中，有的迁到海州，还有的北迁到兖州。刘氏始祖刘元则家族人丁渐增。数百年来，刘氏家族世世代代，形成望族。惠民先生的先祖，据当地《刘氏族谱》载，为穆陵关守关将领之后，为宋代青州刺史刘德宁，德宁三子国华传十世，至元代延祐年间，后人考取武举，官至集庆路总管。公元1356年，与朱元璋战于集庆，战败而知元朝将亡，北潜青州阳河。传七世，出明代阁老、户部尚书刘翔。

刘惠民原名刘诚恩，自幼即酷爱医学。十六岁因病辍学，开始攻研医学。为精于此术，多方求教。20世纪20年代，曾远赴沈阳，在民初名医张锡纯先生创办的"立达中医院"学习并工作。两年后，考入全国名医丁仲祜主办的"上海中西医药专门学校"，毕业后，返归故里，悬壶问世。1956年，刘氏在青岛曾为毛泽东主席治病，并担负中共中央领导的保健工作。

刘氏善于从实践中总结经验，对内、外、妇、儿各科许多疑难病症的病理机制和临床诊治，并有精深的造诣。尤对外感病有独到见解。认为外感热病亦属伤寒，治应取法《伤寒》，按六经辨证，应用三阳经治法。认为生石膏不仅清气分之热，还能辛散解肌，其治外感发热，善用生石膏。其对麻杏石甘汤尤为运用精熟。治外感兼表证甚者，多用薄荷，兼咳甚多用桔梗、五味子，每见心烦、不眠、神经精神系统疾病及小儿惊厥诸疾，泛用酸枣仁。在刘氏医案中，其治感冒、杂病，用酸枣仁的例子甚多。1957年夏天，刘氏治毛泽东之感冒、失眠，即用"生、熟合捣"，毛病愈后曾问及此味，有人答曰："酸枣仁这东西，生吃能提神，炒熟了吃能安神。生、熟捣碎入药，就能同时发挥两种作用，平衡中枢神经。"

刘惠民先生的优秀继承人，是山东中医学院著名中医学家周凤悟先生1984年曾在其济南大明湖畔宅第对笔者说，"刘惠民先生生前忙于诊务，加上当时不太重视文字整理从医经验，又偏重治病，所以治学思路、建树留下的不多。但先生临床注意辨证，尤以六经辨证为主，说六经辨证是从邪正、病位、病势、缓急方面立论的基础的基础。"

刘氏惯用麻杏石甘汤。《伤寒论》说："发汗后，不可更行桂枝汤。汗出而喘，无大热者，可与麻黄杏仁甘草石膏汤。"此条本应该是紧接在"若发汗已，身灼热者，名曰风温"，由于历代传抄之误，宋本置于伤寒论63条。辨证要点是"汗出"，要有"汗出"才能用麻杏石甘汤。"无汗"不可用。

临床上麻杏石甘汤不仅仅是为外感热邪壅肺所设，如配伍得当，还可兼治表证和其他疾病。其中麻黄与石膏的配伍剂量很有讲究。若咳喘无汗，病属邪已入里，热闭于肺，但仍有表象，当以透邪为主，石膏应3倍于麻黄；若患儿咳喘，身热汗出，属热壅于肺，当清解肺热为主，石膏应5倍于麻黄。麻杏石甘汤能宣上焦肺热，利下焦水湿，下病治上，可用于治疗尿频、遗尿症；根据肺合皮毛，热邪壅肺，伤及所合的机制，用于治疗荨麻疹。无论是外感还是内伤杂病，只要辨证准确，临床证见热邪壅肺者，皆可应用麻杏甘石汤。

刘氏所惯用之酸枣仁，《本经》谓其：味酸，平。《别录》曰其无毒。《饮膳正要》云其：味酸甘，平。入心、脾、肝、胆经。有养肝，宁心，安神，敛汗，治虚烦不眠，惊悸怔忡，烦渴，虚汗。《本经》云：主心腹寒热，邪结气聚，四肢酸疼，湿痹。朱震亨曾曰，酸枣仁"治血不归脾而睡卧不宁者，宜用此大补心脾，则血归脾而五藏安和，睡卧自宁。"《本草纲目》说其"甘而润，故熟用疗胆虚不得眠，烦渴虚汗之证；生用疗胆热好眠。皆足厥阴、少阳药也，今人专以为心家药，殊昧此理。"《本草经疏》言其：酸枣仁，"实酸平，仁则兼甘。专补肝胆，亦复醒脾。熟则芳香，香气入脾，故能归脾。能补胆气，故可温胆。母子之气相通，故亦主虚烦、烦心不得眠。其主心腹寒热，邪结气聚，及四肢酸疼湿痹者，皆脾虚受邪之病，脾主四肢故也。胆为诸脏之首，十一脏皆取决于胆，五脏之精气，皆禀于脾，故久服之，功能安五脏。"《本经逢原》则指出："酸枣仁，熟则收敛精液，故疗胆虚不得眠，烦渴虚汗之证；生则导虚热，故疗胆热好眠，神昏倦怠之证。"

按酸枣本酸而性收，其仁则甘润而性温，所以能散肝、胆二经之滞，《本经》上说其治心腹寒热，邪气结聚，酸痛血痹等证皆生用，是有疏利肝、脾之血的作用。盖肝虚则阴伤而烦心，不能藏魂，所以不得眠。若是伤寒虚烦多汗，及虚人盗汗，可以炒熟用，其实，不过都是取其收敛肝脾津液的作用。药理上酸枣仁水溶性提取物对动物睡眠不仅影响明显，而且有对抗中枢兴奋剂的作用，对心血管系统，心律失常、心肌缺血，可使心率减慢，心收缩力加强，有强心、促使微血管管径扩张和增强抗缺氧能力、提高免疫力。

秦伯未

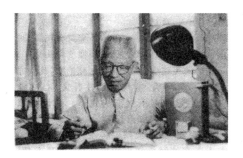

秦伯未先生

"辨证论治是中医的诊疗规律，从认识证候到给予适当治疗，包含着完整的极其丰富的知识和经验。"

秦伯未（1901—1970），原名之济，号谦斋，其远祖为宋代词人秦观。上海人，出身儒医世家，自幼酷爱文学和医学。1919年入上海中医专门学校，在名医丁甘仁门下攻读中医。1923年毕业后，留校任教，并在上海同仁辅元堂应诊，以治内科杂病见长，对虚痨痼疾尤精。1927年先生与王一仁、章次公、王慎轩、严苍山等创办上海中国医学院，任教务长、院长。1930年，创办中医指导社，主编《中医指导丛书》《中医指导录》杂志，开展学术交流，先生之祖父笛桥、伯父锡田、父亲锡祺，均通儒精医。耳濡目染，先生自幼即酷爱文典医籍，凡经史子集、诸家医典、诗词歌赋、琴棋书画，无不涉猎。其书画扇面及篆刻，造诣精深。尝见秦公之秋葵一画，上题："不关世事乱如麻，菀菀幽怀冗自嗟。省却伤春情太重，而今祇爱写秋花"。慨于世事，含蓄深挚之至。

先生治学尤重《内经》，且医文并茂。早年即潜心撰写评述《内经》的专著，有《读内经纪》等5种，并将《内经》原文整理成生理学、解剖学、诊断学、方剂学等7章，病症则分为伤寒、湿暑、热病等37类，还剖析《内经》与西方医学理论各自的特点和异同，独具见解。1954年，先生受聘任上海市第十一人民医院中医内科主任。1955年调任卫生部中医顾问，并执教于北京中医学院，兼任中华医学会副会长、国家科委中药组组长。

先生与程门雪、章次公等诸贤为同窗，受教于曹颖甫、谢利恒、夏应堂、丁仲英，砥砺自强，几十年如一日，每晨6时许起床，即伏案写作、钻研。

先生应用《内经》理论作指导，总结治水6法则，即发汗、利尿、燥湿、温化、逐水、理气，并列举了代表方剂及兼证变化的应变原则。这些有关"水肿病"的理、法、方、药用之于临床，取得了较好的疗效。在强调辨证论治的同时，先生也不否定一病的主治法、主方和主药。其认为，这也是治病的一个基本法则，临床上可在此基础上，根据具体病情加减出人，灵活运用，也能收到良好效果。先生在治疗头痛证时，就是按辨证分为外感和内伤施治的。外感头痛又分风寒、风热、湿邪3种头痛；内伤头痛则分为气虚、血虚、痰浊、肝火、寒厥、痰浊6种头痛。对溃疡病，先生则认为多属中焦虚寒证，选择"黄芪建中汤"为主方加减治疗，其效尤良。

先生在治腹泻、痛证、溃疡病、慢性传染性肝炎、心绞痛等方面，亦有精深造诣，并创有新意，也总结归纳其不少证治规律。通过理论联系实际，用古人丰富的经验知识指导临床，去芜存精，提纲挈领，综合分析归纳成为针对性很强，而且很具体化的更准确、更完整的理论。

先生在"腹泻的临床研究"（《谦斋医学讲稿》）一文中，根据《内经》《难经》《诸病源候论》《医宗必读》等古代文献关于腹泻的病因、病名、治则的记载，提出以暴泻、久泻为纲，以虚实两类来辨证施治的规律，虚证于内伤，浅者在脾，深者及肾；实证属于病邪，以湿为主，结合寒邪和热邪以及食滞等，采用化湿、分利、疏散、泄热、消导、调气等多种泻法，和健脾、温肾、益气、升提、固涩等多种补法。临床实践中，运用这些理论，治愈了众多的难治性腹泻患者。

先生认为："无论是外感和内伤，外因和内因，都是通过脏腑后发生变化"，即"所有病症，包括病因、病机在内，都是脏腑生理、病理变化的反映"，而"药物的功效也是通过脏腑后才起作用"的，可以说"临床上辨证施治归根到底都是从脏腑出发"，所以验证"必须重视脏腑发病及其用药法则"。关于脏腑发病和用药法则，先生研究在脏腑发病方面，如《内经》所云"五脏所主，五脏开窍，五脏化液，五脏所恶，五脏变动，五脏所病等，明确地指出了脏腑的生理、病理及与形体的关系"；在用药法则方面，如"《本草纲目》序例里叙述了《五脏五味补泻》和《脏腑虚实标本用药式》，《本草分经审治》以脏腑为纲，更具体地指出了药物对脏腑病变的使用"。基此，归纳了判断具体病证脏腑病位的四种线索，即"一、关于本脏的体用性质，包括本身的变化，如肝藏血，以血为体，以气为用，性主升发，宜条达舒畅，及肝用太强，气盛化火，血虚生热生风等；二、关于本脏与形体各组织器官的联系，包括经络循行部位，如肝主筋，开窍于目，爪为筋之余，及肝脉循胁肋、少腹，络前阴，冲脉隶属于肝胃等；三、关于本脏同其他脏腑的关系，包括奇恒之腑在内，如肝与胆为表里，与心、肾相生。"

先生临证善于抓取主证，搜罗兼证，惯以主证为线索，以兼证作佐证和鉴别，全面综合，条分缕析，以逮其时其病之证结，综合病机，善析病机，故其立法处方无不紧扣。斯立法于此，取效之秘，亦在于此耶。

伯未先生1933年曾为中国医学院撰写《院歌》："春风暖，桃李开，吾院何多才。启迪炎黄绝学，灿烂散光辉，如琢如磨更栽培。前程期千里，独步国医坛。讲课散，歌声扬，橘井长流芳。阐发轩歧岳训，富丽复堂皇。如切如磋费商量，前程共期无限，永峙春申江。"歌词真切，也可见写词之人的信心和抱负。（此歌刊载于《第四届毕业纪念刊》）

1941年，汪伪政权导演"还都"南京戒严的丑剧，先生作《即事》四首七律讽以刺之："朱旄画角导还都，旭日曈昽曙色铺。虎踞山邱存废垒，鹰扬营帐接荒墟。高寒碧落盘雕鹗，呜咽江流隐舳舻。报道京师严未解，禁城示入尚须符。""四山云气困危疆，乔木萧深落叶黄。故吏未归邀晋级，贵人初宠擅专房。街坊羽檄传新令，幕府文书率旧章。回首方黄徐邓业，荆榛骸骨早荒凉。""翩翩裘马剧风流，郊外清游九月秋。老去书生留本色，延来上客已焦头。刘禅岂竟忘川乐，北郭奚堪殉楚忧。寂寞中山陵下过，寝园门闭冷松楸。""一片乡心旅雁飞，不堪还问旧乌衣。欲从宋室评南渡，尚见春官出内闱。卫霍功名重有待，机云才调未曾稀。杜陵岂乏安危志，老大飘零对落晖。"这四首诗，用典若干，寓事寄情，当时被人抄录，今尚有存。

1966年，北京著名的邓拓等"三家村"的《燕山夜话》中，有"三七"等几篇医药短文，也是先生之手所写。先生在上海时与名医程门雪、许半龙共为"丁（甘仁）门三才"，后又有名医王一仁忝列，合为"丁门四才"。还与程门雪、章次公共誉为"上海三杰"。可见，先生"诗酒风流"，真当是宏儒大医矣。

沈仲圭

"理论与实践是一个反复循环、不断提高的过程，要不断总结临床经验，包括失败的教训。医学理论必须时时和临床相印证。有了一定的理论而没有实践经验，纸上谈兵，也易误事。理论与实践是一个反复循环、不断提高的过程，要不断总结临床经验，包括失败的教训。医学理论必须时时和临床相印证，体会才能深刻。"

沈仲圭（1901—1986），浙江杭州人。早年受业于王香岩先生。1928年任教于上海南市中医专门学校，1930年任教予上海国医学院，1932年又任教于上海中国医学院。抗战期间，曾任北碚中医院院长。新中国成立后先任教于重庆中医进修学校，1955年受聘到中医研究院，早年起即为多种中医刊物撰文，为普及中医知识做出了极大的贡献。

仲圭先生的父亲是清代两浙盐运使署房吏，其家道在先生中学肄业时已衰。

其拜本地名医王香岩先生为师。王师为湖州凌晓五门人，擅长治疗温热病，为杭人所称道。在师门上午随诊，下午摘抄医案，同时看书学习。满师后，先生一面作小学教员，一面钻研医学，并执笔写文，投寄医刊。先生治学十分勤勉，"盛年不重来，一日难再晨。及时当勉励，岁月不待人。"（陶渊明诗）当时如王一仁主编的《中医杂志》，吴去痰主编的《神州国医学报》，陈存仁主编的《康健报》，张赞臣主编的《医界春秋》，陆渊雷主编的《中医新生命》等刊物，常刊其文。

20世纪20年代，中医刊物大致可分为三个类型：一为中医学术团体主办的，如《神州国医学报》《中医杂志》等，一是以研究学术，交流经验为宗旨的，如张赞臣主编的《医界春秋》，陆渊雷主编的《中医新生命》等；一为宣传中医常识，唤起民众注意卫生的，如陈存仁创办的《康健报》，吴克潜创办的《医药新闻》，朱振声创办的《幸福报》等。但当时研究学术未成风尚，刊物稿源常虑不足，质量亦平平。

尤其在当时在十里洋场，以医业立足者，极不容易，许多名家，都是先做善堂医生，取得民众信仰，然后再自立门户。斯时仲圭在沪上学医、行医，颇受窘迫，此种状况，亦非鲜见。他如陆渊雷先生是善堂医生，章次公先生是红十字会医院医生，徐衡之先生家境宽裕，自设诊所。设备完善的西医院专为官僚富商服务，而贫困大众只能到善堂求医。《神州国医学报》知名编辑吴去疾先生，就终因业务萧条，抑郁而死。仲圭先生的老友张汝伟先生，虽自设诊所，却无病人上门，赖其女资助，生活十分艰难。中医大多都门庭冷落，终日为柴米油盐操心。仲圭先生早年有幸，遇名师王香岩先生，经其传道、授业、解惑，为仲圭先生以后的学业奠定了基础。香岩先生擅长治疗温热病，仲圭先生学习的基本上是叶派学说。迨至壮年入蜀，接触到不同的学术流派，不同的环境、民情风俗、用药习惯等等，对仲圭先生理论和临床的提高起了很大的作用。如江浙医生用乌、附，大率几分至钱许，而川蜀医用乌、附，常用三、四钱，甚至有用两许者，各学所学，获益良多。香岩先生是清浙湖凌晓五先生的入门高足，尽受凌晓五先生真传。凌公晚年自号折肱老人，年七十二回归道山，著梓《凌临灵方》一册，载温病心得尤精。

仲圭先生最倡读万卷书，行万里路。云司马迁能写成究天人之际，通古今之变，成一家之言的《史记》，一来由于天人遗文古事，靡不毕集太史公，掌握了大量文献资料，同时他二十而南游江淮，上会稽，探禹穴，窥九疑，浮沅湘，北涉汶泗，西征巴蜀以南，略昆明，历览天下名山大川，积累了丰富的生活经验和创作经验，这也是一个重要的原因。

仲圭先生自书联曰："读不如行，使废读将何以行；蹶方长智，然屡蹶讵云能智"。仲圭先生平生所读之书，以明清著作为多。清末民初，浙江桐乡大麻金子久先生曾对门人说："《内》《难》《伤寒》《金匮》为医学之基础，然在应用时即感不足，如《金匮要略》为杂病书之最早者，然以之治内妇科等病，不如后世医书之详备。所以唐宋诸贤补汉魏之不足，金元四家又补唐宋之不足，迫至明清诸名家，于温病尤多发挥。"金先生这段话，与仲圭先生治学之路正好相同。汪昂的《素灵类纂约注》、徐大椿的《难经经释》、《医学源流论》，治《伤寒》、《金匮》，宗《医宗金鉴》，温病宗《温热经纬》。明·王肯堂《证治准绳》，清·国家编纂的《医宗金鉴》，以及沈金鳌的《沈氏尊生书》，均是皇皇巨著，内、外各科具备，也是仲圭先生案头必备的参考书。

仲圭先生善于吸取百家之长，如其老师裘吉生老中医，自订疏肝和胃散，治肝胃气痛疗效可靠，方用沉香曲、香附、甘松、延胡、降香、九香虫、刺猬皮、瓦楞子、左金丸、甘蔗汁、生姜汁。仲圭先生用此方治神经性胃痛、胃溃疡胃痛，均有疏肝和胃，行气止痛之功，但不宜于虚证。

仲圭先生的老师裘吉生先生（1873—1947），名庆元。也是晚近中国医学史上卓有声望的一位大家。其浙江嵊县人氏，出生于绍兴。当时绍兴义士徐锡麟、秋瑾秘密结交，共同参加光复会。

光复会是清末革命团体，又名复古会。光绪三十年（1904年）由王嘉伟、蒋尊簋、陶成章、魏兰、龚宝铨、蔡元培成立。蔡元培，1916年至1927年曾任北京大学校长。蔡当时任会长，陶成章任副会长。该会纲领是"光复汉族，还我山河，以身许国，功成身退"，活动范围在上海、浙江、江苏、安徽等地。

张伯臾

"向素爱看徐灵胎评注《临证指南医案》。叶、徐两家均是一代名医，但在学术见解上常有相左之处。如《临证指南医案》吐血门，叶天士常用麦冬、五味子、玉竹、沙参；徐灵胎认为'吐血咳嗽乃肺家痰火盘踞之病，岂宜峻补，''今吐血之嗽，火邪入肺，痰凝血涌，唯恐其不散不降，乃反欲其痰火收住肺中，不放一毫出路，是何法也！'吾以为，徐叶两家之言，似乎背道，实乃相辅而不悖。吐血咳嗽而痰火恋肺者，麦冬、五味之属，当在禁用之列，以免资寇助纣，然临诊之中，所遇肺阴已伤，舌红绛，脉细数而咳吐血痰者不少，以阴虚为重，沙参、麦冬、玉竹等药，均属对症佳品，岂能废用，徒用清化痰热，以伤胃气，非其治也。故徐、叶之说，未可偏废，相机而用，取效临床。仲景有麦门冬汤，麦冬半夏同伍，补阴而不滋腻，配搭之妙，诚可取法。"

张伯臾（1901—1987），别名湘涛。上海川沙人。早年从师于浦东三桥镇王文阶先生，1921年录取于上海中医专科学校，毕业后回浦东家乡行医。1924年又承业于江南名医丁甘仁，1956年进上海第十一人民医院曙光医院，1978年任上海中医学院教授。

伯臾先生平生手不释卷，精研经典、各家，勤习西医及文史子哲，勤求不怠。治学主张寻本溯源，以《内经》《伤寒杂病论》为基础，但同时又须结合临床，广览医书，撷采众长。临床擅治内科急重病、杂病，辨证入微，分析极精，主要临床特点在于"平调阴阳，培补脾肾"，尤重人体正气，立方用药，"扶正祛邪，祛邪安正"，"扶正而不碍邪，祛邪而不伤正"，前后章法谨严，极有其序。

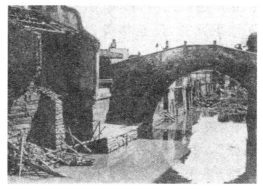

1937年的张伯臾先生家乡

先生治学讲求"寻本溯源"。盖天下事有可以理推者，有不可以理推者。可以理推者，现在之事；不可以理推者，未来之境。如《大学》曰："致知在格物，物格而后知至"。可细思之，物从何有？造物者谁?溯本穷源，必得物理之妙。无明德则不能明明德，不能明明德，则不能格物致知，不能格物致知，则不能止于至善。古人有句话："极目高峰顶，湖山景倍多。"所以说，天地之外有天地，虚空之外有虚空，犹天下不可以比国，国不可以比家，家不可以比身。认为孔子所曰："吾道一以贯之。"老子道："道可道，非常道。"放之则包罗天地，卷之则不满寸衷，盖心无尽，虚空亦无尽。尝引唐朝诗人，"诗佛"王维，其在画谱《山水论》中说的一句话："远人无目，远树无枝。远山无石，隐隐如眉；远水无波，高与云齐。"论丹青，则愈远愈渺；论世界，则愈远愈宽；意指中医治学，也应放眼于远。

伯臾先生于青年时期，曾见当时名医方行维先生用夹杂之方，甚为不解，时有人谓方氏为"无师传授，乱而博杂。"此位方氏行维（1886—1964），原本福州人，幼年随其父名医方澍桐研究陈修圆医著，10岁时到中药铺从师，13岁开始治疗实习，17岁东渡日本。斯人有奇异志，其见解多有人所不及之处。治学，剑走偏锋，多从孙思邈《千金》一路，治多奇效，1928年曾受聘北平卫生局任过中医考试主试委员，当时北京诸医，有知有不知，考学试卷，竟多出其手，如"四大名医"者、方氏一门及许公岩、张菊人等，考卷评品，概由方氏所评。袁世凯曾患病，还礼请于斯。其将附子与羚羊角配伍使用，谓："附子为回阳救逆之妙品，羚羊角为镇肝熄风之要药，一动一静，一温一寒，一阳一阴，药性迥异，相反相成。其作用有二：一则交济阴阳，二则扶阳生阴。对于肝旺于上、肾亏于下，母子相离之证，具有平衡阴阳之殊功"，斯论人多有记。

伯臾先生素宗孙思邈《千金》学，孙氏穷毕生精力，如其谓"吾十有八而志于学"，"白首之年，未尝释卷"，以百岁以上的高龄，多方勤求博采，因而菟集宏富。林亿等在《校正千金要方·序》中说其"上极文字之初，下讫有隋之世，或经或方，无不采摭"。其不是一个简单的蒐集者，而是既"述"之又"论"之，有取有舍，如《金匮要略》是宋人发现的，经林亿等辑存而公诸于世的，而早于林亿400多年的《千金要方》，却已囊括了宋本《金匮要略》。《伤寒论》虽曾经晋人王叔和整理，但孙思邈《千金要方》，并不见斯，故有"江南诸师，秘仲景要方不传"之感叹。

伯臾氏云其初读《千金》，不解其意，视为"偏书"，而方行维先生平生善

173

用《千金》，给其不少启发。晚年的伯奂先生，云所遇疑难杂症，与日俱增，投以平时熟用之法，取效者不多，百思不解其结。于求法不得情况下，遂再次攻读《千金》。随着阅历的丰富，读起来别有一番感受。

伯奂先生曾谓，《千金》医学理论纵然不多，而方证记录朴实可信，其上下、表里、寒热、补泻、通涩等药并用之方颇多。用心良苦，深蕴其中。所谓疑难杂症者，大多症情错杂，非一法一方所能应对，当须详细辨证，合法合方，方能奏效。故先生常说："杂症施治，效法《千金》。"此为伯奂氏治杂病多能取效之"奥秘"也。

伯奂先生1924年回乡悬壶，当时，乡间农民积劳成疾，故门诊或出诊，病多危重，尤多热病重症，如高热、霍乱、痉病、厥逆，病情复杂多变，非温病时方如桑菊、银翘等能效。面对棘手之症，伯奂先生刻苦钻研《温热论》《温病条辨》，勤读《温疫论》《广温疫论》《时病论》，渐熟时行疫毒治疗方药，疗效有所提高。然张并不满足。临诊中，深感温病诸书，虽对保津开窍之法颇多发挥，但对厥逆之变的辨治，尚有不足。如当时霍乱流行，病死者甚多，其证见卒然暴吐泻，手足厥冷，汗出，大渴引饮，得饮即吐。一般医家从温病之法，投甘寒（或苦寒）清热之剂，活人者鲜。

伯奂先生还重点研究《伤寒论》。就仲景投白通加猪胆汁汤而得启发，故旋进一步深研《伤寒》，借以补温病之不足，熔伤寒、温病方、法于一炉，大有奇验。如治一败血症，继发性再生障碍性贫血。多种抗生素，高热不退，症情凶险。邀先生会诊。症见高热6天不退，入夜口渴，便秘，两下睛红斑（出血点）。苔黄腻根厚中裂而干，脉象虚细而数。伯奂先生辨析病系正气大亏，客邪乘虚而入，邪热亢盛，炽于气分，灼伤阴津，且有入营之势。治扶持正气，清化邪热。投入参白虎汤，兼用凉血药救治之。方用生晒参、铁皮石斛、石膏、知母、金银花、连翘、赤芍、牡丹皮、墨旱莲。服药2剂，高热得平，白细胞上升。病房医师以此方为清热妙剂，故又嘱患者续服原方3剂。至10月30日再邀会诊，病情出现嗜睡懒言，面色萎黄，汗出较多。口渴胁痛。苔根腻，舌质红中裂，脉细数，重按无力症等症。张诊，认为：症由邪伤气阴，又过服寒凉清热之剂，更见阳气伤损，有虚阳外越之兆；邪热虽化未彻，有内传少阳之虞。故治疗重在滋养气血，佐除余邪。方中重用吉林白参、黄芪、当归、牡蛎、白芍、柴胡、银花、连翘、麦冬。服4帖后，热病告愈，2周后复查，2次血培养未见细菌生长。

本例之治，伯臾先生先宗温病，后法伤寒，先扶持正气，清化邪热，凉血益气，后补气血以托邪，和营卫以敛汗，透邪清热以养明。"清""透""养"三法同用，宗温病，法伤寒，不拘一格，立法用药，防病于未患，真活用伤寒温病方者也，非老于临床之大家，难望项背。

《伤寒论》虽为体系，然不可统治一切伤寒和温病。对《伤寒论》之读，亦应从历史的特定角度去认识方为宜。明清两季，吴又可诸公总结出的温热病辨证方法，全系是根据温热病不同于伤寒病的特殊发病规律而设，亦为是对《伤寒论》在外感病治疗中的补充和完善。其运用于实际，是由张伯臾等哲人践行之而光大。

黄一峰

"脏腑气机的正常运行是维持人体外环境及体脏腑之间阴阳平衡的重要因素，脏腑气机之升降可归纳为：肝、脾、肾主升；心、肺、胃、胆、大小肠、三焦、膀胱主降。肝气升则疏达气机，调节血量；肺气降则通调水道，下输膀胱；脾气升由脾气散精，上归于肺；心火下降则下济肾水，肾水上升则上济心火。出属肺；纳归肾。升降出入协调，平衡则安康，失衡则病焉。"

黄一峰（1902—1990），字祥麟。苏州人。早年自学中医，师从陈秋孚、程文卿，1928年行医，善治肝、胆、脾胃病。

1952年，黄先生响应号召参加苏州市中医诊所，翌年担任该所所长，1956年发起创办苏州市中医医院，任首任院长。其乡里苏州，为水乡，伤寒、肠炎等猖獗，黄氏把研究和诊治的目标放在这类疾病上，终成大器。陈云同志曾用"删繁就简三秋树，领异标新二月花"赞扬黄氏的医术、医德。

临床黄先生治胃病，认为以胃痛为主症，伴嗳气、泛酸、嘈杂、便黑等症者，相当于现代医学胃炎、溃疡病、胃下垂、上消化道出血等疾病。病因多端，与气化升降失调和脏腑功能改变有关，脾胃与肝气、肺气关系密切。气为病因病机的关键所在。《素问·六元正纪大论》云："木郁之发……民病胃脘当心而痛"。《医学正传》指出："未有不由诸疾食积郁于中，七情九气触于内之所

175

致焉，是清阳不升，浊阴不降，而肝木之邪得以乘机侵侮而为病矣"。黄氏认为"诸气膹郁，皆属于肺"，胃气之所以失于通降，是与肺气的宣肃功能失职有关。当然与饮食、劳倦、外邪等致病因素，亦能损伤脾胃功能，导致气机升降的失常。气滞郁久，络脉受损或为出血或为瘀血；气郁化火，灼伤胃阴，出现胃阴不足证；气郁则痰结，气虚则寒凝。故而临床每呈虚实寒热错杂的综合证候群。

黄先生对本病的治疗原则是肝用宜泄，胃腑宜通。根据叶天士"肝为起病之源，胃为传病之所"，胃腑"以通为用""以降为顺"，注重于疏泄肝气，通降胃气。故气行则气郁、血瘀、痰湿和食滞等病理产物皆能消除。常用黄连、吴萸，苦辛通降借以泄木；绿萼梅、旋覆花、川楝子，疏肝降胃。脾升则健，胃降则和根据东垣治疗本病即以升降立法，着重升举脾之阳气，唯有脾气升发，谷气上升，生机才能旺盛，阴火得以潜降，反之，清气不升，浊阴不降而成病。常用升麻、薤白，升发温通脾阳，宣肺治节，助运气机，盖肺朝百脉，主宣发和肃降，能通调一身之气，有助机体气化升降。故黄氏认为，宣泄肺气，伸其治节，是调升降，运枢机的重要一环。常用紫菀、桔梗，宣泄肺气。

黄先生极其推重的四气五味、升降沉浮、归经，原是中医对中药特性的描述。李时珍的《本草纲目》云："根—升，子—降，介—破，石—沉，枝—走四肢，叶—达皮毛，内实者—攻里，中空者—发表，枯燥者—行气，润泽者—入血，真乃相参相应也。"意思是植物之根为生长之本，有升举上行之功，用之有升清益气的作用，如葛根、柴胡、升麻等。子者植物之果实，成熟后多回落大地，药用多有降气、降逆下行之功，如苏子、葶苈子、白芥子、车前子等。介壳类药物多有突破、软坚化结之功，如牡蛎、穿山甲等。矿石类药物有降逆沉降之功，如磁石、代赭石之类。植物枝条入药多走四肢而治疗四肢的疾患，如桂枝、桑枝等。叶入药其质轻多走人体皮毛而治疗外感表证、皮肤之疾，如桑叶、荷叶、大青叶等。

古人的思维方式是"象形"的，惯于取类比象，先人认识事物的方式中，运用于花朵多生于植物的顶端，所以它的药用功能是多治头部疾病，故有"诸花皆升"之说；藤类植物，因其枝干运送水分营养的功能强大，故能治疗肢体、关节疾病；而骨、肉、脏器之类药品能治疗人身体中与之相同或相近部位虚损类疾病，被称之为"血肉有情之品"等。

陆石如

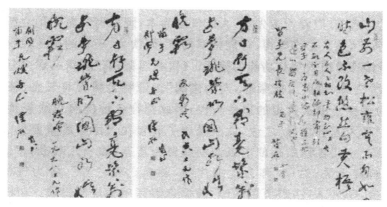

陆石如书法

"辨证要细，用药求精。外邪致病，各人表现不一。矛盾有普遍性，也有特殊性。一方一药虽能治病，但并非均能奏效。所以，掌握辨证论治是关键。"

陆石如（1902—1979），北京人，自幼师承其父陆莜香、叔父陆仲安。1920年开业行医。1954年，在北京市第三医院中医科工作。1960年调入北京同仁医院，任中医科主任。

陆右如先生之交陆湘生，亦为京都名医。1932年春，受华北国医学院施今墨院长、魏建宏教务长邀请，担任该校教授。担任教授的有杨伯澄、朱壶山、施光致、陆湘生、刘砥中、张瑞祺等先生。著名中医学家周介人、赵炳南、方伯屏等，以及西医专家姜泗长等，也曾在该校任教。

1950年5月30日，北京中医学会成立，陆湘生被选举为执行委员。名医赵树屏、赵锡武、哈玉民、于道济、潘兆鹏、马龙伯、魏龙骧、董德懋、陆湘生、瞿文楼、焦会元、陆石如、李涛、孟昭威、王健民等为执行委员，白啸山、樊干卿、石慰萱、李慧僧、曹宗慈等为候补执行委员。陆湘生先生著有《药物学讲义》。

陆石如先生继承家学，尤长儿科，善用消补。认为小儿感冒是由内伤饮食、外感时邪引起，故治疗小儿发热多用疏解消导之法。临证选药多用凉远热，重视调理脾胃，保护气血津液，认为小儿"脾常不足"，调治小儿脾胃，不一味蛮补，而以调理为主，即从脾胃自身特点入手，从"纳化"、"升降"、"燥湿"三个方面共济协调，经验娴熟独特。

举凡能使脾胃恢复纳化健运，升降协调，燥润相济的治疗方法，都属于调理的范畴。如脾胃寒湿者，治以温燥升运；脾胃燥热者，治以甘寒滋润；脾胃塞滞者，行滞以助运；脾胃虚弱者，甘温以补虚。调理脾胃之法，贵在健运，药宜中和。要时时注意健脾胃，健脾胃可以扶正祛邪。

石如先生一贯强调治疗小儿各种疾病都应以调畅脾胃为重点，如小儿咳嗽，多因外邪袭肺所致，似与脾胃无关，然而"脾为生痰之源，肺为贮痰之器"，脾为气机升降之枢纽，脾失健运，脾气不升，则痰浊壅肺，肺失宣泄而咳嗽反复发作。《医宗必读》有"治痰不理脾胃，非其治也"。故在解表宣肺之剂中仍应注重调脾和胃，以化痰理气，治病求本。

在临证中，石如先生认为温邪侵人，首先犯卫，亦属表证。其症状是发热重，恶寒轻，头疼身痛，无汗而小便清长，舌质淡，舌苔薄白，脉象浮或数。治法以辛凉解表为主，用银翘散加减。如不恶寒，反恶热，发热较高，小便黄赤，汗虽出而热不退，口渴欲饮，大便燥结，舌苔中黄，脉洪数，为邪在气分将入于内之象，治应辛寒降热兼以解表为主。总之，邪在卫重在解表，到气方可清之。小儿外感常易挟风、挟湿、挟食滞，治疗采取分散其邪，逐个歼灭的办法。正如清代温病学家叶天士在《外感温热篇》中说："温邪则热变最速。未传心包，邪尚在肺，肺主气，其合皮毛，故云在表。在表初用辛凉轻剂，挟风则加薄荷、牛蒡之属；挟湿加芦根、滑石之流；或透风于热外，或渗湿于热下，不与热相搏势必孤矣"。在临证时遇温邪挟湿、挟滞者，除解表外尚须化湿导滞，使湿邪、食滞不与热邪相搏，以利祛之。化湿常选淡渗祛湿药物，如通草、芦根、滑石等；或用芳香化湿之品，如藿香、佩兰之类。导滞常选炒枳实（或炒枳壳）、炒槟榔、炒莱菔子、焦麦芽等，如为肉食停滞可加焦山楂。

石如先生提出，温病初期一忌寒凉，二忌泻下，三忌用柴胡、葛根之发表升药的观点。而苦寒、辛温之品易致温邪内陷或引邪入下，故在有湿滞存在时，最忌寒凉，以免湿滞不化，如石膏、知母、牛黄、紫雪散之类均以不用为宜。温邪误下可致结胸。温邪在表用柴胡、葛根能引邪上升而致神昏、谵语。温邪不解入里化热，可出现高烧不退，口渴，大汗，小便短赤，舌苔黄，脉洪大等症，属邪入阳明，治宜白虎汤合银翘散加减以清阳明毒盛之邪，不宜早用黄芩、黄连，以免苦寒化燥。若阳明腑热重者可仿白虎承气汤加减治之。邪热入营仿清营汤或玉女煎治之。若正气已衰可仿人参白虎汤加局方至宝丹治之。若久热伤阴耗血，用一甲复脉汤、二甲复脉汤、三甲复脉汤加减或大、小定风珠汤加减治疗，收效颇佳。

石如先生对桑葚一味独有见识，并尤有钟爱。认为其有改善皮肤（包括头皮）血液供应，营养肌肤，使皮肤白嫩及乌发等作用，并能延缓衰老。

桑叶可以止汗。北京名医魏龙骧先生在1973年报道了一个病例，一名35岁男子，每夜12点左右，全身汗出如洗，衣被都湿透，夜夜如此一年多，经过多种方法治疗不见成效。后来魏先生开处方时，嘱咐病人每天服用干桑叶2钱（相当于6克），用米汤送服。三天后，夜汗顿止。不久魏先生又遇到几例夜汗病人，单用一味桑叶，结果都是药到病除。笔者1980年在山西榆次锦纶厂医院工作期间，用此方治愈了王四会先生之二兄的夜汗。王四会先生对笔者恩遇有嘉，至今缅怀。

"柔桑葚嫩金花灿，濛濛细雨归飞燕。"古人还以桑叶养发。以桑叶，麻叶煮泔水沐发，可促使头发生长。此方曾被清光绪皇帝和慈禧太后所用。桑根白皮，平日称桑白皮，是止血良药。某中医学院毕业生曾在1962年实习于北京同仁医院时，治一鼻出血患者，屡用凉血止血药，鼻血就是不止。于是请教陆石如老师，陆氏提笔在原处方中添桑白皮15克，病人服了两剂，即告血止。而陆氏的老师，即孔伯华老，陆氏曾经治一个鼻出血患者，百日不止，诸法无效。后请孔老先生诊视，孔氏单用一味桑白皮，即予治愈。陆石如先生在以后的临床中，凡遇因肺热气逆而鼻出血者，常单用桑白皮20克，都获良效，可见，斯药不可轻视。

桑白皮还可治脱发。《圣惠方》记载：治鬓发脱落，以桑白皮锉三升，以水淹浸，煮五六沸，去渣，频频洗沐，自不落也。如果头发干燥，用桑白皮、柏叶各一斤，煮水洗发，可使头发润泽。桑椹者，入胃能补胃液，入肠能促肠液分泌，故有补益强壮之功也。

另，此文头的陆石如先生的书法，龙飞凤舞，神韵超逸，意态跌宕，体势飞动不拘，看来是早年下过很大功夫。细观之下，先生的字有怀素书体的圆转飞动，欹正相参，大小、轻重有节，还有欧阳询的笔姿险刻，内刚外柔，点画间圆融俊朗，颇有一番艳发的神采。

黄文东

"脾胃乃后之本，为气和血生化之源。久病体质虚弱，如治疗不当，可积虚成损，在治疗外感内伤疾病中，必须时时注意照顾脾胃。具体地说。不能一见热象，就轻易用黄芩、黄连、大黄等大剂苦寒克伐，以免损脾胃；也不能一见阴血不足，不考虑脾胃的接受能力就随便用熟地、阿胶等腻补之品，以免影响脾胃运化功能。"

黄文东（1902—1981），字蔚春，江苏吴江人。幼承庭训，攻读古典经史，14岁考入上海中医专门学校，受业于丁甘仁，1921年以首届名列第一毕业于该校。1931年应丁济万（丁甘仁孙）院长的邀请，返母校执教，并任教务长之职，当时年仅29岁。其用药重视调理脾胃，不尚矜奇，常于轻灵之方，起沉疴于平淡剂中。对《内经》《难经》和仲景学说深有研究，强调调整脏腑间升降清浊之功，把握阴阳五行相互制约和依存关系。临证则以调理脾胃为先，认为脾胃乃后天之本，为气血生化之源，久病不愈，体质亏虚，治理外感内伤各类杂病，均应脾胃兼顾，以治其本。治疗慢性肠胃炎、胃溃疡、胃痛、慢性胃炎、再生障碍性贫血等症，善取各家之长，以灵轻之方、平淡之剂，屡见显效，为医林称颂。黄氏还以书法蜚声医林，力摹右军，临池奔放，铁画银钩，气静为兰，意境高雅。

黄先生治疗久咳，惯以宣、温、清、润、肃五字为法。用药轻灵，药量不大，不妄投辛散、酸敛或重浊，强调祛邪，认为治疗咳嗽"不能留有一分邪气"。宣，宣肺也。宣通肺中痰滞，发散外邪。咳嗽无论新久，即有邪，必要"宣"。代表方为三拗汤。常用的宣通药有桔梗、甘草，需发散者，轻者有荆芥、防风、前胡；重者用麻黄、桂枝。温，温肺也。风寒咳嗽，温、宣同用，代表方为杏苏散。加金沸草（旋覆梗）、紫菀、款冬花。咳嗽气急不平者，用麻、桂，痰多白沫，舌苔白腻，用细辛、生姜。

清，清肺也。盖寒包火、风热及燥热咳嗽均要以清肺为主。寒之包火，一是风寒束肺，二是风寒化热，阵咳不畅，舌边尖红，苔薄白，治当宣与清同用，即"火郁发之"。常用桑叶、桑白皮、地骨皮、炙马兜铃、枇杷叶、茅根、芦根、黄芩、生石膏，代表方为泻白散。

润，润肺也。肺热不清，灼伤津液，口干咽燥、咳嗽少痰、不易咯出、舌红。肺与大肠相表里，故还可出现便秘。即现热伤津，亦不可早用润肺药。早用麦冬等，容易使外被遏，不易外达。常用沙参、麦冬、玉竹、瓜蒌。肃，肃肺也。肺为清虚之脏，宜降则和。咳嗽初期用肃肺药，可使外邪恋肺，咳嗽不易速愈。但咳嗽初起，如咳呛较剧，无痰或少痰时，也可宣肺药与肃肺同用，这样既使外邪有出路，又不致损伤肺气。常用的肃肺药有炙苏子、白前、海蛤壳、海浮石等。

黄先生治疗失眠，有"平、养、甘"三大效方传世，人效而用，其验颇彰。

"平"—平安汤：石决明12克，珍珠母12克，钩藤9克，菊花9克，丹参9克，赤芍9克，首乌藤12克，合欢皮9克，淮小麦12克，炙甘草4.5克，竹茹9克。平肝潜阳，和胃安神。

"养"—养阴化痰汤：元参9克，麦冬9克，牡丹皮4.5克，黄芩4.5克，贝母9克，海浮石12克，半夏9克，炙远志3克，炒枣仁9克，珍珠母30克，牡蛎30克。滋阴潜阳，清热化痰。

"甘"—甘麦大枣汤加味：炙甘草9克，淮小麦30克，大枣5枚，郁金9克，菖蒲9克，炙远志4.5克，党参9克，珍珠母30克，墨旱莲12克，木香6克。益气养心安神。

黄先生治疗久喘，素以表、攻、补为进退之大法，哮喘之治，必抓住虚实两纲。大凡在肺为实，在肾为虚；新病多实，久病多虚；发时多实，不发时多虚；有邪者多实，无邪者多虚；外感诱发者多实，内伤诱发者多虚。原则上治实发祛邪为主，如疏散风寒、清热豁痰、消食下气诸法。虚发治疗以扶正为主，如健脾益气、补肾纳气等法。

哮喘患者往往本虚而标实。其用"表"，即表法也。表散风邪，因哮喘患者多为体虚，表卫不固，故很易受风寒或风热之邪侵袭而发病。此时当以祛邪为主。属风寒者用小青龙汤治疗，本方既能表散风寒，又能化饮平喘。方中干姜散寒化痰之力较强，干姜、五味子，一散一敛，配伍甚妙。有人主张五味子重用，亦有见解。

偏于风热者，以小青龙加生石膏、黄芩，干姜可改用生姜。若伴有咽痛者加射干，或用射干麻黄汤去大枣，效也较著。

"攻"，即攻法也。温化痰饮或清化痰热。哮喘患者多有痰饮宿疾或外受风寒而痰饮内生，亦可有痰热内结，复受外邪，以致气郁痰壅而发。因此在治疗时，除用表散之药外，尚须攻其有形之痰。如属痰饮者，概可根据《金匮要略》"病痰饮者，当以温药和之"之意，以小青龙汤为主，或以苓桂术甘汤为基本方，加入苏子、杏仁、陈皮、半夏、紫菀、当归之类，研成细末，水泛为丸，吞服。如属痰热内结者，则以定喘汤清化痰热为主。当痰浊壅肺，咳喘较剧，他方治疗效果不显时，用导痰汤合三子养亲汤，可收到一定效果。

"补"，即补法也。温补脾肾，以培其本。黄氏认为哮喘病既有偏阳虚者，也有偏阴虚者。张景岳说："扶正气者，须辨阴阳，阴虚者，补其明，阳虚者，补其阳。"所以在临床上必须根据不同情况，加以处理。偏阳虚者，常用苓桂术甘汤、肾气丸等；偏阴虚者，常用生脉散、七味都气丸等。此外如紫菀、款冬、远志、金沸草、鹅管石、蛤壳等顺气化痰降逆品，亦多选用。

黄先生在调理脾肾的同时，还惯用地龙片，如哮喘发作而见便秘者，方内兼用通腑之药，或用少量风化硝冲服，确能使哮喘获得暂财缓解。此外在滋阴时应避免过腻，化痰时应避免过燥。至于燥火犯肺引起之气喘。一般咳痰甚少，口干生火，脉数，舌红，少津，治宜清火润燥以平喘，可用清燥救肺汤加黄芩、地骨皮、生地。认为在哮喘平定之后注意治本，培补体质，以防止复发，这往往比治标定喘更为重要。在补肾的同时，还要处处照顾到脾胃。"补肾切不可忘脾胃"这正是黄氏治喘取效的秘诀。

黄先生治疗久泻，大法惯以理中、痛泻要方综而合之。盖脾气主升，脾虚健运失职，清气不能上升，以致大便溏泄，"清气在下，则生飧泄，"治宜温运脾阳，益气升清之法。惯用炮姜、炒白术、党参、炙甘草、炙黄芪、炒防风、炙升麻、桂枝、炒白芍、茯苓、广木香、焦山楂。如进而至脾阳虚，出现虚寒症状，则须加重温阳药如附子之类，以及随症参入涩肠止泻。脾虚泄泻不止，进而肾阳渐衰，导致脾肾阳虚。肾阳不足，则下关不固，大便次数增多，或腹痛即就厕，缠绵不愈。此时，应温补脾肾，而侧重治肾，惯用四神丸及煨诃子温肾固涩。病及脾肾，如已属阴阳两虚，前法不能取效时，还惯用真人养脏汤。如果汤剂不能取效，以丸药缓调。

脾胃虚寒而肠中湿热留恋，复因脾弱肝旺，肝气犯脾，形成虚实夹杂、寒热交错之症，出现腹痛如痢、泻下有黏冻，惯以健脾温中、清肠化湿，温清同用，如理中汤加秦皮。综上，对于脾胃虚寒、久泻不止之症，黄先生惯用理中汤为主，健脾补气；若肝旺脾弱，又惯配痛泻要方以抑肝健脾。对于纯属脾胃虚寒、清阳不升者，以温运脾阳、益气升清为大法，不用或慎用苦寒以清肠。

赵锡武

"对于随证治之一语，要有探刻的认识，辨证二字最为重要。《伤寒论》中曰桂枝证、柴胡证，此中包括病位，病因。如太阳病服桂枝汤，或下之，仍头项强痛，翕翕发热，无汗，心下满，微痛，小便不利者，桂枝去桂加茯苓白术汤主之。此仲景以治法示人辨证而非辨病。虽然《伤寒论》重在辨证，《金匮要略》重在辨病，但均非绝对，故曰二者是不可分割之一体矣。"

赵锡武（1902—1980），原名赵钟录，河南省夏邑县入。治学精深，对《伤寒论》《金匮要略》及仲景学术思想的研究尤有独到见解，对冠心病、糖尿病、肾病、小儿中风之治有独特疗效，享誉学界。

赵先生曾谓："《伤寒论》六经标题亦曰辨病脉证并治，应予注意。何谓病？何谓证？有疾病而后有证状，病者，为本；为体，证者，为末，为象。病不变而证常变，病有定而证无定。故辨证不能离开病之本质。然昨年之湿温为阳证者，今年为阴证。昨日之痢疾发热者，今日为厥冷。午前无热者，午后则太热。夜不食者，翌晨食欲大进。如此同为病之证，千交万化不可名状。犹同是人而有男女老幼之别，同是马而有形色种类之殊，不可谓病不变而证亦不变。是故诊病易，诊证难。诊得其证复诊得其病，则药无不效，治无不验。此所以仲景特标出病脉证治四字。"

"盖仲景之平脉辨证，也就即《内经》之治病必求其本，所谓本者有万病之共本，有每病之个本。医者当求每病之个本及万病之共本，而随证治之，方称精切。而薛立斋、赵养葵等专讲真水真火，乃论其共本。《伤寒》《金匮》乃真能见病知源，故药之增损确切不移。学者当对于每证每方必须深思刻苦，一增一损务使合于是规矩，方不能捕风捉影，扶墙摸壁。"

赵先生十分强调辨证施治。盖中医治病所用方剂，有的确已经十分成熟，有的尚未成熟，成熟的专病专方，未成热者一病多方，所以有"某方主之""可与某方"之说，专病专方是经实践认识，再轻实践证明，现实践，再认识，多次反复之结晶，比较一病多方，更为可贵。

清末著名伤寒学家郑钦安的《医理真传》自序曾云："医学一途，不难于用药，而难于识症。亦不难于识症，而难于识阴阳。"《医法圆通》自序亦说："以病参究，一病有一病之虚实，一病有一病之阴阳。知此始明仲景之六经，还是一经，人身之五气，还是一气，三焦还是一焦，万病总是在阴阳之中"。郑氏联系实际，阐释条文精义的论述，给了赵锡武先生以莫大启发。如太阳上篇2条："病有发热恶寒者，发于阳也，无热恶寒者，发于阴也。发于阳者七日愈，发于阴者六日愈。"注释说："病发于阳，指太阳也，太阳底面，即是少阴，病发于阴，指少阴也。若专指太阳营卫之阴阳，则与太阳风寒两伤病情不符。"余每临症，常见独恶寒身痛而不发热者，每以桂枝汤重加附子，屡屡获效。以此推之，则病发于阴，确有实据。至所言六七日者，是论阴阳之度数说法也。

又如太阳中篇13条："咽喉干燥者，不可发汗。"注释说："凡咽喉干燥之人，津液已伤，岂可再行发汗，以重夺其液乎？有因下元坎中真气衰微，不能启真水上升而致者，法宜扶阳；有因邪火灼其津液而致者，法宜清润；有因寒水逆于中，阻其胃中升腾之气而致者，法宜行水"等不同情况，并示人在临症中应细心察之，"若此等证皆非发汗所宜。"这种从临证角度来注释，不仅当年对赵氏有所启迪，今天对我辈后学者流，仍不乏实际意义。

辨证论治的实质就是辨别清楚病因体异，然后同病异治、异病同治，药随证变。因同果不同即病不同。如湿邪致病有的见体肿，而有的显腹泻，也有出现小便不利。证状虽异而治法相同即称异病同治。有的是因不同但病相同，而证不同就需同病异治。病相同而病位不同也称同病异治。如《金匮要略》中用肾气丸者就有五：一是中风后少腹不仁。二是治虚劳里急诸不足，少腹拘急，小便不利。三是治痰饮短气有微饮当从小便去者。四是治妇人烦热不得卧，但饮食如故之转胞不得溺者。五是饮一溲一之消渴病者。可见，同为一种肾气丸，主治以上五种不同病证，即异病同治。

清人单南山在《胎产指南》产后伤寒一段谓："产后七日内外，发热头痛恶寒，毋专论为伤寒太阳证；发热头痛胁痛，专论为伤寒少阳证。二证皆由气血两虚，阴阳不和，而类外感，治者慎勿轻产，执偏门而用麻黄汤，以治类太阳证。

又用柴胡汤，以治类少阳证。盖产妇血脱之后，若重发汗，则虚虚之祸，有不可胜言者也。昔仲景云：亡血家不可发汗。丹溪云：产后不可发表，二先生非谓产妇其无寒之兼也，非谓麻黄、柴胡之不对症也，诚恐后学执偏门而轻产，执成方而发表也。虽明知产后其感风寒，其生化汤内芎姜亦能散之，虽产后劳虚，治不可分南北，须当重产而用补，少佐以散剂，虽有他症，以末治之，不可不明也。""异病同治"在《内经》中无甚文字，但其与"同病异治"相对，即已可观其义。赵锡武先生毕生精研的《金匮要略》，在辨证治疗方法和具体方药的运用上就充分体现了"异病同治"的精神，后人又提出了"异病同治"，丰富了中医学的治则治法，同时，开启了新的论治法门。

程门雪

"《伤寒论》中有三类文字：其一是总结临床证治规律的，如六经病总纲和主要方证的条文，具有普遍指导意义，必须掌握；其二是个别经验的文字论述，要通过临床去验证；其三是四言韵文式的文字，与全书朴实无华的叙述风格不同，可能为后人加入，不可误为仲景原文而等观。"

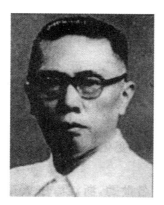

程门雪先生

程门雪（1902—1972），名振辉，号壶公，江西省婺源县人。少年从歙县名医汪莲石学，后拜江苏孟河名医丁甘仁为师，并就读于丁氏于1916年初创之上海中医专门学校，为该校第一届毕业生，以成绩优异，毕业后留校任教，诊余之暇，批注《黄帝内经》《伤寒论》《金匮要略》《叶氏医案》甚勤。毕生笔耕不倦，著作颇多。

先生于学还精弈，尤对黄、范、施甚是服膺。黄，是指黄龙士，名虬，又名霞，字月天，江苏泰县姜堰镇人。生于清顺治八年（1651年），其黄龙士天资过人，康熙三年他在门宁初谒国手杜茶村时，其棋艺距国手还较差，第二次谒见杜的时候，已一跃而为国手。名士吕书舱说黄下棋如"淮阴用兵，战无不胜"。在清初"群贤蔚起，竞长争雄"的状况中，黄龙士鹤立鸡群，"一切俯视之"，是为霸主位。清及民初，人尊黄龙士尊为"棋圣"，与思想家黄宗羲、顾炎武等人并称为"十四圣人"，可惜黄龙士"享年不永"，才到中年便撒手人寰。其精力衰竭而亡，事出有因。

范，指范西屏（又作西坪），名世勋，浙江海宁人，生于康熙四十八年（1709年）。是四大家中的佼佼者，在袁枚的《范西屏墓志铭》和毕沉《秋学对弈歌序》等诗文中，对其生平有较详细的记载。范西屏出名之时，天下太平，官僚们多闲聊无事，争着拿银子请强手与范西屏较量，以此为乐。当时棋林高手梁魏今、程兰如、韩学之、黄及侣都纷纷败在范西屏手中。最有名的棋手胡兆麟，人称"胡铁头"，棋力甚凶猛，也常是范西屏手下败将，可见范之棋艺的卓尔不群。

施，是指施襄夏，名绍暗，号定庵。生于康熙四十九年（1710年），卒于乾隆三十五年（1771年）。也是浙江海宁人，与范西屏是同乡。《扬州画舫录》上说，范、施二人系同母异父兄弟，此说未必真实。

程先生于弈，全局的总览极宜。"起手据边隅，逸己攻人原在是。""以逸待劳"，但"攻虚宜紧紧宜宽""两处有情方可断，三方无应莫存孤。"对具体的情况下的应对方法，强调"静"，习颂施襄夏诗："弗思而应诚多败，信手频挥更鲜谋。不向静中参妙理，纵然颖悟也虚浮。"以棋喻医，亦有相得。

程先生对伤寒、温病学说有深邃的理论造诣，博采古今，熔经方、时方与一炉，善用复方多法治疗热病和疑难杂症，用药以简洁、轻巧、灵动见长。程门雪先生一生治学严谨，认为即使对经典著作，也必须验之临床，绝不盲从而死于句下。指出，研究仲景著述，首先要读白文，仔细反复通读，把其中相关条文贯穿起来，对方证进行归类对比、综合分析，注意药物加减变化，自能逐渐领会其辨证论治规律。

程先生说，对经典著作要从历史发展的过程中去把握它们的内在联系。"中医学理论是在《内经》的基础上历代有所发展，至于辨证论治和八纲诊断则奠基于《伤寒论》。"《伤寒论》六经分证是在《内经》理论上发展起来的，《伤寒论》六经与《内经》所述的六经，都与经络学说密不可分，两者在理论基础和指导思想上是一致的，不能将其割裂开来。

然《伤寒论》和《内经》，是两个不同体系，有同有异。盖伤寒属于经方一脉，属于经方的辨证论治体系。"经方者，本草石之寒温，量疾病之浅深，假药味之滋，因气感之宜，辨五苦六辛，致水火之齐，以通闭解结，反之于平。及失其宜者，以热益热，以寒增寒，精气内伤，不见于外，是所独失也。"《伤寒论》属于经方一脉，观《伤寒论》的辨证体系属于阴阳、表里、寒热、虚实的六经八纲辨证体系，而《内经》则属于脏腑经络理论体系。绝不能因为《伤寒论》中的六经之名同《内经》六经之名相同，而认为《伤寒论》之六经即为《内经》之六经。

从1972马王堆文物看，《伤寒论》是由《汤液经》论广而成，似乎直接吸收和借鉴了《汤液经》。仲景撰用《汤液》中60个方证，其中39个为大小五脏补泻方证，是脏腑辨证论治的典范，而且在《辅行诀脏府用药法要》中还着重介绍了《五味补泻体用图》，并指出："在天成象，在地成形，天成五气，化成五味，五味之变，不可胜数。今者约列二十五种，以明五行互含之迹，以明五味变化之用"。张仲景撰用了39个方证，不用其脏腑补泻名，如小泻肝汤改名为枳实芍药散、大泻肝汤改称为大柴胡汤、小补心汤改称栝楼薤白半夏汤、大补心汤改称为枳实薤白桂枝汤、小补脾汤改名为理中汤、建中补脾汤改名为小建中汤、小泻脾汤改称为四逆汤。有的虽用其名，但其适应证已不是脏腑概念。如小泻心汤改名为泻心汤，其适应为"心气不定（足），吐血衄血"的阳明里实热证；又如小泻脾汤其适应证为："治脾气实，下利清谷，里寒外热，腹冷，脉微者。"《伤寒论》改名为四逆汤，其适应证为："脉浮而迟，表热里寒，下利清谷。"可见张仲景

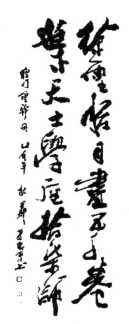

程门雪联句联："徐灵胎目尽五千卷，叶天士学座十七师"

不用五行五脏，而跳出五行之外，主张八纲辨证。

《伤寒论》称之为病，其实即是证，而且来自八纲，具体内容即其提纲，即"太阳之为病，脉浮头项强痛而恶寒。""阳明之为病，胃家实是也。""少阳之为病，口苦、咽干、目眩也。""少阴之为病，脉微细，但欲寐也。""太阴之为病，腹满而吐，食不下，自利益甚，时腹自痛，若下之，必胸下结硬。""厥阴之为病，消渴，气上撞心，心中痛热，饥而不欲食，食则吐蛔，下之利不止。"《伤寒论》是先辨六经，再辨方证，无须再用五行五脏理论。因此，章太炎先生称为："不拘五行生克之论者，盖独仲景一人耳。"

陈道隆

"阳不足则阴胜，阴不足则阳胜，诸病生矣。阴阳配合，本不得一毫偏胜于其间也。治医宜择善而从。《内》《难》而后，膺从仲景。金、元四大家中，宗东垣、丹溪，明、清以降，于张景岳之《大宝论》、徐大椿之《元气存亡论》、喻嘉言之《秋燥论》、叶天士之《温热论》《三时伏气篇》、薛生白之《湿热病篇》深究之。此等承先启后工作，能开人思路，教人大法，使人耳目一新。"

陈道隆（1903—1973），杭州人。少时立志学医。14岁时虚报4岁应试入浙江中医专门学校。5年后，因成绩名列榜首，被任附院院长。19岁被浙江大学聘为哲学系教授。不久，杭州流行疫病，陈氏除主持教学外，采用自拟处方，积极为病家诊治，治愈者甚多，医名大噪。1937年迁沪行医。

陈氏善撷各家之长，研古通今，由博返约，治温热，握邪正进退之机，因势而利导；治杂病，辨证用药，轻车熟驾。其治新凉袭肺，药用轻苦微辛之品，轻扬疏达；春温夺血，方取清热宣肺之法；温热痰热蕴阻，掀动肝风，则用涤痰熄风，通络宣窍图治；温邪化火，灼伤气营，肝风妄动，方用气营两清；暑热合邪，留连气分，多用辛苦芳香，上下分消；治暑热，选甘寒辨凉，益气生津；治伏邪，不从气分宣解，逆入营阴，以扶正清营并施；逢温邪内陷，热扰营分，每用清营泄热，透热转气。

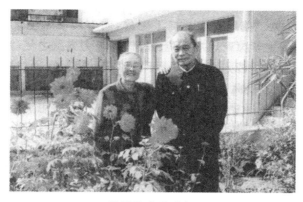

陈道隆先生夫妇

陈氏治学，药以轻灵见长，于对垂危病亦施以大剂重任。于疾病突发时，当机立断；蜕变时，勇起直追；缓解时，因势利导；消退时，培元固本。对典籍研究，以简驭繁，去芜存菁。于《伤寒论》，提挈八纲，统辖六经；读《金匮》，刻意求工于寒热虚实。尝谓："温热肇始《内经》，自河间倡导三焦，至叶、薛、吴、王，又阐发卫气营血，治法已经大备"。

温病之学，自吴有性后研究者日多，戴北山、喻嘉言、陈平伯、余师愚、周扬俊各有发展，然在病机理论方面，却未能统一。温病学亦有"四大家"说，为叶天士、薛生白、吴鞠通、王孟英也。明清之温病家，多产生于苏州为中心之江、浙，主要与该地区当时经济、文化、科学的发达，以及河流密集、交通便利、人口流动大，温病流行频繁等因素有密切关系。亦是由于这时期温病学家以及其他医家对温病的医疗实践和理论上的发展，使温病在理、法、方、药上自成体系，形成了系统、完整学说，既补伤寒学之不足，又与伤寒学互为羽翼。

陈氏精于治温，其特点重点在于顺应四时，明于阴阳开阖，升降浮沉。《素问·五常政大论》云："故治病者，必明天道地理，阴阳更胜，气之先后，人之寿夭生化之期，乃可知人之形气矣。"盖地有南北高下之异，时有四季寒温之序。春时气暖多风，肺经见证居多，每取辛凉疏风之品，宣畅肺气；暑为熏蒸之气，湿为重浊之邪，暑湿互蕴，三焦翕受，方用辛苦芳香之味，上下分消；秋令肃杀，燥气流行，药选味辛体润之品，甘凉肃上；严冬凛冽，寒侵肌腠，卫阳被遏，多和辛温发散之品，以宣肺达邪，调和营卫。其又注重脉症，不为时令所囿，随证应变，巧思而心裁之。于阴阳开阖，升降浮沉之理，颇多实践。

陈氏治营络瘀阻，心阳浮越怔忡，以石菖蒲配以五花龙骨，取其一开一阖，通心窍，敛心阳；治气虚不能固摄之子宫下垂，于益气方中加人荷蒂一味，升举清阳；治跷脉满溢，阳不入阴之不寐，必入半夏一味，引阳入阴；治冲气上逆，喘息汗出者，于温柔摄纳方中加入怀牛膝一味，引浮阳直达下焦；治风阳旋扰清灵者，多选介类沉静，甘味缓急之品，潜阳以制逆；治热邪袭肺，鲜红迸泄者，于清肺止血方中入淡秋石一味，取其咸寒下引；治湿热蕴于下焦，带脉弛缓者，于清化方中加焦山栀一味，导热下行。

《卫生宝鉴》云："五脏更相平也，若一脏不平，所胜平之，此之谓也。故云安谷则昌，绝谷则亡，水去则荣散，谷消则卫亡。荣散卫亡，神无所居。仲景云，水入于经，其血乃成，谷入于胃，脉道乃行，故血不可不养。气不可不温，血温气和，荣卫流行，常有天命。"《医学读书记》专有一记，曰："制方用药必本升降浮沉之理，《易》曰：天道下济而光明，地道卑而上行，故上下升降而气乃和。古人制方用药，一本升降浮沉之理，不拘寒热补泻之迹者，宋元以来，东垣一人而已。盖四时之气，春升、夏浮、秋降、冬沉，而人身之气，莫不由之。然升降浮沉者，气也，其所以升降浮沉者，人之中，犹天之枢也。今人饥饱、劳役，损伤中气，于是当升者不得升，当降者不得降，而发热、困倦、喘促、痞塞等症见矣。夫内伤之热，非寒可清；气陷之痞，非攻可去。惟阴阳一通，而寒热自已；上下一交，而痞隔都通。此东垣之学，所以能为举其大欤！"道隆先生以升降浮沉则顺之，寒热温凉则逆之，故春宜辛温，夏宜辛热，长夏宜甘苦辛温，秋宜酸温，冬宜苦寒，正所谓"升降浮沉则顺之者，所以顺天时之气也；寒热温凉则逆之者，所以救气化之过也。"（李时珍语）今古皆验，弥足珍贵。

章次公

"我的主张，是黄帝教我的：善言古者必有验于今。我既追随陆渊雷、徐衡之两先生问业于余杭章太炎先生之门，倡言中医改进，又与西医中积学之士何云鹤等上下议论，反复研讨中西医结合。"

章次公（1903—1959），名成之，镇江人。曾任卫生部中医顾问、北京医院中医科主任。主要著作有《诊余抄》《药物学》等。盖善言古者，必有验于今。

章氏是我国中西医结合最早倡导者之一。早在20世纪30年代，他就在实践中敏锐地觉察到中西医各有所长，亦各有所短，中医要进一步提高临床疗效，不唯不能持门户之见，而且还要懂西医，虚心地向西医学习，使现代医学知识为我所用。

据姜春华先生回忆说，在20世纪30年代末期，次公先生就和他一道去向一位留学归国的李姓医学博士学习听诊技术。章氏谓"黄帝教我的：善言古者必有验于今"，出于《素问·举痛论》，在《汉书·董仲舒传》中也有句："善言天者必有征于人，善言古者必有验于今。"

章先生出自沪上名医丁甘仁、曹颖甫先生之门。颖甫先生曾说过："众多门人中，得我薪传者，唯次公一人而已。"但章氏不受所学之囿，不存门户之见。他认为医生所应孜孜以求的是临床疗效，而治病要靠药物，所以他毕生致力于中药的研究和应用，早年曾编着《药物学》四卷，其中大部分资料都载入《中国药学大辞典》一书中。

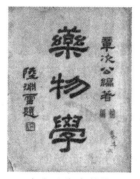

章次公先生著作

章先生究药物，除了参考历代本草著作，还致力于仲景原著以及《千金》《外台》和宋人方书，博采众方，并深入探索前贤在用药上的不传之秘。例如对柴胡这味药，章氏就用考证方法，据《千金》用柴胡六十五方，《翼方》三十五方，《外台》五十四方，《本事方》十一方，参以己验，得出其主要作用为：祛瘀、解热、泄下，与洁古、东垣，认为叶天士"升阳劫阴"之说有异。

姜春华先生指出过："单用大量柴胡，确能致泻。今人以柴胡升浮，其实柴胡并没有劫伤肝阴的副作用。"传统上认为人参、五灵脂为"十九畏"之一，而气虚血瘀证用人参、五灵脂的机会很多。章氏经长期使用观察，证实二味同用并无不良反应，而有相得益彰之功。章先生敢于疑古，对诸本草所载有疑惑之处，每每据自己的实践，大胆质疑，获取新知，这在那个时代是很罕见的。

章先生览群书，虽小说闲章，但有裨于临证参考者，亦乐于一试，以验证其效。如《镜花缘》一书有治水泻赤白痢方（制川乌、生熟大黄、苍术、槟榔、杏仁、羌活、甘草），先生觉其组方颇为奇特，然甚合理法，妙在寒热并用而收荡涤积垢、导滞止痛之功。遂试用于痢疾泄泻初起，其效颇著。真知发源于实践。

对于民间单方草药，章先生也着意搜集、验证。在其医案中，如马鞭草抗疟、白槿花清肠、陈红茶止痢、蒲公英治胃痛、麻雀煎汤治百日咳、莱菔缨（即萝卜茎叶）治痢疾肠炎、荠菜花治血尿便血、仙鹤草强心、棉花子补虚止血等，这些经验单方，至今还颇具参考价值。夫"单方者，药不过一二味，治不过一二症，而其效则甚捷。用而不中，亦能害人，即世所谓海上方者是也。其原起于本草，盖古之圣人，辨药物之性，则必着其功用，如逐风、逐寒、解毒、定痛之类。凡人所患之症止一二端，则以一药治之，药专则力厚，自有奇效。若病兼数症，则必合数药而成方。至后世药品日增，单方日多，有效有不效矣。若夫内外之感，其中自有传变之道，虚实之殊，久暂之别，深浅之分，及夫人性各殊，天时各异，此非守经达权者不能治。若皆以单方治之，则药性专而无制，偏而不醇，有利必有害。故医者不可以此尝试，此经方之所以为贵也，然参考以广识见，且为急救之备，或为专攻之法，是亦不可不知者也。"徐大椿如是谓。（《医学源流论》）

　　章先生实践中发现，不少胃溃疡病患者舌苔半光剥，多为气郁化火，灼伤胃阴，或长期使用香燥药所致。此时宜清养胃阴为主，止痛则宜含油脂药物，具缓痉镇痛作用。以大剂量（24～30克）杏仁泥治疗胃痛，即是其独到经验。

　　章先生用虫类药物治疗某些顽固的慢性病。认为仲景用大黄䗪虫丸治干血，抵当汤丸治蓄血，鳖甲煎丸治疟母等病，说明虫类药物很早既被重视。章氏学习叶天士虫类药物，广泛地用于内、妇科杂病，如癥瘕、积聚、久痹、久痛、单腹胀。先生这一经验，开启了重视虫类药物先河。后来的江苏南通，有人说自己是"引为先行的虫类药物使用者"云云，而事实是，实皆肇始于章次公也。

　　叶天士说："初病在经在气，久则入络入血"，"新病为气结在经，久则血伤入络"。络病说曾被徐灵胎斥为"杜撰"，周学海曾予以驳斥，依据便是《素问·调经论》说的"病在血，取之络"。实际此说本于《难经》"气主煦之，血主濡之，气留不行气先病，血壅不濡血后病"。究之，久病入络，则气血呆钝，瘀血痰浊，涸处其间，草木不能建功，故必借虫蚁入络搜剔络内久踞之邪，使"血无凝著，气可宣通"。叶天士讲究飞者升，走者降；有血者入血，无血者走气。此言虫类药的不同功用，飞者如虻虫，走者如水蛭，无血者如山甲、九香虫，有血者如蜈蚣、地鳖虫。并多用丸剂。叶氏谓"新邪宜速散，宿疾宜缓攻"，"凡虫蚁皆攻"。"缓攻"既为久病正气不足着想，又因邪在络中，与瘀血痰浊混杂，不可能一下子廓清，于见证之虚实、寒热、润燥之不同而配伍不同之虫类。

　　章先生早年受了曹颖甫先生的影响，对叶氏学说并不敢苟同，后来才渐渐明白叶氏治病不仅以轻灵取胜，且能上穷古法，以意化裁，多所创获，如应用虫类药物，即其一端。认识到后人景仰叶氏，如果仅仅效法他轻灵的一面，犹未能尽得叶氏之长。章氏这个认识，具有一定的启发作用。章氏经常用蜈蚣、全蝎等治头风痛，用蕲蛇、露蜂房等治风痹走注，用䗪虫、蝼蛄、蜣螂、蟋蟀等治积聚肿胀，效果都很好。特别是用蜈蚣、全蝎治头风，疗效非常突出，经治后有不少患者从未复发。根据历来使用蜈蚣、全蝎的经验，不仅其有镇痉之效，而镇痛之力特强，用之得法，有立竿见影之妙。又，川乌与当归同用，镇痛之力亦殊不弱，若再配合蜈蚣、全蝎，可以相得益彰。

　　章先生治热病用附子及六神丸的经验急性热性传染病，由于持续高热，而致心阴心阳耗竭者颇不少见。指出：仲景《伤寒论》《金匮要略》均有"急当救里救表"之说，即有所提示，如四逆诸方，即为热病心衰之剂。曾撰文谓"仲景是发明热病心力衰竭的第一人"。20世纪30年代，祝味菊先生以善用附子著称，虽高热神昏，唇焦舌蔽，亦喜用大剂附子，挽救了不少患者的生命。章先生称之为"心狠手辣"，大为佩服。他自己对热病中后期，邪势方衰而心力不支有厥脱之危者，则常用《冯氏锦囊》之全真一气汤（人参、麦冬、五味子、熟地黄、白术、制附子、牛膝、炙甘草）。此方合参附汤与生脉散，养阴与温阳并进；至于熟地、白术，则取脾肾兼顾之意。

　　盖热病不危于邪盛，而亡于正衰者多矣。何廉臣评此方说："清冯楚瞻，凡有生之物，莫不假诸阳气以为生发之根，及其经也，必阳气去而生气始绝。明乎此，则救生者，当知其所重矣……谨立前方，加减出入，活人甚众，见功甚速，取用甚多，去病甚稳。盖发热之由，未有不因阴虚者，未有火不浮越而头痛口渴者，未有火浮越而不烁害肺家者，未有中气不虚者，未有不因内伤外劳而致者，未有不上假热而下真虚者，未有外邪而不虚入本气者。此方阴阳俱备，燥润合宜，驱邪扶正，达络通经。药虽七味，五脏均滋，保护森严，外邪难入。功专不泛，补速易臻，滋阴而不滞，补脾而不燥，清肺而不寒，壮火而不热，火降而心宁，荣养而肝润。"

　　章先生之用治高热患者，若神气萧索，脉来糊数，或脉沉细而不鼓指，或见歇止，或脉微欲绝，即当着力于扶阳强心，保阳气、固阴液。可见，先生临床，采诸之长，如蜜之酿蜜，酿花欲浆成奋翅，博取百花之精矣。

董廷瑶

"临证须熟读经书，揣摩医理，细审详察，明理识病，辨证求因，见微知著，方不致误人儿矣；反之，书不熟则理不明，理不明则识不清，临证游移，漫无定见，药证不合，则难以奏效。"

董廷瑶（1903—2000），字德斌，号幼幼庐主，出生于浙江鄞县中医世家。幼承庭训，得上辈亲授，勤诵经史子集，唐宋范文，进而能文作赋。15岁起严父亲自督教医经典籍及汉唐方书，精读《素问》《灵枢》、仲景学说，继而各家学说。又遍访名师，博采众长。著有《幼科刍言》及《幼科撷要》，前者获上海中医药研究院科研成果二等奖，后者获1993年上海市卫生局中医药科技进步三等奖，发表论文近百篇。

廷瑶先生从事中医临床70余年，学验丰俱。其主要学术观点有九条：明理、识病、辨证、求因、立法、选方、配伍、适量、知度。九个方面相连，形成一个完整体系。明理，认为医者务必掌握生理病理、脉舌之理、方药之理，明理方能识病，认识疾病的发生发展规律，为诊治进而取效提供依据和思路。辨证求因是中医治病的关键，见证推理，以常衡度。立法选方，对症下药。适量，为适当适度，知度为知量知节。

廷瑶先生又有"小儿用药六字诀"传世，"轻"居首位，提出幼儿芽嫩弱质，脏气清灵，随拨随转，药石治病，用量宜轻，中病即止，毋犯胃气，贵在清灵平和，故其处方讲究轻灵。

廷瑶先生氏谓，小儿有病，不能自诉，故称哑科。病虽发于内，必显形于外，可从外而察知其内之著也，故以望诊为重。一望形神动态以获整体印象；二望面色舌苔，兼视涕痰二便，以辨阴阳寒热虚实，而于分部面诊、山根色诊、舌质苔色。治小儿热病，既从伤寒六经分辨，又自温病三焦论治，融会贯通，识病有定法，疗疾有主方。指出外感高热，邪自外入，初起邪在浅表，强调祛邪安正，择途逐盗，宗经旨"其在皮者，汗而发之"，"其下者引而竭之"，给病邪以出路。救治麻疹、乙脑、肺炎、高热惊厥等热病急症，以发汗、攻下、利尿、涌吐，甚而发疹布痧，痘疹引浆等法给邪毒以出路。尤以麻疹逆证，两颧青白，辨为气血郁滞，创用解毒活血法，血活疹透，可迅速化险为夷。其制熊麝散救治小儿腺病毒肺炎，治热病重症极效。

廷瑶先生十分重视小儿脾胃，常谓小儿幼芽嫩质，稚阴稚阳，百病以胃气为本，先天强者不可恃，先天弱者毋庸过忧，适当调摄脾胃，使后天化源充分，亦能转弱为强，证治之间尚须刻刻顾护胃气。一见不足，及时救护，选方用药时存养胃护津之意，习用山药、扁豆、石斛、花粉等气味甘淡之品，深合脾胃之性；参入陈皮、佛手，润燥互济，和中悦胃，每能扶虚培本，祛病强身。

在儿科领域中擅用仲景方，是廷瑶先生一大特点。急性热病投白虎、承气，立挽危重；暴泻、重症肺炎导致阳虚欲脱，急以四逆、参附抢救，每能应手而起；急性肾炎习用越婢、防己黄芪汤；泄泻善用葛根芩连、白头翁汤、五苓散之类，难以一一悉举。

然其桂枝汤之变化运用，不限于太阳表虚之证，而于内伤杂病亦常用桂枝汤类方。常见小儿厌食，娇瘦多汗，易感外邪，舌苔薄润而腹软无积，以桂枝汤加味作为基本方，认为"脾胃主一身之营卫，营卫主一身之气血"，桂枝汤能调和营卫气血，促进脾胃运纳之力，使气血和，脾胃苏，而能思食，称之为"倒治法"，临床效果格外显著。

另，廷瑶先生有家传治疳经验三方，辨证分型治疗，配合针刺四缝穴使之液出，以调整三焦气机，还能作疳证与一般厌食症的鉴别诊断手段。组成：①煨三棱、煨莪术、炙干蟾腹、炒青皮、广木香、佛手柑各6克，胡黄连、陈皮各3克，醋炒五谷虫、焦山楂、炒莱菔子各9克。②米炒党参、炒青皮、陈皮各5克，土炒白术、茯苓各9克，清炙甘草3克，神曲、醋炒五谷虫各9克，煨三棱、煨莪术各5克。③米炒党参、陈皮各5克，土炒白术、茯苓、淮山药、炒扁豆、醋炒五谷虫、神曲各9克，清炙甘草3克，每日1剂煎服，逐步由方①消法为主过渡到方③调补为主，本病约1月左右可基本痊愈。方①以消为主，适用于疳积已成，腹部膨硬，而形体尚实患儿，方②半补半消，适用于疳积已久，体质较虚，或服消疳药后其疳渐化患儿。方③用于疳疾渐趋痊愈之时，调补为主。治疗疳症在服用上述汤药的同时，必配合点刺四缝穴，使出稠质黏液，间日一次，直至无液仅血为止。并应忌食零食、冷饮、豆制品及麦类制品。

廷瑶先生还制有温脐散敷脐，治小儿因肠炎泄泻严重而出现肠麻痹，能即转矢气，拯危为安。温脐散组成是：公丁香1.5克，肉桂1.5克，麝香0.15克，上药共研细末，用熟鸡蛋去壳，对剖去黄，纳药末于半个蛋白凹处，覆敷脐上，外扎纱布。敷药2小时后即可闻肠鸣蠕动，矢气频转，然而大便通下，腹部柔软，吐止气平，精神安定，或再以汤药调治。若敷药后未得转气，当再敷一次。温通香窜，借麝香的渗透之力，深入肠内，旋运气机，若得频转矢气，为脾阳有复苏之机，即是向愈之兆。用蛋白乃取其质软而韧，不伤患儿腹肤，又能紧合脐孔，勿使药气外泄，径入于里，辛香温通，力专且宏，故能启动肠道气机（增强肠蠕动、缓解肠麻痹），升清降浊，拨动神机而挽危急。临证时常备用温脐散，以便随时取用，有利济急。

张赞臣

"辨证求因，审因论治是吾辈之原则，即便是对某些咽喉属于肝火郁遏、心火上炎者，喉色红又有深、浅之别，故其火亦应有虚、实之分。"

"咽喉之症，其证虽繁，总归于火。"

"平素脾胃健运功能正常者，使用苦寒泄热之品，必须中病即止、不宜过服；若是脾胃虚弱者，更勿纯用苦寒，唯恐邪热尚未根除，而中焦已先受损，胃气一败，后天失调，从而极碍康复。"

张赞臣（1904—1993），名继勋，以字行，晚号壶叟，江苏武进蓉湖人。其父伯熙公，亦为名医，曾操业于沪，尤善内外科，曾有《蓉湖医案》数卷，张氏自幼，从伯熙学，幼承庭训，基础愈坚，其学深得名医谢利恒、曹颖甫、包识生器重。主编《医界春秋》杂志，著述《中国诊断学纲要》《中国历代医学史略》等书。1960年，目击耳鼻咽喉科未受重视，乏人失传，毅然治学转重于斯。张氏为人诚笃，治学严谨，推崇《尤氏喉科秘书》《喉科指掌》《喉症全生紫珍集》《重楼玉钥》，认为诸著必应重视，他如《白喉全生集》《白喉症治疗通考》《喉科白腐要旨》及《疫痧草》等，具是喉病有价值的参考。

治喉不只喉，着重于肺胃，这是其多年临床之所得。咽喉病症虽属局部又是人身整体的一部分，故一旦咽喉发生病患，势必影响及于全身，其治务必考虑整体变化，若只看局部，不顾全身，治效往往很难。对斯疾，应着重于肺、胃二经。因为"喉主天气，咽主地气"，分别为呼吸之要道，饮食之关隘，故与肺、胃两经关系密切。为此，凡诸咽喉病症属于热毒为患者，则以清泻肺胃热毒为法，创"金灯山根汤"（挂金灯4.5～9克，山豆根4.5～9克，白桔梗3～4.5克，牛蒡子4.5～9克，射干3～4.5克，生甘草1.5～3克）为主方；凡属阴虚火旺之症，则以养肺胃之阴为法，创"养阴利咽汤"（南北沙参各10～20克，百合10克，白芍9克，天花粉9克，射干5克，桔梗4.5克，生甘草2.5克）为主方以治之临床，屡建殊功。

喉病之难，多在喉痹（慢性咽炎），虚火喉痹，阴虚喉痹，阳虚喉搏，格阳喉痹，帘珠喉痹，主要是咽部黏膜慢性充血，黏膜下结缔组织及淋巴组织增生，后壁呈颗粒状隆起，黏膜腺管口堵塞，可发生感染，以致淋巴颗粒更加红肿，黏液腺的渗出物封闭其中，形成囊状白点，位于淋巴颗粒的顶部，破裂外溢为黄白色渗出物。咽部黏液腺分泌物增加，黏稠，咽腭弓之后可见增厚之咽侧索。甚至悬雍垂肿胀、下垂。多在脏腑阴阳气血虚损的基础上发生，一般病程较长。临床所见，以阴虚为多，阳虚相对少见，亦有在阴虚或阳虚的基础上兼挟痰凝或瘀血而表现为虚中挟实者，辨证时须仔细区分。

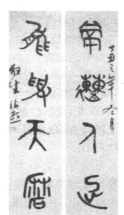

张伯熙手迹

辨分肺肾阴虚。咽部干痛不适，灼热感，异物感，或咽痒干咳，痰少而粘，症状朝轻暮重，可伴有午后潮热、两颧潮红、虚烦失眠、大便干燥、腰膝酸软等症，检查咽部黏膜暗红、干燥，舌质红少津，苔少或花剥，脉细数。本证以咽部干痛，灼热感、黏膜暗红、朝轻暮重、大便干燥、舌红少苔、脉细数等为辨证要点。

阴虚喉痹长期不愈，虚火久蒸，灼津成痰，加之久病，心情不舒，肝气郁结，气滞痰凝，痰、火、瘀互结，则咽部肥厚、颗粒状滤泡增多，导致种种咽部不适感；痰阻则易恶办作呕；痰火互结则咯痰黏稠带黄、口臭；舌、脉为阴虚、痰火郁结之象。咽燥者，津不能濡。常规多投养阴剂。而濡润咽喉之法多端，不能全赖养阴一技，只有疏土渗水，沐浴阳光，乃为上策。《素问·阴阳类论》云："咽喉干燥，病在土脾。"治疗慢性咽炎，重视辨证，既不废养阴，又应重培土健脾。

本病主要为组织增生，所以只有峻猛之剂可以周旋，因之想到了张仲景的"抵当汤"，但使用了几例，效果并不理想。1972年，笔者就教于耿鉴庭公（1915—1999），著名耳鼻喉科专家、医史学家。耿氏云，参苓白术散为健脾利湿方剂，多用于调理肠胃功能，或益气安胎。但可多用于慢性咽炎。

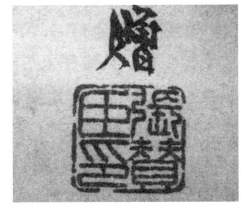

张赞臣先生印鉴

古人治疗咽喉疾患，向忌二术（白术、苍术），若予以滋阴生津一法，反而使脾胃受伐。而且此类病人气虚者不少，只要是脾虚内湿，则不必顾虑其犯禁（指"二术不入喉门"），以燥药治"燥"病，未为不可。脉虚口干，咽不红者，即可取用。

参苓白术散，出自《太平惠民和剂局方》，可健脾益气，和胃渗湿。多用于调理肠胃功能，或益气安胎。一般见气怯神疲，大便溏薄或干而不爽等，舌苔白腻，脉濡细，咽后壁淋团块状增生、充血，可于培土健脾。方中太子参、白术、山药补益肺脾之气，茯苓、薏苡仁健脾化痰，桔梗清肺又兼有载药上浮力；白扁豆、砂仁健脾理气；甘草和中，生津利咽。

夏理彬

"每于临证，辨证求准，制方求稳，用药求纯。余用药，极其谨慎，推敲再三，临床之验，概在乎此也。"

夏理彬（1905—1973），号秉琦，祖籍江苏江都。是夏应堂之子。自幼在私塾攻读四书五经，稍长则随父习医，博览医家经典，举凡《内经》《难经》《伤寒》《金匮》《千金》《外台》等书无不研习，尤其对清代的温病学说钻研至深，每于书后，附读书笔记数千甚至数万言，对辨证和用药，有独特见解。

夏氏擅治温病、内伤杂病，其临证案例，每多引章摘句，即一证一药，亦必有所依据。建国前，曾历任中国红十字会上海市分会理事及副会长，上海市中医师公会监事、中华国医学会常务理事及中华医学研究会理事。建国后，曾受聘为上海市第一人民医院中医内科主任医师、中国红十字会上海市分会理事。

夏氏撰有《夏应堂氏临床经验介绍》和《关于柴胡劫肝阴的初步探讨》等书。对慢性肝炎的治疗，经验尤多。20世纪五六十年代，治肝炎尤多。每在临证时，首辨属肝胃不和，还是肝脾不调，夹湿夹瘀，偏滞偏阴虚。肝胃不和者，常选用旋覆花汤、金铃子散、柴胡疏肝散和左金丸等。认为柴胡是肝经之要品，专擅升少阳之清气，对肝阳不亢，肝阴不虚者可为常用之品。但长期应用，却有伤阴之虑。治若不效，可进而用苦辛酸法，方用连梅生姜汤加味。如兼夹湿邪者，则选用温胆汤合景岳解肝煎；若辨证属肝脾不调，可用培土和中法，常选用柴芍六君子汤、《外台》茯苓饮及中满分消丸等，若辨证为肝家气火偏亢者，用景岳化肝煎，若湿热偏盛者，则合用龙胆泻肝汤加减；若辨证为肝肾阴虚者，常用滋水涵木法，拟一贯煎合二至丸增损；若辨证为血瘀阻络者，常选用养血柔肝、和营通络法，选方如四物汤酌加凌霄花、夜明砂、鳖甲煎丸，胁痛如刺者加用少量藏红花。

认为慢性肝炎虽虚中夹实，但以虚证为主。至乏力一症，90%以上的患者皆有之，符合"肝者罢极之本"之说。但因夹有气火、湿热，故治肝病不能纯用峻补，必须补中带疏，方能恰到好处。如其应用柴芍六君子汤，既取四君之补益，又取柴胡之疏泄，白芍之柔肝，陈皮之流动等品配合，方奏疏调肝脾之效。此外，在选用理气药时，认为久用香燥理气必致伤阴，故常选用绿萼梅、八月札、代代花和佛手等理气而不伤阴之品。

"柴胡劫肝阴"之说首见于明代张鹤腾《伤暑全书》的序言中，清初名医林北海在重刊张鹤腾《治暑全书》时，他的学生周扬俊又在其《温热暑疫全书》中提到此说，这对后来的医家叶天士、吴鞠通等影响很大。叶氏在《三时伏气外感篇》中说："不知柴胡劫肝阴……致变屡矣。"吴氏在《温病条辨》中仅禁用柴胡的条文就有五处之多。后世医家受其影响，多不敢大量应用。实际上，柴胡是一味很好的药，《本经》谓柴胡"味苦平，主心腹，去肠胃中结气，饮食积聚，寒热邪气，推陈致新"。

《本经疏证》中认为，柴胡以升阳为用，"盖柴胡非徒畅阳，实能举阴，非徒能畅郁阳以化滞阴，并能俾阳唱阴随……六气因郁而升降之机阻者"，皆可用之以转其枢。邹润安由此而认为，"则柴胡之用，必阴气不纾，致阳气不达者，乃为恰对。若阴气已虚者，阳方无依而欲越，更用升阳，是速其毙耳，可乎！故凡元气下脱，虚火上炎及阴虚发热，不因血凝气阻为寒热者，近此，正如砒鸩矣。"王孟英在《重庆堂随笔》的批语中对邹氏此说作了肯定，并例举了自己的一个例子。

但后世医家也有不同认识，有的认为柴胡不劫肝阴，临证屡用大量柴胡并没有发现所谓"劫肝阴"的不良反应，如著名医家章次公在《章次公医案》中曾说柴胡"退热通便，稳当无比"，认为柴胡有"解热、祛瘀和泄下"的三大功用，临证多用30～60克的大剂量柴胡治疗热病。上海著名中医学家姜春华先生也常用大量柴胡治外感高热，以及肝胆病证、妇科病证等也没有发现柴胡劫肝阴的副作用（《姜春华论医集》）。国医大师张琪最善用柴胡透邪，他在治疗发热时，使用次数最多的就是柴胡，剂量一般皆在20克以上，通过大量病例观察，不仅未见劫肝阴的不良反应，而且屡用屡效。

笔者恩师——百岁名医刘绍武先生，一生善用柴胡，用量常在20～30克。实际上，对于"柴胡劫肝阴"之说，确应当辨证来看。从临床角度看，《伤寒论》中小柴胡汤的主治有口苦、咽干、目眩等属于阴伤的症状，刘渡舟先生说："凡肝胆气郁日久不解，则可化火灼阴。初起每见胸胁苦满，脘腹不舒，时时太息为快，继之则低热不退、盗汗、心烦少寐等症。应宗火郁发之之旨，用开郁疏肝法。"晚清名医郭彭年曾悬壶台江，有一举子因日夜苦读而成鼻衄，时而盈碗，长时方止，多方延医不效，延郭诊视，处方柴胡250克，水煎当茶频饮。有医惊曰："柴胡性升发而动肝阴，岂能用半斤？"病家自忖别法都已试过，权服一剂再说，岂料，鼻衄竟止，如期赶考，竟然高中。郭释曰：举子因功名心切，肝郁化火，上扰鼻窍，以致衄血，前者多以泻心汤直折火势，与其扬汤止沸，何若釜底抽薪？经云"木郁达之"，木达则火自平，故重用柴胡而取效。

然证已见肝阴不足之象，则慎用柴胡，或于潜摄抑降方中，略参少量柴胡，藉作辅佐之品。刘潜江云："若阴气已虚者，阳方无依而欲越，更用柴胡升阳，是速其毙耳。"此言甚是。

刘绍武

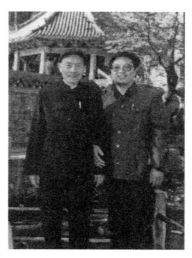

1975年笔者（右）与绍武恩师合影于山西太原晋祠

"学术是人类智慧的结晶，应该不分古今、中外、你我，以是者为是，非者为非，永远以先进代替落后。治学就要博采众长、兼容并蓄、常新常进，前不同于古人，自古人来，而能发展古人；后不同于来者，向来者去，而能启迪来者。"

刘绍武（1907—2004），先生是中国农工民主党山西省组织最早的发起人之一，曾任农工太原市委副主委，人大常委，主任医师。原籍山东，祖上转徙山西襄垣，早年颠簸，抗战时，避兵焚辗转经银川、兰州，于1947年11月到达天水，蒙受日机轰炸，几乎丧命于日机炸弹之中。60岁前，刻苦卓绝，求学求索，人生坎坷，先生性情正直，为人不阿不谀，曾因信天主教被诬为"反动教会门"而蒙冤入狱，出狱后在太原挂牌行医。20世纪50年代后期，调入太原市中医研究所，一直病人盈门，是医院的"顶梁柱"。1974年患脑缺血，走路时跌仆，后病休在家，因医名甚隆，求医者络绎，因已不上班，病人便在家宅院子的门洞、门口，排队就诊，先师因病休在家，病人盈门，有的是山东、河北远道而来，不得不费心尽力诊治，又因是病休在家，便不要一分诊金，一概免费诊治，每天上下午，各治30名。未料病人日多，为了排队，有的头天夜里，便来排队，夜间便席地而卧，病人手执"礼品"，大多是烟酒、糕点，先师诊病前，看到病或家属拿着东西，便说："请你先把东西搁外边，看完病你走，东西也走，东西不走，我不会让你进第二次门"。

因为先师平生不沾烟酒，极少吃荤，饮食非常清淡，唯一嗜食的，便是西红柿、花生米，又从不求人，更无需给别人"送礼"，所以，病人的"礼品"，既无用，又无地方可放，统统带回，毫无商量，久而久之，谁也不"送礼"，不去触这"霉头"了。平生活人无算，凡感恩赠礼者，一概谢绝，这一个规矩，终生不破。

先生是笔者的恩师，先生予笔者嘉惠颇多、颇巨。先师业医八十余载，毕生钻研《灵枢》《素问》《伤寒》《金匮》，旁涉历代百家，纵观现代医学。素重哲理之识，更好文史艺术，对自然科学等边缘学科知识，博闻强记，能对许多典籍著作，能大段大段地背诵，尤其对"四大经典"之一的《伤寒杂病论》更是熟稔，无论何时、何地，无论斯书的哪一句、哪一段、哪一证、哪一方、哪一药，都能随口而出，可谓"倒背如流"。对中医、中西医结合及与哲学的结合，都有其精要、深邃、独到的认识。

20世纪90年代初，海南建省，当时刘师已八十余岁高龄，毅然远赴海南，到了海口，与海南省中医院联手，协助当地组建了中医门诊部，以实际行动，响应了国家号召。先师凭借高超的医术，只身于海南，不到半年，便病患门庭若市，海南省市领导和新加坡、马来西亚商贾及台商纷纷登门求医，遂医名大噪。先生鲲鹏睨傲，1995年，刘师在海口市海岸边和从北京专程探望他的笔者在小径上散步，吟有一诗，曰："独向深山深处行，松针松柏如帚迎。流管清丝浑抛却，海边听水听涛声。"这一首诗，好像是刘师离却中原腹地山西，独行海南深处即兴的感受，实际上，细细品味，是先生对人生、对治学的一种感悟与追求。先生不屑去蹈袭别人走过的平坦旧路，偏向人迹罕至处去独辟蹊径，去寻求新的发现。在他看来，深山深处拥帚的松柏竟比尘世间的"流管清丝"乐音更加美妙。大海的涛声、水声，比车水马龙的喧嚣更加悦耳。

这是一种境界，也是刘师一生执意的追求和信念。刘师"抛"开六七十年久居的"旧"地，勇猛地投身到另一块亟待开发的处女地域，于八十高龄的知名学者而言，人皆谓其"怪哉"。

"怪"则怪矣，刘师的确是近代一位见解独特，学术风格鲜明而又有其一套理论体系，能够形成一种流派，具有巨大影响的医学家，也是一位充满自主定见，绵中藏针，具有特殊性格和非凡毅力的人。

先师在山西太原迎泽公寓四楼宅中北屋的书桌小玻璃板下，总压着两首唐诗："练得身形似鹤形，千株松下两函经。我来问道无余说，云在青天水在瓶"；"选得幽居惬野情，终年无送亦无迎，有时直上孤峰顶，月下披云啸一声。"一次笔者向先生问教其出处及其意，先生说，这是唐·李翱的诗。

说的是唐朝太守李翱听说药山禅师是大名鼎鼎的高僧，很想见一见，就到处打听寻访，有一天，终于在一棵老松树下，找到了正在参禅打坐的药山禅师。李翱十分恭敬地请其开示，药山禅师不理不睬，高傲的李翱，忍不住讽刺说：真是闻名不如见面！药山禅师听后忽然开口迸出一句：你何必贵耳贱目呢？意思是说：你为什么耳朵听的就很宝贵，而亲眼见的就认为是低贱呢？为什么你只相信耳朵，不相信眼睛呢？李翱一听，觉得有理，就再问：怎么修行？药山禅师一手指天，一手指身旁瓶子的水，闭起眼睛开口。李

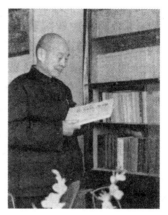

刘绍武先生

翱因而体悟到：禅的道理是不可以分别的，也是不可以臆测的。

另一首，说的是有一天惟严老禅师在坐禅，有个僧人问他：师父，你坐着呆呆地思量什么？禅师回答说：思量这个不思量。僧人不解地又问：不思量的怎么思量？惟严说：非思量。这天傍晚，惟严禅师登山散步，忽然云雾散开，月亮露出了身影，禅师情不自禁地哈哈大笑了起来。他的笑声，传到了周围十几里以外。第二天早晨有人问，昨晚是什么声音？僧徒们说：昨夜是老和尚在山顶大笑。李翱听说了这件事，就赋了这首诗。由是，似亦可知先师是很执著的。他老人家对佛、儒、道、禅的"担得起""放得下"，领悟颇深。

先师淡泊名利，贱视金钱，很少出门，不会花钱，也很少带钱，有时在路边，看着飞驶的汽车，很徬徨，甚至不会"过马路"，社会交际不宽，只是埋头治学，生前常以唐代药王孙思邈"医人不得恃己所长，专心经略财物，但作救苦之心，于冥运道中，自感多福者耳"之语自警。先师生活简朴，一生布衣蔬食，从不追求物质享受，每天清晨、晚饭全是淡粥一碗，咸菜一碟，醋浸花生一碟，中午一碗鸡蛋西红柿面，五十年如一日，这也许是先师高寿的"秘诀"。

先师75岁以前，住所甚是简陋。说其"简"，仅在太原国师街8号院一间西房，既无厨房，又紧邻是公厕，厕所的便溺白碱，隔墙渗透至先师卧房中，挤在紧靠厕所的"碱墙"边一张木床，先师只是每天往"尿碱墙"上贴两层报纸，次日再换。床边是书，书边是一张方桌，桌边有两椅，地上、墙边，全是书籍盈尺，另有一张帆布躺椅，先师戏说："我家家具，尽此而已。"就是在这所夏天不可闻、冬天需开窗，空气浊浊的小屋中，先师居住20年，钻研医学，治病救人，而又绝不收礼，更不收钱，1975年太原广播电台还专门播出这段"新闻"。

先师的医术精深，临床经验丰富，更为众口皆碑的是其医德的确不同一般。当时山西长治地区名医不少，各有气派，有的居寓富丽，就诊者多系豪绅巨贾。这些名医诊费高昂，醒目价格令人望之却步，有的注明："门诊大洋1元，出诊城内4元，城外8元，晚上6点加倍，车费另加"。平民老百姓，无法问津。而刘绍武先师与众不同，先师有如平民，平易近人，来求诊的病人，既有慕其医术而来的显贵，也有挣扎在饥饿线上的贫民、乡民。

先师的"友仁医社"不似一般名医们那样高大宽敞，仅仅是一所不起眼的民房，房前街道两侧是一般店铺，病人很容易找到他的医寓。先师从来是黎明即起，洗漱后便开始为早来的病人诊病，早晨经常是在诊闲时匆匆喝一小碗小米粥。他坐在堂屋正中的木椅上，前面是一张陈旧洁净四面有抽屉的方桌，右方则是供病人就诊的圆凳。堂屋及过厅两侧便是坐满了候诊病人的长木椅，病人以到的先后挨次就诊，不分贵贱，只是严重呻吟不止的病人，则提前为之诊治。先师的诊费是随病家自给，往往是用手轻轻扫入其胸前抽屉中，二角三角五角，一元二元，甚至也有一次付几十元的"高贵病人"。但对衣衫破烂的穷苦病人不仅拒收诊费，还要在处方上盖一个"药房抓药不收分文"的印章。许多穷苦病人向先师伏地磕头，感谢救命之恩，这时先师总是双手按起病人，安慰道，"再来吃付药就好了"。对于襄垣来的同乡病人，则是坚决不收诊费，尤其是读书的穷学生来诊病，诊费更是不收一分，病人如果坚持要给钱，先师总是和气地说："好好用功读书，这钱就留做零用吧!"先师没有固定的下班时间，每天依挂号的病人看毕为止，有些时候要看病看到午后两点，他诊病很快，辨证准确，处方精要，早年跟身边的几个徒弟，轮流忙着开处方，有时还赶不上他诊病的速度。

先师毕生不事浮华，俭朴、和善，做事做人，脚踏实地。自20世纪80年代以后，刘师的学说日益被国内学术界所认识，经过不断完善，先师的"三部六病"体系日臻成熟，对中医传统经典《伤寒杂病论》的研究，自出机杼，独创新说。其结合现代医学理论，对人体概而分之，对疾病括而类之，升华和充实了《伤寒杂病论》的学说，且按此体系，进行了立纲、正误、补阙。中西合参的比对、梳理和归类，运用系统论、唯物辩证法的观念，对中医辨证的规范化、论治的规律化和剂型的规格化做了一系列有益的探索和尝试。实施定证、定方、定疗程的原则，将中药按一定的制剂配伍使用，结合近百年来新的疾病谱，切实地解决临床疑难杂证的认识和创立了许多有效的治疗方药。

1928年，中华书局翻译出版了汤本求真（日本）的《皇汉医学》一书，先师重金购得，阅后受益匪浅，将从中得到关于《伤寒杂病论》方剂的启示，开始在实践中应用，逐渐走上"一病一方"和"合病合方"之路。先师于张仲景寒热并用运用极为熟练。所谓寒热并用，是指将寒热异性的药物合并使用，在八法中属温清两法，亦称温清并用。《素问·至真要大论》曰："奇之不去则偶之，是谓重方。偶之不去，则反佐以取之，所谓寒热温凉，反从其病也。"《伤寒论》面对复杂多变的病情，组方无不考虑到疾病的寒热虚实和药物的相互作用。

用经方应讲求整体辨证，经方之难精，由来尚矣。经方用于临床，只有施用得当，才能效如桴鼓。临床上缺乏整体观念、顾此失彼是经方难以取效的原因之一。先师中年曾收义女杜惠芳医师为入门之徒，其曾治疗过一23岁学生女患者，其8天前受凉后出现发热、恶寒等症状。就诊于某医院急诊科，给予退热抗感染等对症治疗后，热势减退，呈低热状态，晨起干呕明显，伴有咽痛、口干渴、饮水较多。他医予小柴胡颗粒治疗5天后无效。刻下症：低热，自测体温37.6℃，乏力，口干渴欲饮，咽痛，咳黄痰，晨起刷牙时干呕明显，无恶寒，口苦，二便调，食纳不佳，眠可，舌质淡红，苔薄白，脉弦细。《伤寒论》第10条："伤寒，中风，有柴胡证，但见一证便是，不必悉具。"该患者是外感发热，由于误治而出现低热不退，晨起干呕、口干明显。

干呕是小柴胡汤四症之一，见这一症便可给予小柴胡汤，但仍然要结合患者的整体情况而用药。患者由于"血弱气尽腠理开"外感病邪不解，传入半表半里，出现干呕，乏力，咽痛，纳呆，低热不退。患者咽痛、口干渴欲饮，偶咳黄痰，是邪陷里证之阳明病。该患者六经辨证为少阳阳明合病，予小柴胡汤加生石膏、桔梗、生苡仁。柴胡12克，黄芩10克，清半夏12克，党参10克，炙甘草6

克，生石膏45克，桔梗10克，生苡仁18克，生姜5片，大枣4枚。方中小柴胡汤和解少阳，生石膏清解阳明里热，又用生苡仁、桔梗清热化痰，排脓利咽。结果，患者服用1剂后低热症状消失，咽痛亦明显减轻，又服用1剂，诸症消失。

前医给服小柴胡颗粒，说明该医已辨出患者病位在少阳，但忽略了患者的咽痛、口干渴欲饮、偶咳黄痰等阳明里热。中医的辨证论治，是根据人体患病后正邪相争而出现症状而进行整体辨证的，该感冒患者已病8天，其症状特点是少阳阳明合病，治疗不但要辨清它的病位所在，而且还要辨清它的具体适应方证，只用小柴胡汤不但不能适应治疗少阳阳明并病，而且也不适应小柴胡汤又见咽痛、痰热证者，当通过整体辨证，投与适应方药，故药到病除。

少阳阳明合病，单纯用小柴胡汤和解少阳是不够的，和解少阳的过程中，必须兼清阳明里热，病方能解。类似的例子，还有不少。比如，人都知"咽之不下，咳之不出"之痰气互结型的梅核气，用半夏厚朴汤治疗。但忽略患者的其他症状，如咽痛、吐黄痰、口干渴欲饮等阳明病，恶寒、汗出、低热等太阳病，腹泻、腹痛、腹部怕冷等太阴病，而仅仅用半夏厚朴汤则不行，必须重视患者的整体状况，把握经方的整体观念，予以随证加减治疗。

经验证明，有些人用经方效果不好，便谓"古方不能治今病""汉代人的体质与今人有别，且环境气候也变化了，不能用汉代的方治疗今人之病"，这是未理解经方之内涵。经方不加减，固守一方而无变化，都似不对，而应根据症状变化进行加减。中医治病有无疗效就是看方证是否对应，辨证是否准确，加减是否得当。其实，经方的方证相应说，实质也是强调辨证的整体观念，方必须与证相应，证以方名，方以证立，方随证转。临床上重视抓主证，但更要注重患者的整体状况予以辨证，有是证则用是药，无是证则去是药，不可顾此失彼、一叶遮目矣。

姜春华

"辨证论治，包含着认识矛盾主要方面和解决矛盾主要方面的两个内容。不仅辨别疾病本身表现的证，它还包括病人的素质和现况，患病原因。辨病与辨证相结合，合之则兼美，离之则两伤。"

姜春华（1908—1992），字秋实，南通人，幼从父青云公习医，18岁到沪悬壶，复从陆渊雷学，20世纪30年代即蜚声医林。姜氏学识渊博，于经、史、子、集，无不披览。历代医学论著，悉心研究，广泛涉猎哲学、心理学、动物学、植物学、物理学等。姜氏的学术特点其自己归纳为"撷采百家，融贯古今，拓展新路，重在实效"。主张"古为今用，西为中用"，"活用成规，创立新规"。

姜先生很早就提出"辨病与辨证相结合"力主整体观与动态观结合，"合之则兼美"。既要为病寻药，又要重视辨证论治。认为不论辨病与辨证，认识疾病与治疗疾病，都必须建立在整体观与动态观的基础上。人是一个整体，内有五脏六腑，外有皮毛骨肉、眼耳口鼻，它们是互相关联，不可分割的。各个脏腑既要有自己独特的功能和疾病，但是它们之间又是相互影响的，某一脏腑本身的功能偏强偏弱可影响到其他脏腑。脏腑与其他组织、器官亦有关联，故治病不宜头痛医头，脚痛医脚，将人体的脏腑、组织一体而观，方为妥矣。

姜先生力主辨病与辨证相结合，曾谓："如果片面强调辨病，丢掉辨证论治，则失掉中医的灵魂。如果无视现代科学对病的研究，则中医临床疗效得不到提高，中医学术就得不到发展。"临床之证，为疾病发展阶段的病理总结，然辨证是以四诊收集信息为依，故此难免有失全面。重视辨证与辨病相结合，对于某些慢性病，还应注意疾病发展不同时期的特点，这就要求临症时不仅要辨识病名、辨证分型，还要对正确判断疾病的分期。通过这一思维方式精炼出的诊断、治疗要点，才能将病、证、期、理、法、方、药结合起来，全面认识疾病的发生、发展、变化和预后转归，也才容易达到提高疗效之目的。辨证之目的，在于揭示、了解某一发病阶段的特异性本质，证因人因地因时而异，把握疾病发展现阶段的主要矛盾，会使诊断更深入及细致。高明的老医，大多善于透过现象把握证的本质，全面综合分析，不拘泥于一证一状。

实际上，中医的辨证施治与辨病施治，是中医学的主要基础理论，研究之下，也可窥两者关系在哲学上的统一。医哲之水乳交融，确为吾中医之一大特点也。夫辨证施治与辨病施治者，与中国哲学本体论一脉相承。曹魏时王弼出，首阐易学义理派，黄宗羲在《象数论序》曾评谓："有魏王辅嗣出而注《易》，得意忘象，得象忘言，日时岁月，五气相推，悉皆摈落，多所不关，庶几潦水尽寒潭清矣。"王弼说："夫易者象也，象之所生，生于义也。有斯义然后明之以其物。"义、意互训，都强调意为象本，象由意（义）生，医引为阴阳为体，辨证施治与辨病施治，皆为对疾病认识并采取相关的医治之法，两者反映出的对疾病的认识，就是一体而辨。

八纲辨证、六经辨证、卫气营血辨证、脏腑辨证、气血津液辨证，病因辨证等，辨证虽有多种方式，但皆以阴阳为体。辨证施治与辨病施治，虽"同病异证""异病同证""同病异治""异病同治"，然其在阴阳基点而辨，大可事半而功倍矣。

姜先生研究"异病同治""同病异治"，深得其奥、其法。盖辨证论治作为指导临床诊治疾病的基本法则，由于它能辨证地看待病和证的关系，既有一种病包括几种不同的证，又有不同的病可以出现同一种证，因之，"异病同治"和"同病异治"，如赵老锡武在世时所谓："有病始有证，辨证方能识病，识病后方可施治。"辨证与辨病是二者不可分割之统一体，对于"随证治之"一语，应有深刻的认识，辨证二字最为重要。《伤寒论》中曰桂枝证、曰柴胡证，此中包括病位、病因。如：太阳病"服桂枝汤，或下之，仍头项强痛，翕翕发热，无汗，心下满，微痛，小便不利者，桂枝去桂加茯苓白术汤主之。此仲景以治法示人辨证而非辨病。虽然《伤寒论》重在辨证，《金匮要略》重在辨病，但均非绝对的，故曰两者是不可分割的一体。

异病同治，姜先生例举：某失眠10余日，目不交睫，病人愤极，意欲自杀。面红目赤，舌苔黄厚，大便10余日未行，脉沉实有力，遂以大承气汤以泄胃实，安然入寐。又，张姓，哮喘大发，连用中西平喘药不效。询其知大便已多日不通，胃实肠闭，肺与大肠相表里，与承气汤以泻胃实，大便得通，当即喘平。

同病异治，喻嘉言有治痢七案，有用四君子汤者，有用参附者，有以人参败毒散与之者，有以大黄、甘草、黄连者，有以麻黄附子细辛汤、附子理中者，有以理中汤者，有用大贴四君、赤石脂、禹余粮，下痢之势少衰，后以四君倍茯苓得以痊安者，概悉为病痢，而治法迥异，为同病异治之例。

姜先生始终强调，临床辨证应是以辨病转变、邪之进退、正邪盛衰为转归。如张仲景说的："伤寒一日，太阳受之，若脉静者为不传。颇欲吐若躁烦，脉数急者为传。"又如《伤寒论》中服柴胡汤后感到口渴的，病症已属阳明也，以法治之；太阳篇太阳病脉当浮反沉者为由阳入阴；少阴病当无热，反发热为由阴转

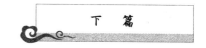

阳。如是，辨证分析清楚病因体异之后，再施以"同病异治"、"异病同治"，以"药随证变"，而效则必达矣。

姚正平

"命门之火是三焦气化的原动力，命门火衰必然导致三焦气化不利。三焦之气不化进而引起水液代谢障碍，从而形成痰、饮、湿、肿、臌、胀等多种病证，肾炎水肿只是其中之一。虽然外感风寒、疮疡湿毒、饮食劳倦、房劳过度等均可诱发肾炎水肿，但命门火衰所致三焦气化不利是产生水肿的根本原因。"

姚正平（1908—1979），原名姚秉中，浙江省绍兴人。其父为清末六品官职，管辖钱粮。姚先生17岁师从刘芷菁学医，后又从张友松学习。18岁在北平崇文区手帕胡同开业。20岁时曾在北平国医学院工作。20世纪40年代初，曾于北平市卫生局西医学习班学习西医3年。1950—1955年，在家中设诊之余，常去庆仁堂、济仁堂、万全堂、千芝堂、西鹤年堂应诊。

1967年，笔者曾在姚正平先生身边侍诊数周，先生坐在关幼波先生对面，常常一天下来诊治百人，虽异常繁忙，然先生总那样精神奕奕。

姚先生以命门——三焦气化学说指导肾炎水肿的治疗颇有创见。认为命门之火是三焦气化的原动力，命门火衰必然导致三焦气化不利。非常强调脏腑功能失调以及人体阴阳气血失调在肾炎各个发病阶段中的意义。

先生对于心肌梗死患者的救治，善于补泻同用。认为冠心病、急性"心梗"属虚实夹杂，提出"内虚之本在心肺肾，病变制约在肝脾"的论点。当"心梗"发作时，气血逆乱造成气滞血瘀。病及肺时，可出现肺气壅塞，统率无权，升降失司，呼吸喘促似心衰的证象。病及肾时，可出现肾不纳气，真阳亏损，阴不敛阳，心阳外越，似休克的证象。病及肝时，可导致肝阴不足，肝阳上亢，肝风内动，心神不守而出现心律失常，甚或抽搐、昏迷等心脑综合征；病及脾时，可导致脾胃升降失常，出现湿浊内阻证或阳明腑实证。

其治冠心病、"心梗"的治疗，认为心气盛衰标志着疾病的转归，因此治疗特别强调要护卫心气，调整心阴心阳平衡。用药以生脉散为主酸甘化阴。若心气不足比较明显，则重用人参；若汗出伤阴比较明显，则重用麦冬；若心慌脉数或脉浮，则重用五味子。生脉散一方具有养心阴、益心气、护心阳的作用，如再加黄芪、桂枝则疗效更佳。冠心病、"心梗"脉证一般均相符，不需舍脉从证或舍证从脉。而且，"心梗"急性期的病人，舌苔往往有特征性的变化。

这一点，姚先生在有完整舌苔记录的27例患者中，有17例在发生"心梗"后不久，即出现白腻或黄腻糙苔，经中西医治疗后，随着病情好转，舌苔亦逐渐化去。正平先生认为临床治病，遣方用药是关键。

治疗慢性肾炎，常用麻黄、附子二味，附子用量有时高达30克，并且疗效可靠，无毒副作用。关于麻黄，认为当患者表现全身高度浮肿，头面上半身重，证见咳喘，胸闷头痛，口渴尿少，腹胀便溏，或恶寒发热，或不发热，微汗出或无汗，舌质淡红，苔薄白，脉滑数或沉弦数，辨证为肺气不宣，脾失健运时，法当急则治标，以宣通肺气，健脾利水为法。根据病情不同，可选用越婢加术汤，大小青龙汤，麻附细辛汤，麻杏甘石汤，麻黄连翘赤小豆汤，麻黄汤等。各方均以麻黄为主药，其性辛温，能宣通肺气，通调水道，用量一般为9～15克，重则24～30克。在使用越婢加术汤时，他认为浮肿重而兼有咳喘时，麻黄量应大于石膏；里热重时，石膏用量应大于麻黄。关于附子，按阳虚程度，轻则9克，重至30克。

姚先生治学重视命门。《外经微言》曰："少师曰：命门居水火中，属水乎？属火乎？岐伯曰：命门，火也。无形有气，居两背之间，能生水而亦藏于水也。少师曰：藏于水以生水，何也？岐伯曰：火非水不藏，无水则火沸矣。水非火不生，无火则水绝矣。水与火盖两相生而两相藏也。"陈士铎曾曰："命门为十二经之主。《素问》不明言者，以主之难识耳。然不明言者，未尝不显言之也。无如世人不悟耳。经天师指示而命门绝而不绝矣。秦火未焚之前，何故修命门者少，总由于不善读《内经》也。"

人之命门之火（阳气），为人身阳气之根本，能温化肾水，蒸蕴脾胃膀胱，使水谷运化，津液输布。命门之火主生殖，火旺则性欲亢进，火衰则性机能减退。对于命门功能看法之分歧，历来主要在于主火与主水火之争，即主火说认为肾主水，命门主火；而主水火说则认为命门为水火之宅，其实质即是肾阴、肾阳。亦有学者提出两仪命门说，指出两仪命门之元阴、元阳者，男为纯阳命门，内藏元阳，位居于外，名曰睾丸；女为纯阴命门，内藏元阴，位于内，名曰卵巢。两者各藏一息真明真阳之气，为生命之根源，造化之枢纽，为熏育之主，为藏精系胞之器。命门亦可诠注为"性命之门户"，主要是突出强调肾在生命活动中的重要性。还是孙一奎说的好，其在《医旨绪余·命门图说》所说："考越人两呼命门为精神之舍，元气之系，男子藏精，女子系胞着，岂漫语哉！是极归重于肾为言，谓肾间原气，人之生命，故不可不重也。"

李重人

"中医的精华，在三理的统一。生理、病理、药理的整体观强调天地人一体，天覆地载，万物悉备，莫贵于人，而人为三者之中心。"

李重人（1909—1969），原名伦敦，小名奉生。四川省奉节县柏杨坝人。自幼聪颖，4岁开始读书、练字，及长随父李建之和郑仲宾学医，两位均是川东名医，学识渊博。在文学方面，又深受清朝进士冯某和拔贡毛子献二位老师培养，12岁能写律诗，为人书写对联。由于其文学基础好，又刻苦钻研，勤求古训，博览群书，对《内经》《难经》《伤寒》《金匮》等古典医籍，造诣颇深。李氏19岁开始为人诊病，20岁时随父迁万县行医。

李先生所从之师，为名秀才冯煦，此人字梦华，号蒿庵，江苏金坛人。其生于清宣宗道光二十二年，卒于1927年，年八十五岁。母朱氏，梦僧拈花入室，遂寤而生，故字曰梦华。少好辞赋，有才子之称。累举不第，久寓江宁，与顾云齐名。年四十五，始成光绪十二年（公元1886年）一甲三名进士，授编修，胪唱时，慈禧太后呼为"老名士"。其曾在凤阳、四川奉节任职。斯人工诗词骈文，尤以精填词为著名。此公最突出的是，平生日日记写日记，著有日记四十五册，积六十二年，到了临殁之日，日日为记，且皆一一精楷不苟。

1933年，李先生之父病逝后，其继父业，在万县城内开设"尊生药室"，既应诊又兼营中药。施治中注意医药并重、三理（生理、病理、药理）研究，改诊室名为"三理斋"，运用所学，结合临床，疗效显著。1935年，开办华中医院，任医务主任。院内设门诊、住院两部。同时，创办《起华医药杂志》及《医锋周刊》，自任主编，发行全国，及时进行学术经验交流。抗战发生后，他的诊所迁西山公园"霏影阁"。为避空袭，把家迁至王家坡乌龙池，寓所名"龙池山馆"。其为人正直，好交朋友，拥护革命。30年代初，曾与其父多次掩护川东北进步人士脱险。

1954年秋，重人先生调到成都中医进修学校（今成都中医药大学）任教，在此期间编写教材《中医病理与诊断》（上、下册）；撰写《丁甘仁遗方歌括一百零三首》，赠同事黄德彰主任医师。1982年7月，经黄德彰增撰疏解油印成册，定为成都市老中医经验讲习班的讲义。1956年1月，调任中央卫生部中医司教育科副科长。1962年，调北京中医学院任副教务长兼中医系副主任、院务委员会委员。

重人先生弱冠以后一直沿用"重人"名，取诚实敦厚待人之意。《韩非子·外储说·右上》说："重人者，能行私者也。"唐代韩愈《南海神庙碑》说："地大以远，故常选用重人；既贵而富，且不习海事。"《明史·马永梁震等传赞》谓："其抗怀奋激，无以结欢在朝柄政重人，宜其龃龉不相入也。"也指谨慎而持重的人。如晋代葛洪《抱朴子·行品》所说："据体度以动静，每清详而无悔者，重人也。"

先生的生日是孔子生日后的两日，还有魏大坚刻"后孔子二日生"闲章一枚留作生日纪念。其祖父李春霖是清代中晚期奉节名医，父亲李建之有较高文化素养，清末民初离开老家白扬坝，奔走于奉节、云阳、开县、万县之间，曾在政界供过职，后经商，几起几落。辛

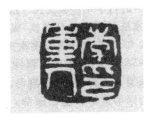

邓散木先生手治的李重人名印
（重人先生生前倍珍此印。每示以人观）

亥革命前，李建之在奉节城内颇具声望，并与县城里当时知名人士向海侠（名医向蛰苏之父）、郑仲宾（郑惠伯之父）结成密友。因长子李开生在老家白扬坝生病误服中药而死，便决心随父春霖学习中医，后果成大名。其母亲张氏，开县人，亦颇识字，能书写简单信函。可见，其学文、习医，启蒙老师便是他的父母和名士冯煦，而且深受其书香门第的影响。

重人先生一生勤奋好学。为了学好西医，自学英语、德语、拉丁语，能阅读一般英文书刊，晚年还学习日语。重人先生学习认真，曾手抄《殷虚书契前编集释》一厚册，上有朱笔眉批和夹批。晚年读书必录卡片，10年间竟有万余张。

重人先生并善诗词，1947年3月整理出版《龙池山馆诗》；喜书法，长于行书，1948年秋曾与穆守志、余仲九、胡颓子等人合作在万县市西山公园举行过"逸光书画展"。

重人先生对外感热病的研究，系宗《伤寒论》而不拘泥于伤寒方，宗温病学说而不拘于四时温病。其云读了《内经·热论》以后，必须熟悉《伤寒论》《温热经纬》《温病条辨》等方书，这是全面学习外感病的基本理论和治疗方法。认为学《伤寒论》还必须学习舒驰远著的《伤寒集注》，其中关于六经定位，把六经主证及主治方法，提纲挈领，遇到不切实际的地方，不作牵强的解释。尝谓："读古人书，自己要有见识，从前人的批判中，通过自己的思考，来加以辨别，并须通过临床实习，接触实际病例，方能心领神会，达到运用自如"。在数十年中，对《伤寒论》与温病学说的辨证施治原则及应用方法，潜心研究，认为在实际应用时，必须互相联系，不能对立起来。在治疗外感病的过程中，必须把两种学说融会贯通，因人制宜，才能得到效果。

重人先生曾治李某，男，三岁半。起病已二十余日，咳嗽，发热，午后较重。近周来热势转剧，午后高热，昏迷已三日，五日不进食，唇红而干，口渴不知索欲，腹软，大便少，小溲短赤，面色灰滞，呼吸短促，呻吟烦躁，手足时惊掣，肢末时厥冷。手纹紫滞已透三关，脉滑而疾驰，舌苔干黄。过去服方，寒热杂投，始终无汗。时当夏令炎热，小孩贪凉起病。诊断为暑温痉厥之候。表实未解，邪热复犯心包。急与清宫泄热滋液透汗法。香薷5克，生石膏、玄参、细生地各9克，连翘心、麦冬、青蒿各10克，鲜石斛6克，天竺黄6克，生甘草9克。进退数剂而痊。

斯证是感受暑温邪毒引起的暑温。临床以高热、抽风、昏迷为主症，发病急骤，变化迅速，易出现内闭外脱、呼吸障碍等危象，重症病例往往留有后遗症。临床有"暑风""暑痉""暑厥"诸名，"暑风"者手足搐搦而动；"暑痉"以项强或角弓反张为名；"暑厥"则必见手足逆冷。现本病主要指乙型脑炎。多系感染暑温邪毒而发病。夏季暑气当令，暑温邪毒易于流行，其邪伤人最速，特别是小儿时期神怯气弱，气血未充，脏腑未坚，一旦被暑温邪毒所侵，则易卒病。

综合病机，本病为暑温邪毒内犯肺胃心肝，热痰风弥漫三焦、脏腑经络。在急性期出现热、痰、风证，以实证为主，关键在于热；恢复期及后遗症期出现热、痰、风证，则以痰、风为多，且以虚为主或虚中夹实。其治《温病条辨》指出："形似伤寒，但右脉洪大而数，左脉反小于右，口渴甚，面赤，汗大出者，名曰暑温，在手太阴，白虎汤主之，脉芤甚者，白虎加人参汤主之。"夏月受凉，阳气阻遏，暑邪挟湿，临床多见，即张景岳所谓的明暑。暑温临床以高热为特征，初期偏温热者，发热口渴微汗，宜银翘散去牛蒡子，玄参，荆芥穗，加杏仁、石膏、黄芩方；挟寒湿者，发热恶寒无汗，宜新加香薷饮。然而暑温化热必侵阳明气分，则热势壮盛，汗出烦渴，宜白虎汤，脉芤甚加人参。如耗气伤津，口渴自汗，息高肢怠，脉虚无力，宜王氏清暑益气汤。

又，临床见凡病温者，始于上焦，虽暑热亦必先犯手太阴，因其热变最速，发病几天，便自卫袭气，而出现面赤，口渴，汗多，脉洪大等阳明之证。故主以白虎汤，气虚脉芤则加人参。鞠通并未点明手太阴证的治法。但吴氏曾云："伏暑、暑温、湿温证本一源，前后互参，不可偏执。"再考《温病条辨》："太阴伏暑，舌白、口渴有汗，或大汗不止者，银翘散去牛蒡子、玄参、荆芥穗。加杏仁、石膏、黄芩主之。脉洪大，渴甚汗多者，仍用白虎法。脉虚大而芤者，仍用人参白虎法。"次序井然，于焉领悟，暑温初起，手太阴证尚显著者，同样可宗银翘散加减，白虎的应用还需更进一层。叶香岩《三时伏气外感篇》说："夏暑发于阳明"与"卫之后方言气"的论点似有相悖，故不足凭信也。

重人先生逝世于1969年1月7日，逝前先生仍疾呼"中医是我国光辉灿烂的历史文化的一部分，应该把民族医学发展到一个新的高度。"

泱泱中华，自古"士人"、学者就不乏风骨之士。美国华裔历史学者余英时《士与中国文化》序中说的："孔子所最先揭示的'士志于道'便已规定了'士'是基本价值的维护者；曾参发挥师教，说得更为明白：'士不可以不弘毅，任重而道远。仁以为己任，不亦重乎？死而后已，不亦远乎？'这一原始教义对后世的'士'发生了深远的影响，而且愈是在'天下无道'的时代也愈显出它的力量。"

当年的曹公颖甫曾言："今李公重人，真是中华大写的士人！"

陈苏生

　　"凡病多参郁，治郁当以调气为要。六腑以通为用，前贤早有定论，不难理解。唯有对五脏之'藏而不泻'，人们常易误解，认为既然是要藏，就不存在通。实质上这个'藏'是相对'泻'而言的。'泻'是治疗不当引起的损伤，与'通'是两个概念。"

　　"《内经·五脏别论》言五脏'藏精气而不泻是指五脏藏精气宜充盈，有宜损伤'。因此，不能把'泻'与'通'等同起来。况且医经对此也有明确论述，《素问·调经论》说：'五脏之道，皆出于经隧，以行于血气。血气不和，百病乃变化而生。'《素问·热论》说：'荣卫不行、五脏不通则死矣。'这里的'死'字表示了疾病的严重性。说明五脏之要，也在于通，五脏的精气不仅需要充盈，还要通畅无滞。"

　　陈苏生（1909—1999），16岁从师沈仲芳，后又拜祝味菊门下。常向祝师质疑问难，探求医学真谛，后将所录笔记仿《内经》问难的体裁，辑成《伤寒质难》一书，首创"五段八纲"学说。

　　人体五脏六腑气血津液的和畅，先生认为主要体现在气机升降出入的正常运行。《素问·六微旨大论》说："出入废则神机化灭，升降息则气立孤危。故非出入则无以生长壮老已，非升降则无以生长化收藏。是以升降出入，无器不有。"把万物的生长壮老，都归结为升降出入运动的结果。居于气交中的人，也毫无例外地与天地相应，机体生命的一切活动，亦均以升降出入的运动形式出现。

　　因此，人体的脏腑气血津液就是以这种运动形式反应各自生理功能的。如肺的宣发和肃降、脾胃的升清与降浊、心肾的阴阳既济、肝胆的疏泄与升降等，影响着全身气机的活动。精气由下焦向上，通过肝脾的升运，由心肺宣发全身，体现了向上、向外的特征；肺气的肃降、胆胃的和降、心气的下交、肾气的摄纳，又反映了向下、向内的趋向。为此古人把气机通畅看成是人体保持健康的必要保证。如朱丹溪提出"气血冲和，万病不生"，相反，"一有拂郁，诸病生焉"

（《丹溪心法·六郁》）。在外感病可表现为出入受阻，内伤病可表现为升降失常等等。戴原礼在《金匮钩玄》中说："郁者，结聚而不得发越也，当升才不得升，当降者不得降，当变化者不得变化，故传化失常而郁病作矣"。因此，气机障碍可以说是所有疾病的基本病理过程之一，而障碍的主要表现就是郁滞。

治郁当以调气为要。于气血郁滞常见于各种疾病之中，因此《素问》强调治病要"疏其血气，令其条达，而至和平。"并根据五脏功能的特点，提出"达、发、夺、泄、折"五郁之治。《素问》所说"木郁达之，火郁发之，土郁夺之，金郁泄之，水郁折之"。意思是说：肝胆气血郁结者，应疏泄条达；心经有热者，该透发于外；脾胃壅滞者，宜消导下夺；肺气闭郁者，当开泄肺气；肾水停蓄者，须利水渗湿。故明代刘纯说："木郁达之谓吐越，火郁发之乃汗泄，夺土下利令无壅，金泄渗利解表同，水郁折之充逆尔，治之大体须明此。"（《医经小学》）实际上《内经》治郁不止此五者，"坚者削之，客者除之，结者散之，留者攻之，郁者抒之，上之下之，摩之浴之"之类，均属于此，关键是使气血通利。

人体气机的活动都有一定规律，稍有抑郁也有其康复自愈的能力，先生称此为"自然疗能"。医者当应顺人体气机的活动规律，调整全力的盛衰，诱导上下，开阖升降，解除各种郁候，使之恢复健康。尤其要注意发挥脏腑气机的功能。如治肺部疾患应注意气机的宣发与肃降，宣降正常，则津气通畅，呼吸调匀。如失宣肃则可出现呼吸不利，胸闷咳喘。脾胃为四运之轴，升降之根，升降正常，则水谷精微得以上输，浊气糟粕得以下降，如果脾胃升降失常，不仅水谷的运纳受障，五脏气机也受影响。肝胆有疏泄和降功能，如疏泄不足，生发之机被郁，即造成肝气郁结，女子尤为多见；如和降不足，升腾太过，又会造成肝气上亢，甚至血郁于上，使人薄厥，引起中风。心主血脉，全身的血都在脉中，依赖心气推动，濡养全身。如心气不足，势必出现气血瘀滞、气机不畅，都与郁症更有直接关系。

肾主摄纳气化，水液能在体内运行不息，除了心肺推动布散之外，还有赖肾的蒸腾气化，才能正常升降出入，使"水精四布，五经并行"。若肾气不足，气化失常，升降失司，就会造成水液停滞，气机失畅。若脏腑各自的生理功能得以正常发挥，则各种郁滞乃至各种疾病也就无从发生了。有见于此，先生从发挥脏腑气机的功能，亦即人体的自然疗能出发，针对"郁"在疾病中的共性，凭借多年的丰富实践经验，提出了"宣畅气血"方法，拟就了"舒肝和络饮"，舒肝和络饮：柴胡、牡蛎、香附、乌药、郁金、菖蒲、苍术、厚朴、首乌藤、合欢皮十味药组成。用诸临床以调气解郁而屡试不爽。

先生"病多参郁，调气为要"的指导思想，临床适应面广，用于治疗消化系统、神经精神系统、心血管系统、妇科月经不调等病症，均有较好疗效。

虽然郁有因病致郁（五气之郁）和因郁致病（情志之郁）之不同，亦即无论其为因为果，最终必然落实到具体的患者，亦即"人"的身上。盖疾病不能离开人体而独立。因此调气治郁归根到底是辨"人"而论治。无论是因病致郁还是因郁致病，都往往影响到患者的食欲、睡眠和大小便。而这三大生活常规，正是人体健康的基本保证。调整这三大常规，也正是临床实践中辨"人"论治、调气解郁的一大特色。

盖食欲不但反映营养摄人的水平，同时也是病人对药物治疗能否接受的标志。因为脾胃是消化的主要枢纽，不论饮食或药物都必须经过脾胃的吸收、转输，才能发挥作用，机体才有生化之源。故而食欲的旺盛与呆滞，反映了体内气机之通阻情况。先生治郁"宣畅气血"，用药上，讲究气分药多，血分药少；在方法上，升降通利者多而补益者少。通过斡旋人体大气，来保障人体的食、寐、便这三大基本生理功能，人体的基本生理功能不失常度，自然气血和畅，运行无碍。气血运行无碍，则诚如《医方论》中所说："气得流通，郁于何有？"

在宣畅气血的基础上，针对具体的病种及致病因素，选取对症之药亦是当予顾及的，亦即不可治人而忘病。至于郁之为病，因于情志者甚多，此类郁症除了药物之治疗外，精神治疗亦极为重要。正如《临证指南医案》所说"郁证全在病者能够移情易性。"故在临证时应关心患者之疾苦，做好思想工作，使之解除顾虑，树立信心。苟能及此，对提高疗效必定大有裨益。

崔莘贤

"正骨手法，是以两手安置所伤筋骨，使仍复旧。然伤各有重轻，手法有各异。骨痊迟速和残悼，皆关乎手法之所得宜。"

崔萃贤（1909—1988），幼读私塾，15岁时随母进城，曾受雇于西长安街周宅抄写《师古堂医学丛书》、佛学经卷。后师从刘道信学习，1940年被北平市卫生局评定为骨科医师，1950年，参加北京市中医学会，1953年正式行医。

崔先生认为，人一身之骨体，既非一致，而十二经筋之罗列序属，又各不同，故必素知其体相，识其部位，一旦临证，机触于外，巧生于内，手随心转，法从手出。或拽之离而复合，或推之就而复位，或正其斜，或完其阙，则骨之截断、碎断、斜断，筋之弛、纵、卷、挛、翻、转、离、合，虽在肉里，以手扪之，自悉其情，法之所施，使患者不知其苦，方称为手法也，况所伤之处，多有关于性命者，如七窍上通脑髓，膈近心君，四末受伤，痛苦人心者，即或其人元气素壮，败血易于流散，可以克期而愈，手法亦不可乱施；若元气素弱，一旦被伤，势已难支，设手法再误，则万难挽回矣。

崔先生认为，正骨、按摩治疗是以手代替针、药，辅以用药。因此，手法十分重要。根据患者损伤轻重，体质强弱，年龄大小，病程长短的不同，手法应各有所异。愈后是否遗留残疾，与手法施治是否得当有着密切关系，否则"过轻则病莫能愈，过重则旧患虽去，又添新疾。"对于骨折、脱臼，整复前要做到心中有数，施治时要稳、准、巧、快，力求达到"法施骤然人不觉，患者知时骨已拢"的境界。对软组织损伤的治疗，尤其强调要注意手法的强度，刚柔相济，由轻到重，再由重转轻，做到重而不滞，轻而不浮，随时观察患者的反映，调整手法的强度。

《医宗金鉴》谓："夫手法者，谓以两手安置所伤之筋骨，使仍复于旧也。但伤有重轻，而手法各有所宜，其痊可之迟速，及遗留残疾与否，皆观乎手法之所施得宜，或失其宜，或未尽其法也。盖一身之骨体，既非一致，而十二经筋之罗列序属，又各不同，故必素知其体相，识其部位，一旦临证，机触于外，巧生于内，手随心转，法从手出，或拽之离而复合，或推之就而复位，或正其斜，或完其阙，则骨之截断、碎断、斜断，筋之弛纵、卷挛、翻转、离合，虽在肉里，以手扪之，自悉其情，法之所施，使患者不知其苦，方称为手法也"。

盖正骨者，确须心明手巧，手法之用，施以血肉之体，在其运用之妙，卷舒得宜，高下疾徐，轻重开合，故曰手法者，诚正骨之首务。中医骨科手法，首先是用于诊断的，比摸患处，借以了解伤情。摸法在历代文献中都曾提及，以前没有X射线检查，比摸更为重要。现在，X线检查十分普遍，而比摸手法仍不可忽视，只有亲手比摸，才能具体了解伤情，有时还可使某些早期在X线检查中难以明确的骨折得到临床诊断。治疗骨折基本上有用四种手法：拽，搦，端，提则主要用于上骱。拽是向前拉，搦是握住，《世医得效方》说"拽直"，"搦教归窠"。端为端托，提乃上提。这四种手法应用时往往两手并用，左右分工。如右手或端或提，相机而行，左手为辅，或拽或搦；或助手拽搦，医者端提，互相配合。按，揉，摇，抖多用于理筋。《伤科大成》用治伤筋说："轻轻揉捏""摇动伸舒"。抖是用手抖动，也有舒筋的作用。

著名骨科专家石仰山氏指出："这些方法在应用上并没有严格的界限，无论正骨，理筋，上骱，随着需要可以互相换用。"因此，不宜机械地划分这是正骨手法，那是理筋手法。二是理筋手法不独用于伤筋，"接骨前后亦须注意理筋，使之活动顺和"，"骨折接续后期，亦应以理筋为辅助手法"。这一点，仍有必要予以强调。有些临床家用手绑扎固定的方法，亦附列在手法之内，这主要是说明其重要性绝不亚于正骨复位。尤其是骨折整复后，动手绑扎，在损伤部位外敷药物及棉花垫衬妥后，用绑带先绑三圈，包扎中注意使该部稍紧而得固定确实，两端则较松，能使气血流通。绑扎固定后的外观是匀贴，复诊时当不松动，不变样。这样既能使患处不致再移位，又无包扎不当带来的肢体肿胀，筋脉拘挛之弊，皆为经验之谈矣。

损伤是"外受有形之物所伤，乃血肉筋骨受病，所以，损伤一证，专从血论"（《玉机微义·卷四十三·损伤门》）。这一观点，在《内经》中指出：不可为期而致的"有所坠堕，恶血留内"等外伤，治从血论，通利泻瘀。《千金方》所辑的治疗伤损诸方也就是"须分其有瘀血停积，而（注：当为或）亡血过多之证"这两种类型都是从血而论的诊治方。刘宗厚把这一规律作出归纳，提出了纲领，遂对后世留下很深的影响。由此而始，伤科著作言及内治几乎都说"损伤一证，专从血论"，有时会使人误以为此为治伤的唯一法则。检阅刘氏原文，尚有言："宜先逐瘀血，通经络，和血止痛，然后调养气血，补益胃气，无不效也"，强调逐瘀后还要调养气血，并着重在补益胃气，这就不是"专从血论"了。所以，临床读书，还宜善读也。

濮青宇

"治病宜识病治本，辨证论治，最要紧的是辨证，表象之'证'深入到本质之'证'，宜患者的个体差异，要定出针对性的基本治则以及发掘出针对性的方药，才是我们应提倡的。"

濮青宇（1910—1967），江苏省南京市人。是张简斋先生的女婿，喉科世家。早年师从隋翰英，后又随名医冯端生习业，并得张简斋先生悉心指教。擅长内科、喉科。1932年参加政府第一届国医考试，名列前茅，1933年在南京开业。抗战时迁往重庆，1946年重返南京行医。新中国成立后，先后任南京市卫生局中医甄别委员会委员兼内科评卷组组长，南京市联合诊所管理委员会筹备处主任委员，南京中医学会副主任委员，南京市中医院副院长。

濮青宇先生从医30余年，学验俱丰，善于带教，每当临证，辨证审因，立方用药，持论精湛。善于博采诸家之长，无门户之见，既遵仲景之理，又崇温病之说，择善是从，为其指导思想。重视时病及内科杂症的诊治，擅长脾胃病，自制"连苏饮"方，由黄连、苏叶、吴英、落仁四药组成，为胃脘痛的效方，历经多年临床实践，诸如急、慢性胃炎及十二指肠溃疡、胆囊炎、胆石症等用之确有独到之功。

斯方肇始于薛生白《湿热疡篇》："湿热证，呕恶不止，昼夜不差欲死者，肺胃不和，胃热移肺。肺不受邪也，宜用川连三四分，苏叶二三分，两味煎汤，呷下即止。"王孟英说："川连不但清湿热，乃苦以降胃火之上冲，苏叶味甘辛而气芳香。通降顺气，独擅其长，然性温散，故虽与黄连并驾尚减用分许而节制之，可谓方成知约矣。"濮青宇先生结合临床体会，增加吴萸一味，寓"左金丸"之意，治肝火犯胃之胀痛用《赤水玄珠》方，白蔻一味温而降气逆治胃脘寒痛，乃以主药黄连苏叶作方名，故定名为"连苏饮"立为该院的协定处方，沿用至今。

青宇先生认为，"此方苦辛通降，药量虽轻，轻可去实，不可小视"。青宇先生应用本方有独到之处。生前曾撰写过《胃脘痛》一文，把"胃脘痛"分为三型，实证即以"连苏钦"为主方；虚证用黄芪建中汤为主；而虚实挟杂者则以二方合并用之。

青宇先生在治脾方面，重视脾气的升降。认为，脾土馁弱，则食易滞，湿易聚，分权为中州之关键，故治之者，要善于运中升阳，阳升则和。在治脾诸药中伍以防风、羌活、独活之类风药，能托化湿邪、斡旋中州，鼓舞脾阳升运。濮青宇对中医不仅能追源溯流，以穷其变，尤能吸收现代医学知识，临证辩病，每能中西互参，析疑辨惑，"西为中用"。

青宇先生还长喉科。盖"喉所属诸经，凡少阳、少阴、阳明、厥阴，皆有此症，但其中虚实，各有不同。盖少阳、厥阴为木火之脏，固多热症。阳明为水谷之海，胃气直透咽喉，故又言阳明之火为最盛。欲辨此者，但察其情志郁怒而起者，多属少阳、厥阴。因口腹过嗜肥甘辛热而起者，多属阳明。凡患此者，多宜以实火论治，至若少阴之疾，则非此之比。盖少阴之脉始于横骨，终于会厌，系于舌本。凡阴火遂冲于上，多为喉痹。但少阴之火有虚有实，不得类从火断。（《喉舌备要秘旨》）

濮青宇先生重视对喉科疾病的整体论治。认为喉科疾患，病虽表现在咽喉，然究其根源，实为脏腑经络之病变。仅执一二首吹药"秘方"而行医，鲜有不误人者。

咽喉之病虽属局部，但又确为人身整体的一部分，一旦咽喉发生病患，势必影响及于全身，在治疗上务必根据具体病症考虑到整体的变化，采取相应的疗法。如果只看到局部症状的表现，而不照顾全身的变化，要想在治疗上取得理想的效果，则很难如愿。咽喉病症即发生于局部，无论是何种病因、何种病症，在诊察病情时都不容忽视局部病变。对咽喉局部病症的治疗，应着重于肺、胃二经。因为"喉主天气，咽主地气"，分别为呼吸之要道，饮食之关隘，故与肺、胃两经有着比较密切的关系。为此，凡诸咽喉病症属于热毒为患者，则以清泻肺胃热毒为法。历来有经验的老医，治重肺胃，但也十分重视审因论治，如对某些咽喉证属于"肝火郁遏"者，施以清泄肝火之法，属于"心火上炎"者，投以清降心火之药。

咽喉诸证多有色红之候。由于咽喉色红又有深、浅之别，故其火亦应有虚、实之分。咽喉红肿胀疼痛者，多属热毒壅盛；其色暗红、痛而不剧者，多属阴虚火旺。纹粗而鲜红者，为虚火与实火相参；纹细而色暗红者，属虚火。小瘰生于咽前及底壁，有结节而色红高突者，为火盛；细而色红者，为虚火上炎；若其形大，斜视之有如水晶泡状而透明者，大都为挟湿之症。在咽喉色红之处，热毒炽盛、咽喉红肿疼痛者，往往兼有痰涎壅滞，出现痰热之症，在治疗上宜以清热化痰为法。

斯治咽喉病，内服汤剂固属重要，外治诸法亦不容忽视。因为外治药物可直接作用于病所，与内服药配合治疗，则相得益彰，俾取得更为显著疗效。关于咽喉病症的外治法，主要有三：即吹喉药、噙漱药以及局部切开排脓法。前两者，一般均选用清热解毒、消肿止痛、祛痰去腐之药组成，故主要用治咽喉红肿疼痛等症；后者则主要施于咽喉疾病化脓成熟、急需切开排脓之候。对于吹喉药的配制，所用药物均逐需精选，然后按要求逐一加工，操作审慎，磨研精细。

各种吹喉药研磨后，先用两指搓捻，如无粗粒碍手，然后再用口尝，以舌舔即能化解为度，务使药物吹入喉中无丝毫刺激或其他不良反应，方为可以。如若切开排脓，必须掌握时机而后施行，若酿脓尚未成熟，过早切开，则徒泄气血；切开过迟，则脓毒内侵，腐蚀益深，皆不利于排毒愈合。诊断化脓之成熟，主要有三项标志：外观局部有红肿光亮之象；用压舌板进行触诊，按之软而凹陷，举之则复现高突；疼痛集于一处，且有跳动感者。在切开排脓方面能掌握脓熟适度，才可恰到好处。

王鹏飞

"小儿者，为稚阴稚阳，如旭日初生，草木方萌，故须小心呵护，温阳滋阴并重。治小儿病，必重温阳抑阴。小儿感邪之后，邪气易于枭张，热病确多，清凉、温阳并重，不可偏执于一法。"

王鹏飞（1911—1983），原名王动，字勋，北京人，三代业医。22岁时，正式悬壶应诊。在50年的行医生涯中，先生继承祖业，擅长儿科，享有"京城小儿王"的美誉。

王鹏飞先生认为小儿稚阳未充，稚阴未长，发育迅速，所需水谷精微的供养比成人更加迫切，但脏腑娇嫩、易虚易实，且脾常不足，饮食稍过，则易引起消化不良，传导失常，造成食滞吐泻，甚至形成疳积、慢脾风、气脱液竭等严重疾病。如婴幼儿腹泻，其发病原因虽可能是感寒、受暑或伤食而致脾胃失节，但主要还是脾胃虚弱，本虚标实。治疗应以"扶正治本"为主，祛邪为次。

王鹏飞先生在临证之时，以其特殊的望诊方式——望头顶污垢及望上腭，颇能迅速、准确地把握疾病发展变化过程中后天脾胃的病机，为确立正确的治则、治法奠定基础。临床上对于头顶污垢，即指一岁左右的某些患儿头顶部位生有泥污，呈垢腻样疤块状的污垢，此种污垢水洗不脱，即使用水洗掉或挖掉，很快又会复生。其实，此种污垢并非真正的泥污物质，而是头顶部位分泌物结成的疤块，为一种病理表现。

王鹏飞先生根据其丰富的临证经验认为，所见污垢均与肠胃消化系统疾病有一定关系。从色辨证，头顶污垢色黑，多为便秘或有食滞，临证常见于体质较好的病儿。头顶污垢褐色，多为泄泻或消化不良，临证常见于慢性病反复发作的体质较弱的病儿。头顶污垢色浅多偏虚证，色深多偏实证。从形状辨病，头顶污垢呈正圆形或鱼鳞状，其污垢量多的为病程长、病情重，而条形、点形污垢量少的为病情轻、病程短。望上腭，即望口腔内整个上腭及未生牙齿的上臼齿槽面部分，以观察五岁以下小儿为主。从部位归属脏腑来看，前腭主上焦心、肺；后腭主下焦肝、肾；中柱主肝、脾；臼齿主脾胃、大肠。通过观察上腭颜色变化能判断疾病之所在。一般来说，小儿患病后，与病变所在脏腑相应的上腭部位颜色会有变化，尤其患有脾胃病的小儿，其上腭颜色的变化更为明显。

此外，先生在治疗小儿疾病时，非常注重固护后天脾胃。如小儿遗尿症，一般多属肾虚，但亦常兼有脾弱之症。主张补脾实土以存水，乃免渗泄之患，强调在治疗小儿病中补脾胜于补肾。而且，临床用药时宜应注意保护胃气，用药不可过量。小儿用药稍呆则滞，稍重则伤。临诊用药一般不超过六味，时时以保护元气为主，不用辛散攻伐之剂。慎用大苦、大寒、大热、大补之药。在临床上常选用酸甘化阴之药，如银杏、百合、乌梅、木瓜等，配以青黛存阴、退热，既无损于脾胃，又能使症状消失。

如小儿外感，六淫诸邪易从阳化热。邪在肌表，临证多以辛凉解表治之，宜投以桑叶、菊花、连翘、金银花、蝉蜕等轻清宣扬之品，慎用辛温发表之剂，以防劫汗伤阴助热，汗多表虚，病反难治。一旦里热炽盛，体内稚阴极易为高热所耗竭，因此热病后期还应重视滋养阴分，调理脾胃。沙参、石斛保肺津，淮山药、麦冬养胃阴，生地补心液，白芍、枸杞子生肝血，熟地滋肾水，可以脏腑兼顾、津血同生。

小儿"脾常不足""肾主虚""肺常不足"。万密斋云："娇脏易遭伤。"肺为华盖，非轻莫达；上焦如羽，非轻不举。肺病治疗用药宜轻，故应多选用质软味薄宣散升发之麻黄汤、桂枝汤、桑菊饮、藿香正气散等祛邪疏表，并适时固表护卫，补益肺气，防病治病。临证用药，时刻顾护脾胃，量轻味薄，悦脾和中之药，往往能使脾气得益，促使痊愈。

小儿的生长发育，抗病能力，以及骨骼、脑髓、发、耳、齿等皆与肾有密切关系。小儿肾气未盛，故肾常虚。脾与肺为母子关系，脾之运化赖肺之宣发敷布，精微方能濡养全身；肺之主气赖脾之运化精微不断充养。脾胃健旺，则肺卫自固。小儿"脾常不足"，故肺气亦弱，外邪容易乘虚而入。《素问·阴阳应象大论》说："脾生肉，肉生肺"。小儿健壮，有赖于后天水谷精气不断补充。因此，肺气的强弱在很大程度上取决于脾气强弱，小儿脾常不足，脾虚则肺气弱，肺气弱则卫外功能不固。

治若用药猛烈，金石重镇、消导克伐之品过剂，必伤脾胃，其证更虚。若恣投寒凉，滥用温燥，则遏抑阳气，或化燥伤阴，伤脾败胃为害尤烈。攻下峻猛，损伤中气，则百药无力。养阴滋腻之品易碍气助壅。故必寒热相宜，润燥相合，刚柔相济，酸甘化阴，芳香化湿，气阴兼顾。

《内经》云："非出入则无以生长化收藏"，"出入废则神机化灭，升降息则气孤危"。王鹏飞先生深谙其中之秘，治疗儿科疾病大多以疏畅柔顺气机为要。脾胃同居中州，是气机升降之枢纽。东垣之学说，即强调燮理中焦，斡旋气机。可用藿梗、荷叶、葛根、木香、半夏、陈皮等芳香醒脾，升阳降浊，药性平和，寒热虚实皆宜，且无东垣羌防升柴之类辛散耗气之嫌。如用仲景旋覆代赭汤中之旋覆花、代赭石咸寒降逆；用钱氏七味白术散之藿香、木香宽中降气，葛根升举清阳。又如小儿食积，中土壅塞，可用芦荟1克，泄热导滞，尤宜于食积泄热，或肝木过旺之便秘患儿。或以保和丸、肥儿丸治之，使木达土疏，中和复常。

疏理气机，尤应注重于宣展肺气。益肺主气，性喜清肃，治节一身。张三锡云："百病唯咳嗽难医。"治咳重在调气，初期宣开，中期肃降，后期收纳，顺势利导，无咳不平。忌戒过早使用肃肺止咳及寒凉收涩之品，恐其痰壅气道，邪不外达，每易滋变肺闭喘急等症；但又不可刚燥升发太过，耗气伤阴。如风寒咳嗽，三拗汤合止嗽散、三子养亲汤化裁，以散寒宣肺；若风热咳嗽，每用麻杏石甘汤加黛蛤散、天竺黄、瓜蒌仁、冬瓜子、紫菀等清肺化痰；若痰饮聚结，阻滞肺气，用涤饮化痰泻肺之方，仅是治标之举，重要的是配合调理脾肺气机。可在平胃散、二陈汤、四君子汤的基础上加用利肺行气之桔梗、旋覆花、枳壳等。柯韵伯曾云："痰属湿，为津液所化，盖行则为津，聚则为痰，流则为津，止则为涎。其所以流行聚止者，皆气为之也。"证见肺阴亏虚，则宜选沙参、玉竹、麦冬养阴以资宣肃，并可酌加五味子、乌梅、诃子等敛肺，其治宜稳宜平宜淡，总以"协调阴阳，顾护正气"为要。

刘奉五

"肝脾肾三脏为妇科之重。肝在生理上能养五脏六腑，脾胃为机体气机升降枢纽，肾为先天之本，天癸赖以滋养。冲任二脉是经络，附属于肝脾肾，与三脏相间相通。"

刘奉五（1911—1977），名同育，北京人，幼年学医，曾拜京都名医韩一斋为师，24岁时即在北京悬壶应诊。早年曾受孔伯华先生之邀，任教于北平国医学院。1949年后，在北京中医进修学校任教，1955年调任北京中医医院妇科工作。

先生毕生从事妇科，治学崇尚《济阴纲目》《妇人大全良方》《女科经纶》说，并对张景岳之《妇人规》《医宗金鉴》之心法钻研甚精。临床上对现代妇科疾病的辨证施治有独特的用药规律。总结的崩漏、闭经、不孕、痛经、妊娠恶阻、先兆流产、羊水过多以及产后病等十六个病的经验用方，学界多有所宗。其门人及后代集其医案，著有《刘奉五临床妇科经验》，真实、客观记述了一代名医的行医轨迹及经验方药。

奉五先生妇科临床的特色，重要特点之一是重视脏腑枢机。认为冲、任二脉的生理功能也可以说是肝、脾、肾三脏功能的具体体现。五脏功能异常是妇科病证的关键所在。如肝喜条达，肝气郁滞则经血不畅；肝气上逆则经血随冲气而上逆，以致倒经；肝郁化火内灼津液则阴血耗竭而致血枯经闭。肾主藏精，若肾气衰竭，必然涉及任脉虚衰，太冲脉也衰弱，地道不通，故形坏而无子。若肾失闭藏，开阖失司，可致崩漏、带下之病。肾不系胎又致胎漏、滑胎之疾。心主血脉，肺主气。血的生成，是通过脾胃的运化将水谷消化后的精微物质上注于肺，与肺气相合，经过心的功能，化赤而为血，汗为心液，肺合皮毛，妇科常见、多发的"血证"病证，以及妇科病伴见的病理性汗出等均与心、肺、脾、肝诸脏的功能失调密切相关。

奉五先生临床重肝，临证归纳有治肝八法，包括舒肝调气、清肝泻火、清肝平肝、抑肝潜阳、镇肝熄风、养血柔肝、化阴缓肝、暖肝温经。治血亦有八法，包括活血化瘀法、破瘀散结法、养血活血法、清热凉血法、养阴化燥法、温经散寒法、益气养血法、滋阴养血法。此外，奉五先生还常用根据金水相生之理而拟订了补肺益肾法。清人王旭高（1798—1862），《西溪书屋夜话录》中载，肝气，其曰疏肝理气，药用香附、郁金、苏梗、青皮、橘叶。主治肝气自郁于本经，实即肝之疏泄不及，病在气分。《临证指南医案》谓"初病在经"，"经主气"。故适用于病之初起时，病在气分，尚未及血分。治疗方面，皆选辛味。《素问·脏气法时论篇第二十二》谓"肝欲散，急食辛以散之"。香附、郁金、青皮、橘叶皆为味辛入肝经之品，其疏肝理气，亦为奉五先生所重。疏肝通络，药用旋覆花、茜草、当归须、桃仁、泽兰。用疏肝理气法不应时，当用此法。实即肝之疏泄不及，病在血分。《临证指南医案》谓"久痛入络"，"络主血"。故本法适用于肝气郁滞日久，病由气分转至血分。

疏肝理气法至疏肝通络法，其病理变化是由气至血，由郁至瘀的过程。《临证指南医案》谓"治经不愈，即治其络"即此义。《临证指南医案·胁痛》汪案"此络脉瘀痹，桃仁、归须、五加皮、泽兰、丹皮、郁金。"沈案"久病已入络，白旋覆花、茜草、青葱管、桃仁、归须、柏子仁。"朱案"肝络凝瘀，胁痛……旋覆花汤加归须、桃仁、柏仁"可与本法合参。

柔肝药用当归、牛膝、枸杞、柏仁。用疏肝理气，疏肝通络法无效时，考虑用柔肝法。前两法乃针对肝之疏泄不及，乃肝用之病；而后者乃针对肝之阴血不足，为肝体之病。培土泄木，药用六君子汤、木香、吴萸、白芍。肝之疏泄太过，横克脾土。故用六君子汤健脾。脾气以升为健，故用木香以升提脾气。因肝疏泄太过，故用吴茱萸、白芍泄肝。叶天士常以吴萸泄肝。如《临证指南医案》

谓"泄肝如吴萸、椒、桂……"

《王旭高临证医案·虚劳门》张案"气虚则脾弱，肝强侮其所胜，扶土泄木。"观此案用药，白芍、吴萸泄木，其他俱是治脾之味（炙甘草、防风根、砂仁、陈皮、冬术、川朴、焦神曲、茯苓、炮姜），其中防风、砂仁乃升提脾气。其中泄肝法，妇科亦为常用。药用金铃子、延胡索、黄连、吴萸，兼寒去黄连。

奉五先生临床实如将月经失调分类为漏经类月经失调及闭经类月经失调。通过多年的实践检验，形成了自己常用的经验方和经验用药，如瓜石汤、四二五合方、凉血衄汤、清肝利湿汤、安胃饮、清眩平肝汤、解毒内消汤等。其根据"小柴生地牡丹皮，能治崩漏"的经验，常用小柴胡汤加生地、丹皮、青蒿、地骨皮等凉血养阴清热的药物，治疗热入血室。分析妇科经、带、胎、产四大证及杂病中，常伴有病理性汗出等特点。认为治汗时要考虑到"标本缓急""轻重先后"的关系，而不能单纯为"治汗"而治汗。对于实证类的汗，宜清、宜泄；对于虚证类的汗，宜收、宜补。

奉五先生还有两个特点颇值重视，一是他的月经失调为寒热虚实交错论；二是在中西医共同治疗本病的过程中，倡导"辨病与辨证"相结合，提出"妇科手术感染"的新思路。

奉五先生认为月经是妇女的生理现象。月经失调是整体功能紊乱的表现。所以，应当通过月经失调的现象，深入了解整体功能的状况，才能抓住它的病理实质。月经能以时下，或地道不通，实际上与"天癸至"或"天癸竭"的关系更为直接。天癸不足或过盛，对于整个机体，特别是对于月经的影响很大。天癸如何转化为经血？奉五先生体会与肾的关系最为密切。在机体脏腑功能和调、气血津液充沛的情况下，通过肾阴（又称肾水，系肾中的阴精物质）的进一步充实，天癸才能最终形成。这时天癸仅为阴液物质，尚无特殊功能。通过肾阳的功能作用，天癸才能化赤而为经血，然后经过冲任二脉，输送至胞宫，血海满盈后，定时排出，即为周期性的月经。所以，经血与原来的血，既相同又不完全相同。

月经失调的表现虚、实、寒、热交错，比较复杂。总的说来（若以周期病变为主），大体可分为漏经类月经失调和闭经类月经失调。

对于漏经类月经失调偏于热者，治以清经汤为主。气郁明显者，加柴胡、炒荆芥穗以疏气，或用丹栀逍遥散加减；挟瘀者，可用生化汤，去炮姜，加失笑散以开之。由于气虚所引起者，多表现为心悸，气短，疲倦，纳呆，经色淡红，面包青白黄暗，脉缓弱。治以四君子汤为主，气虚崩漏者用归脾汤。大崩不止者加侧柏炭、地榆炭、棕榈炭或龙骨、牡蛎、椿根白皮止血治标以收之；若兼气陷不举者，加升麻、柴胡以升之；若因肾虚（开而不阖）漏血不止者，用三胶田物汤加川断、菟丝子、山药以收补之。对于月经先后不定期的月经失调，主要是肝、脾、肾三脏功能失调所致，且与情志因素密切相关，同时也是漏经类或闭经类月经失调的前期表现，互相可以转化，治以定经汤为主，重点在予恢复和调整肝、脾、肾三脏的功能。

妇科术后感染论治，奉五先生在中西医共同治疗本病的过程中，积极倡导"辨病与辨证"相结合，提出"妇科手术感染"思路。认为术后感染体质是本，除了小手术以外，一般经历大、中手术后的患者，按照中医的观点来看，多属于气阴两伤或气血两伤。手术过程中由于失血耗液以及手术后近期内不能摄食，胃肠功能障碍，整个机体的恢复和组织的修复地需要一定的时间，即或是无感染，患者也多表现为气弱，倦怠。出血渗液在吸收过程中有时也会引起一些全身性反应，甚至可以出现低烧。对于剖宫产的产妇来说，一般"产后多虚"，阴阳失衡，需要注意调护，而剖宫产后有术后、产后双重致虚因素，因而气血、气阴两伤的情况就表现得更为明显。

魏龙骧

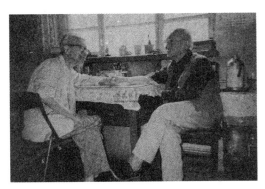

魏龙骧先生与李可染先生

"临床诊治，应以中西互参，病证结合。借助于现代医学的诊察手段，明确诊断，再运用中医理论，遣方用药，既不以实验室指标作为辨证依据，又不宜单靠三指诊脉以决诊断。"

魏龙骧（1912—1992），原名文玉，河北东光人，1932年开始师从中医名家杨叔澄先生。杨叔澄先生是《中国制药学》一书的作者，此书为近代中西药汇通之作，其著利用自然科学和西方医药学的某些成果，补充表达了中药的基源、成分、功效及其药理，中西药理互为解说，此书的最大历史价值是直接为1935年陈存仁编著《中国药学大辞典》奠定了基础，很有学术价值。

魏龙骧先生曾任中华全国中医学会第一届副会长，中国科协第一、二届全国代表大会中医学会代表，国家科委中医专业组成员，卫生部医学科学委员会常委。临床擅治临床各科，多以经方加减奏效。主张中西结合，先生不但虚心吸取西医之长，并应用现代科学方法检查治疗疾病，以提高对疾病的认识，以补中医之不足；同时也注意发挥中医辨证论治的优势，以补西医之短。

尝云："夫医学一门，领域深而广矣。一人之学，孤陋寡闻，众人之识，浩阔无际。夫何处无良师，何时无益友，余滥竽医界，忽忽四十有余年也矣。治病偶效，半多得诸师友之教益。语云'学问，学问，学自问来'，故额余居曰'问庐'"。龙骧先生的好友王世襄先生，为其解为："知而后有疑，疑而后有问，故疑发于知，而知复得于问。疑不独问于人，可问天下万物。虚怀以问，殚思以辨，则万物无不应焉。或懵愦而无问，或矜溢而无问，或问而不辨其是非，是皆不知问者也。人惟善问始恒为人问，且问无止期。龙老精岐黄，所学皆得之问，求问之车，涂为之塞。乃年近古稀，复以问庐颜其居，其岂有止耶？吾固知其为善问者也。"

《医学三字经》云："司命者，勿逐流"，龙骧先生每赞此句。其用药法度严谨，方小药精，疗效显著。如曾治一便秘患者，自云便秘六七年，服汤药数百剂，滋阴如麦冬、沙参、玉竹、石斛；润下如火麻仁、郁李仁；泻下如大黄、芒硝、番泻叶；补益如党参、黄芪、肉苁蓉；丸药如牛黄解毒、更衣丸；其他如开塞露、甘油栓等。且常年蜜不离口，然便秘之苦不解。龙骧先生诊之，见心烦汗出，眠食日减，舌苔薄滑，脉细。此由便秘过久，脾胃功能失调所致，予以生白术90克，生地黄60克，升麻3克。患者半信半疑，认为仅仅3味又无一味通下药，默然持方而去，但终因大便不得下，姑且试之。不期4小时后，一阵肠鸣，矢气频转，大便豁然而下。此后，又继服20余剂，六七年之便秘，竟获痊愈。

龙骧先生用白术通便，是一次偶然碰到一本小书，看到书不厚，就买来看看。记的笔记如下："桑叶治疗盗汗；（本经有桑叶疗'出汗'的，而《石室秘录》中，遇到大汗之病，陈士铎都喜用桑叶，配人参、黄芪、当归、地黄、五味子、麦冬等。）大量生白术治疗便秘，少则一二两，多则四五两，便干结者加生地，时或少佐升麻，乃升清降浊之意。若遇便难下而不干结，更或稀软者，其舌苔多呈黑灰而质滑，脉亦多细弱，则属阴结，当增肉桂，附子，厚朴，干姜等温化之味。（此似可用白术附子汤，重用白术取效）白术附子汤加味（茯苓、磁石、龙骨、牡蛎）治疗肾虚不足之眩晕（脉沉细而微结，尺部微不应指，舌淡苔薄腻而滑）（此与范文甫先生的经验相似，对于眩晕一症，侯氏黑散、桂枝芍药知母汤皆用其味。）理中汤加肉桂用于脾肾阳虚，津液难以敷布之笔管屎。痛泻要方加味（久泻加升麻）治疗脉弦，舌大，色泽鲜，脓血便。且以"脉弦"为辨证眼目，弦脉不缓，服药不停。百合滑石代赭汤治疗尿后眩厥。"

龙骧先生曾治一15岁男孩，高热缠绵已逾月矣。询之，患儿初病，倦怠违和，寒热体痛，以为感冒，未足介意。继后热升，持续39℃以上，午后尤甚。自是发热必微恶寒，虽时自汗，热亦不为汗衰。热甚并不思饮。左耳后有核累累，大如鸡卵，小如蚕豆，按之亦不甚痛。脾大1厘米，胁弓下自称有困闷之感。心中时烦，不思饮食。1974年曾有类似发热，北京某医院诊为"反应性淋巴细胞增多症"，曾予抗生素，体温不降，后加激素泼尼松热退出院。据以上病情分析，此儿证属伤寒，寒束于表，失于温散，表证不解，里热未实，故盘踞于半表半里之间，故胸胁苦满，耳左有核，少阳行身之侧也。少阳病柴胡症，但见一证便是，不必悉具也。本可以小柴胡汤即可，然每微恶寒，知发热虽久，而表证仍留有未尽，故取柴胡桂枝二汤各半之：柴胡9克，半夏9克，黄芩9克，党参30克，生姜2片，大枣5枚，桂枝6克，白芍9克。6剂后，得微汗，高热顿衰，午后热低至37.1℃左右，汗亦减少，耳后核亦逐消。胃纳有加，表达里疏，长达逾月之高热竟告霍然。

柴胡桂枝各半汤是治虚人外感的良方，斯方可与补中益气汤相媲美，前者宜偏表里不和，而后者宜偏气虚兼表。斯方既具备小柴胡汤的调和表里等功能，又具备桂枝汤调和营卫的功能，合二方为一方，可以通治老年经常感冒，身痛不已，若再以本方合玉屏风散，有病可治，无病可防，实属良方。此外，斯方还可用治风湿身痛、关节酸痛、肌肉瞤动。在南方春雨连绵之日，身体素质较差而兼有风湿者，用柴胡桂枝汤调和营卫气血，透达风寒湿邪，加防风、秦艽、威灵仙祛风胜湿，功效尤著。若与九味羌活汤、羌活胜湿汤相比，彼则一味攻邪，耗伤正气，此则攻补兼施，发中有收，功效殊不相同。

龙骧先生治疗胃肠病，尤其重视调理脾胃气机，固护于肾。曾于1975年治一患者，男性，33岁。自述腹痛已半年有余，其症绕脐腹痛、喜按喜温，常屈身以缓之；痛则即有便意，但又不能爽下，下重如痢，多夹黏液，大便多则每日7～8次，少亦3～4次。医院诊为结肠炎、结肠过敏。消炎缓痉之西药屡服不效，所服中药，多为温中化滞、益气健脾香运之品，均无良效。察其舌质淡红，苔薄腻，脉沉细而弦。审此病情，投以四逆散加味，药用柴胡15克、白芍24克、枳实9克、薤白18克、附片（先煎）6克、海螵蛸粉4.5克、甘草6克。连服10余剂，痊愈未发。

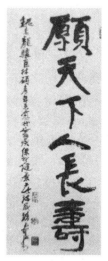

李可染先生给魏先生的题字

对于老年病的治疗，龙骧先生认为"老年之人，年迈元气衰减，脏腑柔弱，所患疾病虚证者多，纯实证者少，多为虚实夹杂之证。"在治疗上主张"扶正祛邪，平和调理，中病即止"。如治某老翁，病后呃逆频发，西医药采用各种办法不效，中医采用针灸、中药，方剂即旋覆代赭汤、丁香柿蒂汤、橘皮竹茹汤等均不奏效。龙骧先生认为年老而病，气虚不足，升降失司，治宜升清降浊。方用：蜜炙杷叶12克，黄芪15克，绿升麻1.8克，苦桔梗5克，橘皮9克，竹茹9克，旋覆花（包煎）9克，白蔻仁4.5克，生姜4片。

认为临床治老年病，要紧处在时时应以胃气为本，察病者，必先察脾胃强弱；治病者，必先顾脾胃盛衰，谨守"有胃气则生，无胃气则死"。凡治老年外感，亦重在维护胃气，不要见发病急、发热高，不辨表里寒热虚实，即以苦寒撤热，或攻下泻热，以致热未去而胃气先伤；中气一伤，则变证蜂起。

董德懋

　　"张璐活了七十多岁，临床经验极见功夫，足资借鉴。他的著作，既承《灵》《素》及各家论说，又参以自己的学识经验，议病论方，朴实详尽，甚切实用。"

　　董德懋（1912—2002），房山人。1926年在良乡县高小毕业后，由于家道贫寒，无力继续学业，由人介绍到一家商店学徒，以维持生计。因胞弟患病，贻误于庸医，不胜悲恸，遂立志从医。董德懋学医的启蒙老师是其岳父赵廷元先生，开始教德懋先生习诵《雷公药性赋》《濒湖脉学》《医学三字经》、《医宗金鉴》等书。当时先生年青好强，常发愤攻读，即更衣亦手不释卷。有一次到姑母家，犹不忘背书。其姑母深为感动，资助董德懋报考华北国医学院，开始自己真正的医学生涯。1937年毕业于华北国医学院中医系。后开业行医。曾任华北国医学院副院长、总务长。先后创办《中国医药月刊》《中华医学杂志》《北京中医月刊》，并任社长、主编。擅长中医内科、儿科。对脾胃学说有深入研究。编著有《中医基础学讲义》《中医药物学讲义》《董德懋医话》《董德懋医疗经验琐谈》《脾胃学说初探》等书。

　　德懋先生在华北国医学院的第三届学习，毕业后又随施今墨老学习内科。当时先后随师的同学有哈荔田、祝谌予、李介鸣等。在这样优越的环境熏陶下，使其的学业大有长进。从1936年他就在施今墨诊所襄理业务，并从事针灸临床，时达五载余。在施今墨先生亲自教诲下，耳濡目染，心领神会。德懋先生当时学习的主要方法是清晨背书，白天随师诊病抄方，晚间整理脉案，阅览医书，他把老师的脉案按病、按证、按方分剐归类，并查阅相应的文献，作笔记，加按语，还常试用治疗，把个人体会也记下来。如此温故知新，反复验证，从中省悟老师的学术经验。

　　治病处方中，先生特别注重调理脾胃，鼓舞胃气，以扶后天之本，只有脾胃强健，才能生化无穷。时时顾护脾为阴土，胃为阳土，脾胃乃后天之本，气血生化之源，亦谓之气血阴阳之根蒂。气机的正常升降，有赖于脾胃；脾气以升为宜，胃气以降为和，升清降浊使水谷之精气灌溉五脏，滋养周身，同时排泄糟粕，使脏腑精气上下流行，循环化生。脾胃气虚，升降失常，脏腑经络、四肢九窍失常，便会产生种种病端，所谓"胃虚则脏腑经络皆无所受气而俱病"。"脾虚则九窍不通"。因此，治疗用药务必注意增强胃气，提高食欲，此实为改善症状，延长生命的关键。

德懋先生早年曾对李东垣的学术著作作过非常细致的研究，先生十分推崇李东垣的脾胃理论。他说："脾胃为后天之本，气血生化之源，必须资助后天，才能达到培补先天的目的。《灵枢·五味篇》云："五脏六腑皆禀气于胃"，《中藏经》也有类似提法："胃气壮，则五脏六腑皆壮也"，历代医家就有所谓"有胃气则生，无胃气则死"之说。对于脾胃理论，李东垣述之最详。"元气之充足，皆由脾胃之气无所伤""内伤脾胃，百病由生"。因此，脾胃虚弱者，他脏可以乘虚侵侮而发生各种症候，临证选方用药时，必须时时照顾脾胃，避免妄施克伐及腻补之剂，影响后天生化之本。脾胃与他脏皆有联系，久病不愈与脾胃关系最为密切。

德懋先生曾总结出十种治法运用于临床，甚效：①益气用四君子汤；②举陷用补中益气汤；③温中用理中汤或吴茱萸汤、良附丸；④固涩用真人养脏汤、赤石脂禹余粮汤、诃黎勒散；⑤养阴若养胃阴用麦门冬汤、养胃汤，滋脾阴用慎柔养真汤或四君子汤加山药、扁豆等；⑥理气若行气用加味乌药汤、越鞠丸，降气用旋覆代赭汤、橘皮竹茹汤、半夏泻心汤；⑦祛湿若芳香化湿用藿香正气散、藿朴夏苓汤、五加减正气散，苦温燥湿用平胃散、二陈汤，清热利湿用三仁汤、甘露消毒丹、连朴饮，温化水湿用苓桂术甘汤、实脾饮；⑧消导用保和丸、枳实导滞丸、枳术丸；⑨泻下若寒下用诸承气汤、凉膈散，温下用大黄附子汤、温脾汤，润下用麻子仁丸、济川煎；⑩清热用泻黄散、清胃散、黄芩汤、白头翁汤、玉女煎、左金丸。应用上法必须针对具体病情，单用或数法合用，才能获效。

治疗疾病之药物多数情况下首先入胃，除加重脾胃的受纳运化负担外，其药物的偏胜之性和副作用，首当其冲的影响脾胃。如苦寒之品易败伤胃气；滋补之品易滞胃气；香燥之品易劫夺胃阴；温热之品易燥灼胃阴，诸多西药也最易引起脾胃功能之失常。故如何尽量避免和弥补治疗过程中对脾胃的伤害，对疾病的转归具有重要意义。

王正公

　　"风温虽系感受春令之邪而发，但四季皆有，唯以春冬两季为多。风温之治，辛凉解表乃众所周知，但运用得恰到好处，并非所易。风温之邪由肺表而入，其出亦以从肺卫外达为顺，且风为阳邪，温易化热，故用宣透之品不宜过于辛散；用清热之剂不可过于凉润。偏辛则温易化热，偏凉则邪不得透。叶氏之方是清解有余，辛透不足。叶方经方相合，则功厥矣。"

　　王正公（1912—1991），昆山人。秉承家学，自幼从父王慰伯学医，1937年来沪开业。1946年被选为上海神州医学会常务理事。1953年起任上海市中医学会常务理事，兼内科学会副主任委员。1956年后历任上海市第二人民医院中医料主任、主任医师，1989年被聘为上海市中医文献馆馆员。

　　正公先生治疗外感热病的经验十分突出。其父王慰伯（1894—1948）即以擅治伤寒温病名闻江左诸地。其治病法度严谨，辨证精确，用药果断，每挽危救殆于旦夕间。王氏一门治学，上师仲景，不宗叶薛，师古而不泥古，尝以："读古人书，要全面领会，更要结合是临证，要活看不能死看。"对外感论治，推崇张子和六门三法，论病重邪气，主张"攻病宜早、达邪务尽"。其提出的"新感、伏邪在于辨证，定名不拘四时，识证须分清六气"的观点，影响至深。

　　正公先生平生最服膺张子和"因邪致病"，"论病重邪"的观点。其云："六淫外感，邪也；七情郁结，亦邪也；饮食内伤，亦邪也；气滞血瘀，亦邪也，攻病达郁之法多端，汗吐下其一也，解结开郁，消食导滞，行气活血，利水软坚，无一非攻邪之法，只在善用之耳。"并指出，医者必须善辨邪正虚实，方能正确施治。

　　正公先生还崇尚张子和"治病当用药攻，养生当用食补"的观点。对外感热病的论治，主张"攻病宜早，达邪务尽"，邪去则下复矣。其曰"邪盛则正衰，正胜则邪却"，此一定理也。邪气入侵，多由正气先虚，但正气虽虚，如无邪气入侵。虽虚未必病出；犹国之贫弱，如无敌寇之侵入，尚不致倾覆；病者亦然"。其认为，医者在学习《内经》"邪之所凑，其气必虚""正气存内，邪不可干"理论的同时，必须了解"虚处受邪，其病则实"的含义。经云："邪气盛则实，精气夺则虚"。正公先生认为，当邪气方侵，正气未夺之际，应及早攻病达邪，切勿坐失时机，养虎遗患。其云："大病如大敌，必须集中兵力，挫其锐气"。对虚人感邪，主张先达邪后扶正，其云："治病犹涤衣也，衣垢当用皂，衣敝当用浆，但必须先涤后浆，反之何能去垢"。其见有人喜服补药，每于邪未尽撤之际，即要求医者用补，对之深为感叹，尝曰："补剂误人，人之不觉，反颂医名，过去富贵之家，朝夕进补，岂能却病耶？"

正公先生及乃父治疗风温，都赏用前胡，认为前胡入肺经，能解表泄风、清热涤痰，无辛散之弊。风温初期透表，每以前胡为君，常于叶氏方中加入前胡、蝉衣、制僵蚕、蒺藜等以宣肺泄风；若恶风头痛、苔白、脉浮等外感证候显著者，则参用栀豉汤加荆芥以透表达邪；甚者不忌麻黄。一旦化热，由肺及胃，则以石膏为君，配合前胡等清泄气分之热。若邪传气分者，重用石膏；邪重热盛，痰鸣喘息，则以麻杏石甘汤为主方，佐以清热豁痰之品。麻黄、石膏两味的剂量，当视表邪与里热之轻重而定。其认为：石膏辛甘性寒，既能清温泄热，又能解肌透邪，故用于风温最为适合。若邪热内传心包，神昏谵语，则应辨清风温与湿温。风温内陷，多夹痰内闭，当以涤痰清热为主；湿温神昏多由湿热蒙蔽清窍，则以开窍为主。开窍方中，正公先生最常用万氏牛黄清心丸，因万氏方药简洁，无香窜之品，并用竹沥送服，有涤痰开窍之功。

治湿温，其系外感时令之邪，但必先内蕴湿热。其病机特点，一为湿热交蒸，一为邪滞内阻，临床辨证应分析湿热之偏胜，邪滞之深浅。其论治，以分化湿热、消导肠滞为要。施治之要诀，在于湿不化则温不解，滞不清则邪不撤。此外，应分辨表里传变、邪正盛衰、宿恙兼病。正公先生在辨滞、导滞方面，尤有深入的研究。在湿温病治疗过程中，还十分重视存阴保液。

辨滞：正公先生认为，察舌验齿对辨滞的意义尤大。舌苔黄腻厚浊，口苦气臭，矢气频传，脘腹拒按均为里滞内结之征。若舌干唇焦，必有里滞；唇焦齿板互见，则热极滞甚，将次传营而昏厥。如药后肠滞逐渐下达，则唇红唇焦逐步消退，而且一般都从上唇开始消失，热势亦随之下降。观察大便色泽形态，可知湿热邪滞蕴阻情况以推论病势趋向和转归。湿温轻症或暑湿内阻，大便色泽形态一般无变化，或略有燥结，或色泽始终较深者，治以芳香疏化，即能热解病退；湿温较重者，大便多见溏垢黏腻，色泽深褐，邪热越甚则色泽尤深，质更黏腻而胶着肠壁，中间稀薄者排出，状如便泄，实乃湿滞胶结，治拟泻下导滞。若便泄纯属稀水，日夜频繁，色褐或火黄者，系协热下利，为逆候；若下利不止，津液内夺，势必导致神昏内陷，须先止其利，以固津液，后导其滞。

在《外感温热篇》中，叶氏指出："若斑出热不解者，胃津亡也，主以甘寒，重则如玉女煎，轻则如梨皮、糖浆之类。或其人肾水素亏，虽未及下焦，先自彷徨矣。必验之于舌，如甘寒之中加入咸寒，务在先安未受邪之地，恐其陷入易易耳"。

导滞：正公先生治温湿温邪滞，主张趁早攻导肠滞，使湿热之邪无所凭借，这样既可削弱病势，又可控制出血趋势。早期表邪未达，里滞已结，则用表里双解，一般先用枳实栀豉汤加槟榔、山楂、神曲；滞甚加大黄、玄明粉；若邪已传里，温已化热，证现阳明腑实，则以急下存阴之法；若症已逾旬，粪便粘着肠壁，非攻导之剂所能下之，则用坚肠清热、化滞缓导之法，常用黄连、黄芩、枳实炭、山楂炭、金银花、芍药等，旨在使粪便逐渐干燥，分离肠壁。药后若见矢气频传，为肠滞逐步下行之兆；若药后仍无大便，可用猪胆汁或蜜煎导灌肠；若所下不多，切勿躁急，可稍增剂量。若大便稀泄，色褐如水，次数频多，则必须先止其泄。一般先用六一散、赤茯苓、扁豆衣、白芍炭、通草等以利小便实大便，甚则参用坚肠清热之剂加炙粟壳以止泄。正公先生治疗协热下利，每用熟石膏、生甘草两味，其效甚著。盖熟石膏能清热敛肠，生甘草能解毒固液，两味协同，具有清热止泄之功。此乃固液止泄，以守为攻之法，旨在保津导滞。在病势鸱张复杂的情况下，能正确掌握，辨证应用可转危为安。其总结导滞经验为："旬日前可用攻导，旬日后要坚肠清导。攻导宜早，迟则多变；消导宜缓，峻则不去。"

存阴保液、回阳固脱：正公先生对湿温病各个阶段都非常重视阴液之保存。其早期应用达邪导滞法，旨在减少阴液之耗失。热盛极期，唇燥舌绛，劫津化燥，每用大剂三鲜、五汁、增液汤等救治，另以石斛、生地黄、沙参、芦根、茅根等煎汤代茶，或用西瓜汁、银花露等代茶，日夜频频给服，不得中断。若津液得复，每能出险入夷。若患者素体虚弱，湿温早期发汗过多，后期每易出现亡阳之变，正公先生常以独参汤加红枣煎服；甚者加附子、龙骨、牡蛎回阳固脱。尝曰："温病之亡阳与伤寒不同，多为阴液先耗，阴不敛阳而致阳气续脱，待阳气一回，仍须气阴妆顾耳"。正公先生治疗湿温病重视保存阴液，固摄阳气，这一点，也和其父王慰伯一样，在世传的无数实践中得以坚持并历历有验，我辈者流，应高度重视，认真加以学习。

裘沛然

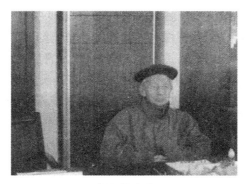

裘沛然先生

"要真正认识掌握一药之用，并不简单。在继承研究前人经验时，既不轻易否定，又不盲目接受，特别对某些遭人非议的学术观点，尤当独立思考，并经过临床的反复验证，然后判定其中的是非曲直。"

裘沛然（1913—2010），原名维龙，宁波慈溪人。幼时从江南著名学者施叔范先生，其后苦读经史百家，旁涉新知，又后随其叔父裘汝根学习针灸，其叔为广西名医罗哲初高足，于针灸之术，不乏创见。

裘氏治学，主张多读本草、方书，借以拓展视野，通过甄别比较，还可纠正偏见。认为目前一般中药书籍中介绍的药物功用，往往是反映了近代人的应用经验，其中有些药物的内容尚不够全面，或者说失之肤浅，以致影响了在临床中的应用。因此，主张临床医生要经常研读本草等有关医籍。如其对芍药一味，时医多拘于后世所谓"白补赤泻，白收而赤散"之说。裘氏认为，汉代芍药无赤白之分，查《伤寒论》太阴篇载："太阴为病，脉弱，其人续自便利，设当行大黄芍药者，宜减之，以其人胃气弱，易动故也。"仲景以芍药与大黄并提，说明二药功用颇为相近。

又如桂枝加芍药汤治腹满时痛；大柴胡汤治少阳阳明并病而腹中实痛者；麻

子仁丸用药芍与大黄、枳实为伍以治大便硬、腹中实痛的脾约证；《金匮》中枳实芍药散治产后郁滞所致的"腹痛、烦满不得卧"盖云芍药"主邪气腹痛，除血痹，破坚积"；"通顺血脉，缓中，散恶血，逐贼血，去水气，利膀胱"作用。所谓赤白之分，实乃后人想象，不足为据，裘氏自己临床便常以白芍作除痹、散结、通便、止痛之用，屡收佳效。

昔张锡纯治"一妇人年三十许，因阴虚小便不利，积成水肿甚剧，大便亦旬日不通。一老医投以八正散不效，友人高某为出方，用生白芍六两，煎汤两大碗，再用生阿胶二两融化其中，俾病患尽量饮之，老医甚为骇疑，高某力主服之，尽剂而二便皆通，肿亦顿消。后老医与愚睹面为述其事，且问此等药何以能治此等病？答曰："此必阴虚不能化阳，以致二便闭塞，白芍善利小便，阿胶能滑大便，二药并用又大能滋补真阴，使阴分充足以化其下焦偏盛之阳，则二便自能利也。"

曹氏《经方实验录》载："四嫂（十一月十三日）足遇多行走时则肿痛，而色紫，始则右足，继乃痛及左足。天寒不可向火，见火则痛剧。故虽甚恶寒，必得耐冷。然天气过冷，则又痛。眠睡至浃晨，而肿痛止，至夜则痛如故。按历节病足亦肿，但肿常不退，今有时退者，非历节也。惟痛甚时筋挛，先用芍药甘草汤以舒筋。赤白芍各一两，生甘草八钱。拙巢注：二剂愈。"是案都取其行瘀、止痛、凉血、消肿、除血痹、破坚积、止痛之功。

《重庆堂随笔》说："芍药之味，《本经》苦，《别录》加以"酸"字，酸苦涌泄为阴，是开泄之品耳。观仲圣云：太阴病，脉弱，其人续自便利，设当行大黄、芍药者，宜减之，以胃气弱易动故也。故滞下为病，乃欲下而窒滞不通者，以此为主药也。今人误为酸敛，用以治虚泻，殊欠考也。惟土受木乘而泻者，用之颇宜。邹氏《疏证》云：芍药开阴结，大黄开阳结。故肠中燥结则用承气，腹中满痛多用勺药。若心下满痛，病在上焦之阳结，则当用陷胸，而芍药在所忌矣。"

裘氏用药，切切考究剂量。素以为，药之剂量，目前尚缺少科学的正确标准，古今方书、医案所载出入很大，而实际临床运用又多各自为政。习用微量者，美其名曰"轻灵取胜"，敢用重量者，被责为"孟浪从事"。剂量之轻重，当从病情轻重需要和药物本身的性能、效用方面研讨，有结"成法"不可盲目为之局限。况常用药，原为野生，现改人栽，生长期明显缩短，功效显然不及野生者为优。如人参，野生与人工栽培的，功效差异极大。药材炮制，不按规范，虽然省略工序，但影响疗效，甚至"失真"。目前病人，不少曾多次或长期服用抗用抗生素或激素等，病体对药物的耐受性已显然增强，或者使病情变得复杂化了，有时小剂量的药物治疗等于杯水车薪，无济于事。从历代方书所载剂量，宋以前和明以后的方书有明显差异，而《伤寒杂病论》，目前所用的某些药物的剂量似乎偏小。以细辛为例，《中药大辞典》载内服煎汤量为即1～3克。而仲景书载方的用量是3～18克，如麻黄附子细辛汤中细辛、麻黄为2∶2；当归四逆汤中细辛、当归、芍药、桂枝为3∶3∶3∶3；射干麻黄汤中细辛、人参、黄柏为6∶6∶6。根据上述方剂中各药的比例推算，当归、芍药、紫菀、茯苓、黄柏等药味在目前临床的常用量一般在9～20克，那么细辛的用量不应相差太远。裘氏临床应用细辛一般在6～15克，不仅疗效为著，且从未发现不良作用。

盖细辛，作用广泛，走头面，可医头痛、口疮、喉痹、牙痛、眼目诸病；入少阴，通督脉，主寒疝、阳萎、小便不利；走四肢，达皮毛，可疗风水咳嗽、风湿痹痛；入脏腑，上能开肺，中能暖胃、润肝燥、益胆气，下能温肾通关。具镇痛、止咳、强心功效，但向谓"细辛不过钱"，从而有所限制疗效之发挥。《本草别说》则载谓："细辛，若单用末，不可过半钱匕，多则气闷塞，不通者死。""细辛不过钱"的提出，是《本草纲目》。清汪昂《本草备要》细辛条亦载"不可过一钱"。至《中华人民共和国药典》与各院校教材，对细

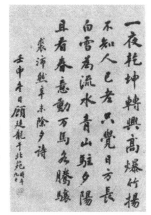

裘氏诗作

辛用量亦规定为1～3克。然传统药用细辛在初春二月或仲秋八月采挖，此时其根部的药效亦高；同时在细辛的传统加工方法中，要除去非药用部位地上部分和根头部根茎，只留根部作为药用。自1950年后，对细辛收购全草，据研究，全草细辛中根部和叶的比例大约是55%和45%。而根所含挥发油成分远大于叶所含挥发油成分，故其挥发油成分比传统细辛根明显偏低，增其量，是属必然矣。

另，药物的剂量大小还与应用时的配伍有关。对于易产生不良反应的药物，通过配伍的相杀相制，如果病情需要，即使剂量大一些，也不至于产生不良作用。如裘氏用炙甘草汤，桂枝剂量有时用至30克，但方中配以较大剂量的生地、麦冬等甘柔之品，复加黄连苦寒，即可制约辛热，又能通过相逆相激的机制而提

高治疗心律失常的效应。裘氏认为，药物单味应用与复方使用的功效是不同的，其中的机制颇值研究。

南宋陆游有首《冬夜读书示子聿》，诗曰："古人学问无遗力，少壮工夫老始成。纸上得来终觉浅，绝知此事要躬行。"古人善学的人，学"无遗力"，做学问就要用功就要坚持不懈。书本知识与实践是有距离的，毕竟从书本上得来的知识比较浅薄，一定要经过亲身实践，才能变成自己的东西。这种治学态度，也正是裘沛然先生所提倡的。

孙砚孚

"古谚有云：方智圆德，故一定之方，又可圆而用之，王晋三说过：处方则一成而不易，用法则万变而不滞。许多古今沿用不衰的名方，之所以历历有验，关键就是只要遵循理法为指导，古方用治新病，即收良效。"

孙砚孚（1913—2003），无锡人。早年问业于江阴名医沈卓云、安徽秋浦中医传习所教师王缓臣。随后负笈上海国医学院，受教于大医陆渊雷、章次公，对《伤寒杂病论》研究尤深。先生经验丰富，博览文史哲，颇具创见，遣药尤多心得。每强调实践第一，寄怀革新之望。

孙先生善治痢，"痢无止法"，特别是于痢之初期邪盛之际，几乎成为金科玉律。然孙老却惯用石榴皮、诃子等酸涩止痢之品，加入清化湿热或温化寒湿之方，疗效显著，数十年来未见有"闭门留寇之弊"。

其证，唐容川有曰《内经》云："'诸呕吐酸，暴注下迫，皆属于热。'下迫与吐酸同言，则知其属于肝热也。仲景于下利后重便脓血者，亦详于厥阴篇中，皆以痢属肝经也。盖痢多发于秋，乃肺金不清，肝木遏郁。肝主疏泄，其疏泄之力太过，则暴注里急，有不能待之势。然或大肠开通，则直泻下矣。乃大肠为肺金之腑，金性收涩，秋日当令，而不使泻出，则滞塞不得快利，遂为后重。是以治痢者，开其肺气，清其肝火，则下痢自愈。"

孙先生有《葶苈用法小议》曾在《中医杂志》刊出，谈到葶苈子的使用"不可泥于古人杂说将它视同砒鹤"，仲景葶苈大枣泻肺汤方义，重用葶苈子，诊治肺心病咳喘痰多，多一吐而快，盖葶苈子。《本草经百种录》谓："葶苈滑润而香，专泻肺气，肺如水源，故能泻肺即能泻水。凡积聚寒热从水气来者，此药主之。大黄之泻从中焦始，葶苈之泻从上焦始，故《伤寒论》中承气汤用大黄，而陷胸汤用葶苈也。"

其味治肺壅咳嗽脓血，喘、嗽不得睡卧，或水肿，或遍体气肿，或单面肿，或足肿，《世医得效方》用甜葶苈二两半（隔纸炒令紫）。为末，每服二钱，水一盏，煎至六分，不拘时温服。《外台秘要方》用葶苈子三升，微熬，捣筛为散，以清酒五升渍之，春夏三日，秋冬七日。初服如胡桃许大，日三夜一，冬日二夜二，量其气力，取微利为度，如患急困者，不得待日满，亦可以绵细绞即服。《杨氏家藏方》治咳嗽痰涎喘急用葶苈半两，半夏（生姜汁浸软，切作片子）半两，巴豆四十九粒（去皮，同上二味一处炒，候半夏黄为度）。上拣除巴豆不用，只用上二味为细末，每服一钱，以生姜汁入蜜少许同调下，食后。《金匮要略》的葶苈大枣泻肺汤，就是用葶苈（熬令黄色、捣，丸如弹子大），大枣十二枚。上先以水三升，煮枣取二升，去枣内葶苈，煮取一升，顿服。

葶苈一味的治肺壅咳嗽、喘的功能是确实的，但使用时要注意相佐相引。盖不同的引经药，能引导方剂中的诸药到达不同的经络、脏腑。

重视引药，谓引药如向导。如桑白皮是肺经的引经药，治肺燥，加桑白皮能引药入肺经；香附、柴胡入肝经，治肝气郁滞、胁胀满痛加柴胡、香附可引药入肝；桂枝、薤白入心，治胸闷、气短、心悸加桂枝、薤白能引药归心经。姜黄和牛膝均有行气活血、通络止痛的功效。但姜黄能引药上行通达上肢，上肢痹症作引，而怀牛膝则性喜下行而通达下肢。

而就"引经药"吴瑭曰："药之有引经，如人之不识路径者用向导"。张睿亦称："汤之有引，如舟之有楫"。尤在泾《读书笔记》云："兵无向导，则不达贼境；药无佐使，则不同病所。"医家沈石匏说："引经之药，剂中用为向导，则能接引众药，直入本经，用力寡而获效捷也。"焦树德在《用药心得十讲》中讲的更为详细："引经即引导药力直达病所，或引药上升、下降、达表、入里。"病有病所，药有药位，引经药的报使作用，用之合适，自可取事半功倍之效。

孙先生早年曾口述过《中医学家章次公百岁诞辰纪念》一文，记述了次公之师国学大师章太炎老的片段史实。章太炎（1869—1936），是位近代著名的人物，原名学乘，字枚叔，后改名炳麟，因为仰慕顾炎武（顾炎武名绛）而改名绛，号太炎，浙江余杭人。其曾祖父章均，余杭巨富，曾创建召南书院、章氏义庄等。他的祖父章鉴（1802—1863），"少习举业（指准备参加科学考试），以妻病误于医，遍购古今医学书，研究三十年。"后来成了一名为乡人治病的专业医生，曾被太平军指定为乡官。他的父亲章溶（1825—1890），曾任河南按察使，并任杭州诂经精舍监院多年，也是"生平长于医，为人治病辄效。"其兄章箴还曾得到为慈禧太后疗病的钱塘名医仲昂庭先生的亲炙，章太炎先生问学于兄长及仲昂庭，而且能"常得传"。所以章家"三世业医"。

章太炎先生的回忆中说："我的祖父晓湖先生，家有章氏义庄一千多亩，不喜做官，自设春风草庐，讽咏教读为业。并搜集了宋元明旧刊的线装书，约有五千卷之多。中岁之后，喜欢研究医术。因家境还富裕，诊病不收诊金，时常为贫苦农民免费赠药。他的药方，往往只用五六味药，可是任何重症的病人服了他的药，不到几天就豁然痊愈了。太平天国时，家道已中落，我的父亲香先生只挟了一部《章氏家谱》逃难。"

章氏幼时，跟随外祖父朱有虔、父兄治经学和文字、音韵，崇尚明末爱国人士义举，从1890年起，跟从汉学大师俞樾先生学习深造7年，并在日本收了很多弟子，正是他的这些弟子影响了近代中国学术界，也影响了中医的命运。在那里收了黄侃、钱玄同、朱希祖、汪东、马裕藻、龚宝铨、康宝忠、余云岫、周豫才（鲁迅）、周启明（作人）、许寿裳、沈兼士、沈尹默、杜羲等。一时之间，人们都以成为章门弟子为荣。

说起来，章太炎收这么多未来的著名学者作弟子，完全是出于偶然，当年他主持同盟会的《民报》，晚间正在看书的时候，楼上却飘下来一股尿液，他当即对这没修养的行为大骂起来，楼上的人也回骂不止，经四邻劝解，楼上有一个20岁青年人，名叫黄侃的，后来知晓他骂的是大名鼎鼎的章太炎。在一番赔礼道歉之后，他却提出来拜师的要求，章太炎也乐意收下这位敢作敢当、知过即改的好学青年。他在为黄侃讲授国学的时候，"讲习会"弟子阵营不断扩大，这些青年，思想火花的不断激荡、碰撞，为中国学术史至今还留下了许多美谈。

关幼波

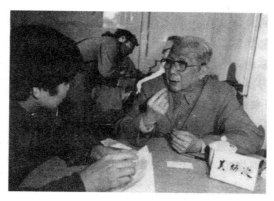

关幼波先生

"患病之肝，实质在藏血，疏泄主情志。七情所伤，肝炎乃肝细胞肿胀坏死，属肝血郁滞，与实质之肝藏血关系密切。气为血阻，肝气不畅，利气柔肝，只治其标；活血祛痰，才是治本之道。"

关幼波（1913—2005），原名关霖，北京人，1950年参加中医联合诊所，1956年调入北京中医医院，曾任内科主任、北京中医医院副院长。关幼波先生的父亲关月波，也是京华名医。关幼波先生自幼受到了良好的教育，入私塾攻读四书五经。16岁起与其兄一起逐渐接触中医理论，自学中医经典。24岁开始，正式从父临床学习。

关幼波先生之父关月波，擅长内、妇、儿及针灸，对时令病及妇女病更是擅长，曾一再告诫兄弟俩：医不在"名"而在"明"，医者理也，认清医理才能治好病。学习经典时要明其理，知其要，结合实际，灵活运用。不能泥古不化。还教育他们治病救人要重义轻财，不能"为富不仁"。其父是严父又是严师，不准他们在中医业务上有一点懈怠。一次，先生的哥哥在抄方时将"橘红"误写为"菊红"，先生之父便勃然大怒，当着病人狠狠地打了他哥哥一记耳光，从此不准其再学医。关幼波先生随父习诊多年，但其父从不让先生独诊，而要求先生进行扎实的基本功训练。其父临终前，抱病抽查了先生的3个脉案，确认自己后继有人了，满意地对其说："尔可救人矣。"

关幼波先生曾与施今墨公同一药房坐堂。幼波先生每天都提前来到药堂，细心分析施公的脉案，还亲自询问病人服药后的变化，凡效果好的经验都欣然学习。日久天长，像孔伯华、肖龙友、汪逢春等名家的经验，都被他"偷"来运用于临床。关氏广交同道，互相切磋，深探医理。旧时北京前门地区名医康乃安、赵瑞麟、贺惠吾等都是先生之挚友。康乃安在临终前，把自己的祖传秘方"鹅口散"传给他，经推广使用，对口腔溃疡、白塞氏病都有良好的疗效。

在北京第一中医门诊部工作期间，幼波先生与中医妇科专家刘奉五先生对桌应诊。幼波先生打破"门户之见"的旧习，主动与刘奉五先生探讨医术，并互相交换病例，取他人之长，补己之短。调入北京中医医院工作后，幼波先生有幸与赵炳南、许公岩、宗维新、秦厚生、姚正平等先生接触，并建立了深厚友谊。

1988年，笔者与北京中医院院长李乾构家兄卢祥生一起赴许公岩先生低矮平房旧宅看望许公，瘦削的许公，正在卧病，床头数十卷书，"十日高眠昼起迟，缓寻方药得中医。不才岂是官无事，多病惟应志未衰。门巷雪深妨过马，江湖岁晚益多歧。衣冠论说今如此，旧简残灯亦自疑。"（明代谢铎句）许公讲述了其治学尤重于湿的观点，并数次云及与幼波先生学说有近。可见，这些老一代名家之间的学术友情致深。记得在笔者上中学时，那时还没有结识幼波先生，因课后无事，常去北京宽街中医院的原来的大殿中观摩老医生们诊疗。那时，幼波先生与姚正平先生一桌，一个看肝，一个看肾，病人很多，遇到问题，关、姚二位还时常交流。

关先生、姚正平先生同桌看病的大殿，是坐北朝南的五间大殿，拉个帘子的后边，就是赵炳南先生的疡科，原殿西路的祠堂、佛堂，是当时的院办公室，面阔五间的后寝，是外国来华专家和其他外宾们就诊的专用场所。

1987年夏，幼波先生要到新加坡去出诊、讲学，他的老伴张丽华女士电话给笔者，说关老有事儿，让到北京关寓一趟，当时笔者在山西办《中医药研究》杂志，第二天，赶到北京双榆树南里关先生宅。当日先生用了整整半天时间细谈了其"治黄必治血，血行黄易却；治黄需解毒，毒解黄易除；治黄要治痰，痰化黄易散"的独特见解。在那不久，由笔者执笔，幼波先生到国外《肝病证治》的讲稿初成。

1989年，笔者编著、幼波先生细心——审订的《百治百验效方集》，由中国医药出版社出版，这本不厚的小册子，封面署上"关幼波审订"，是笔者与关先生交往的珍贵纪念，之后，此书由中国科学技术出版社重新出版，而先生仙游道山已久久不归，当年多次教我之情，而今忆念，由衷感念！

盖中医治黄疸，多宗"阳黄""阴黄"说。幼波先生在前人认识的基础上，对黄疸的辨证按病因辨证，分析湿与热之偏重；按病位辨证，分析上、中、下焦之所属；按气血阴阳辨证，分析邪正之虚实。以黄疸病是"湿热蕴于血分"为据，倡"治黄必治血"，提出凉血活血、养血活血、温通血脉数法。

实践证明，血分药物的运用可以加速黄疸的消退，有利于肝脾肿大的回缩，可以祛瘀生新，促进机体的康复。巢元方《诸病源候论》论曰，急黄是"因为热毒所加。"关先生则根据黄疸病的传染特点，认识到黄疸病是"疫毒"所致。并提出了化湿解毒、利湿解毒、凉血解毒、清热解毒、酸敛解毒、通下解毒等具体措施。应用于临床，取得了黄疸消退得快、肝功能恢复得快的效果。

"退黄要祛痰"的观点，是先生对气、血、痰辨治方法的发展。湿热相蒸，困阻中州，脾运失调、多所生痰。黄疸病病因、病机与湿温病有相合之处。灵活地借鉴了古人的经验，这一方法对加速退黄，预防痰血瘀阻发展成肝硬化，尤其是对长期黄疸难以消退的患者，是一种有效的治疗手段。幼波先生除黄疸病以外，对慢性肝炎、肝硬化、各种肝病合并症等都提出了一整套的治疗方法。先生所总结的方法，行之甚效，为临床肝病治疗提出了许多极其宝贵的思路、方法。

幼波先生医道高深，深受国内外信任，经常外出参加国际交流，每次归来，先生便照许多照片。一次，笔者与幼波先生正在其书房翻阅照片并听其讲述去过的地方，先生谓香港见闻："楼和楼隔着不远，可下去一走，好半天到不了，还得乘车！"正在斯时，邻居台湾电视主持人阿园来访，笔者向阿园谓："关老不是中医，是中医大使"，先生听后，说在国外，境外也有人说是"巡回"，先生很是喜欢这个称谓，还开怀大笑，其音容笑貌，至今历历在目。

幼波先生多次谓，人之有志于医者，吃不得苦，是决无成就的。一次闲暇，先生与笔者戏言日求寸进的藏头小诗，曰："远行万里心胸阔，大度从容扬海波。志存社稷非虚妄，向众彼邦阐我国。"其"远大志向"的叮咛，笔者至今记忆犹新。

先生在年轻时，一次足球比赛中，左脚受伤粉碎性骨析，之后一直没有完全恢复。而一根拐杖，便陪伴了他的后半生。先生在绘画上也极具特色，尤其爱画牡丹，他认为"画中至圣是牡丹"。他画的牡丹"艳而不妖、丽而不冶"。曾亲手画赠笔者三幅牡丹图，还题上"国色天香，祥之补壁"，一幅并嘱转赠印会河先生。

关先生牡丹画法师从大师王雪涛。先生的牡丹，多色彩厚重，虚实动静相彰，或挺拔、或轻柔、或凝重、或飘逸。透过这些姹紫嫣红、形态各异的"国色天香"，画面上扑面而来的是一股按不住的浩荡春风，似乎每一片叶、每一朵花，都在散发着旺盛的活力。画面上的动与静、刚与柔、拙与逸、繁与简、疏与密、远与近、虚与实，这些看似对立的东西，在先生的笔下，都极其巧妙地连在一起。无论是一瓣花、一片叶、一丝蕊、一颗芽、一株蕾、一滴露、一只蝶，都各有各的灵性，各有各的神韵、触手可及，呼之欲出。著名画家黄胄，评先生的牡丹是"梅韵松魂"。实际上，先生深悟写意与工笔共融，牡丹是人格的写照。从先生的画中，不仅表现形式上体现了"形、神、意"一体，而且透过墨韵，看到平中见奇，独具风姿，让人不能不赞美春天的美好和生命的可贵。

历代医家与书画互通者，不乏其人。宋代文人家苏东坡，就又是书法家和画家，兼通医学，著有《苏沈良方》传世。宋徽宗赵佶以"瘦金书"书法和工笔画著称，亦通医学，曾主持编纂《圣济总录》。南宋医家王介，曾撰著最早配有彩图的本草书《履巉岩本草》，他还"善作人物山水、似马远、夏珪，亦能梅兰"。元代医家王履，才华横溢，精医之外，还精通诗文画艺，著有《医经溯洄集》行世，故宫博物院尚存有其真迹书画。明末清初的傅山，博通经史百家、工诗文、又擅长书法和绘画，兼精医药，著《傅青主女科》，文笔简练，通俗易懂。清代医家薛雪，著《温热条辨》，且博学多通，善诗文，工画兰。而比薛雪稍早的尤怡，年轻时家贫而好学，曾在寺院卖字画为生，能诗善文，医术亦精，著有《伤寒贯珠集》《金匮要略心典》等，流传至今。医家曹颖甫，其著《伤寒发微》《金匮发微》《经方实验录》等，其著《古乐府评注》《梅花集》等诗词文集造诣甚深，还擅长画梅。更可贵的是曹先生当江阴沦陷，日寇入侵其宅时，不甘为奴，严词骂贼而被杀，可歌可泣。

幼波先生认为急性黄疸型肝炎很像中医学"黄疸"病中的"阳黄"证，而急性无黄疸型肝炎多属于"肝胆湿热"的范畴。他分析病因病机时说，古人有关"湿热相交民多病""病在百脉"等论述，简明地概括了本病发病原因、地区和季节。意思是说，黄疸病多流行于湿热盛行的季节和地区。"百脉"指血分，是说黄疸病是湿热蕴于血分，而"湿热"除了和季节、地区有关外，还和平素饮食不节有关，如饮酒过多，食物不洁等，与七情所伤，如暴怒或久郁等，也有密切关系。其发病机制是湿热蕴久成毒，乘虚而入，结于肝胆，蕴于血分，胆液被迫外溢，浸渍肌肤而发黄，湿热阻滞，使湿热升降失调，就是现代医学说的胃肠消化吸收功能紊乱。

幼波先生的基本方是：茵陈30克，酒胆草9克，草河车15克，泽兰12克，鲜毛根30克，车前草15克或六一散（包）15克。随症加减。热重于湿的，症见口渴或发热、便干、溲赤、脉滑而数、舌质红，苔黄燥等，可加用生石膏、炒栀子、酒军等。湿重于热，症见腹胀、不思饮食、身困倦，大便溏、脉滑数、舌质中、苔白腻等，可加用藿香、薏苡仁、草蔻等。黄疸重的，茵陈用量要大，最大量可达120克，后下。为了加速退黄，同时加用活血药，如赤芍、红花、丹参等。谷丙转氨酶特高或经治仍不好转的，可重用清热解毒药，如石见穿、板蓝根、败酱草等。肝大比较明显或经治疗后仍不回缩的，可重用凉血化瘀药，如小蓟、丹参、丹皮等。湿热下注，蓄于膀胱，症见尿频、热、痛，少腹满胀，可加用萹蓄、瞿麦、木通、炒知柏等。重症肝炎或急性、亚急性肝炎有肝性脑病征象，症见高热、神昏的，加服安宫牛黄散4分，分两次冲服。症见谵语便干时，加服紫雪散3克，分两次冲服。症见精神萎靡，转氨酶偏高，但体温不太高时，加局方至宝丹1丸，分两次服。

急性传染性肝炎经过治疗后，要坚持一段时间的善后调理，这是巩固疗效，防止复发和迁延的重要环节。一般应追访治疗3个月至半年。常用的丸剂有健脾肝丸和滋补肝肾丸。

健脾舒肝丸由党参、山药、薏苡仁、陈皮、草蔻、柴胡、郁金、杭芍、丹参组成，制成10克重的蜜丸。每次1丸，日服两次。适用于有肋痛、腹胀、便溏等消化系统症状的患者。滋补肝肾丸由北沙参、麦冬、女贞子、墨旱莲、熟地黄、首乌、当归、川续断、陈皮、五味子、浮小麦组成，制成10克重的蜜丸。每次以丸，适用于有失眠、头晕、腰腿酸软等神经系统症状的患者。

任应秋

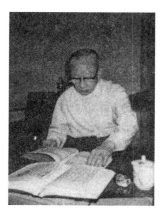

任应秋先生

"凡是一门科学,都是有一堵墙隔着的,必须设法找到门径,穿墙而入,才有可能看见科学内容的富和美。做学问就要下刻苦工夫,学问多半都像是一望无涯的汪洋大海,不具备一点牺牲精神,甘冒风险,战胜惊涛骇浪,坚定地把握着后舵,航船是不可能安全达到彼岸的。"

任应秋(1914—1984),四川省江津县人,4岁即读私塾,及长,入江津县国医专修馆攻读经学,其间曾求学于经学大师廖季平,以后研究中医学,有多部论著。1936年任应秋先生在上海中国医学院读书期间,有幸见到当时上海地区名医丁仲英、谢利恒、曹颖甫、陆渊雷、陈无咎诸前辈,并一一虚心求教,受益匪浅,学业大进。20世纪40年代,任应秋先生任《华西医药杂志》主编,同时从事中医文献的整理研究工作。1950年被任命为江津县医务工作者协会副主任,并当选为江津县第一届人民代表大会代表;1952年,又应聘出任重庆市中医进修学校教务主任和市中医学会秘书长,并被选为重庆市人大代表;1957年被调至北京中医学院任教。

1984年9月,笔者与谢海洲老师一起去医院看望患病的任先生,谢老见任先生其病用西药甚多,嘱其多饮西洋参汤,二公还一起探讨西洋参对身体免疫力提高的作用。当年11月17日,任先生癌疾不治,在北京逝世。

任先生钻研学术十分刻苦，每日工作10余小时，数十年如一日，即使节假日，也从不例外。对于学术问题，引经据典，溯本穷源。其著《内经十讲》，是对战国至汉代形成的中医第一部理论专著，先生从成书时代、古代文献、后世研究医家及其学术思想、理论体系诸方面进行探讨，引用大量古代文献资料，均一一得出结论，被中医理论研究者所称道。《医学流派溯洄论》一文，从大量中医文献资料和史料研究入手，得出医学流派起于战国的观点，成为医界名家名见。

任先生执教北京中医学院后，集前贤及自身研究中医之经验体会，经过数年的努力研究，1959年撰写了《各家学说及医案选》，介绍了历代著名医学家的学术思想与经验，并附以验案印证。该书首先在北京中医学院的本科生中使用，受到普遍欢迎，后经卫生部批准，正式列为全国高等医学院校本科必修课。

任先生在生前另一重大贡献是他的《宋元明清各家学说及医案选》。本书从中医理论体系的形成到各家学说的演变与发展作了系统的分析，提出了中医发展史上存在四大学术流派，即以刘完素为首的河间学派，以张元素为代表的易水学派，宗法张仲景《伤寒论》的伤寒学派和明清时期发展起来的温热学派。所选医家由原来的22人，增加至39人，并附有原著74篇，更名为《中医各家学说讲义》，也是全国高等中医院校的必修教材。

任先生是近现代中医耆宿中当之无愧的第一学者，也是一个学说、学派的创立者和带头人。

任先生通儒精医，这是在相当长的历史时期中国内仅有者。先生有相当扎实的文史哲基本功。学习、研究古代文献在同代人中间具有得天独厚的条件。其自述学习全靠14年治经学的文字功底，并列举中国历史上卓有成就的医家，无不精通经史而治医有成就。先生强调，要想学好中医必须突破古代语言文字关，云："文以载道，各种道，包括医道在内，总是要通过文字来表达的。文以治医，医以文传，中医就存在于浩瀚的文化典籍之中。"

任先生的治学过程，由文入手，渐知辞章与义理；进而深求义理，又因此上溯，治五经与诸子，转而下涉清儒之考据。由此治学门径，由文史而入医，医经史子集五部之学贯通，义理、考据、辞章与医奥并重，通史与中医专题的结合，并相启发、促进、融合，而累创新意、新见。深究中医理论，不知晓一些辨伪、校勘、诂训知识是不成的。中医的古代著作，除去一些经典读物外，历代注家、释家，或是大儒，或是大医，有的把前人的医理变成比喻，有的把这些医理作为论证，有的经过几十年甚至几百年论证、验证，有的则缺少这种反复的推究，不能形成定论，所以，不能盲从全信。在任先生的治学中，未曾袭用西学以解读中国思想和中国医学，基本上是在中国传统的知识系谱中来认识中国文化中国医学的，而这种治学门径的固执，本身就彰显着对中国文化价值的高度认同。

在中国传统的学术世界中，任先生治学特征也许并没有特别之处，它们可以被视为传统治学的共同方法，但任先生的学术成长已在20世纪，与他同时期的或稍前些时候，也有一些大家，他们循着新潮的西学见解，试图用西学诠释中医，有的还有留学外国的学习背景。任先生虽然没有像他们那样接受现代教育，基本是自学，但他对新潮的西学绝非抵触，从中小学起，任先生即对西学与日本新医学家等著述，充满欣喜，进行过认真的研读。在任先生的研究中，可以看到，这些知识也是一种比较背景。

任先生对中国思想医学的解读，无论是研究个别的思想家、医学家，还是广义的、通论性的，都不是引入西学的理论来进行重构，而是依据中国学术的自身理论架构，特别是宋明儒学的自身系统以及义理解经的方法来解读中国思想。选择的是在中国传统的知识解读中国的思想，这一坚持，事实上并没有使他的研究缺乏现代学术的风格。任先生虽然不蹈袭用西学的概念与理论来分析与重构中国思想，但他却有着明确的思想体系的观念，这正是先生非常有别于古人而极富现代的学术风格。在这点上，任先生是有明确自觉的。任先生对思想的诠释与中国传统的学术有着天然的密切关系，思想往往见之于学术，而学术又表征着思想，他的思想史研究在形式上具有浓重的学术与思想互涵并重的特征。

因此，循着任先生的路径，一方面能够较好地进入传统的学术系谱，体会到传统的治学方法，从而得以进入古人的精神世界，甚为同情和了解，甚为亲切；另一方面，又不失现代的型构化特征，能够把现代的学术诉求与叙述风格相联结，结合新时期的要求，筚路蓝缕，以启山林。这一点或这些方面，正是任先生能成为一个时代，一个学派，一个极其罕见的教科书、必读教材开拓者的根本原因吧。

吴怀棠

"医不在病多，而病方少。辨证治病的关键就在于抓住主因，明确病机。按因、机布局组方。"

早年江苏学界有次讨论肝炎治疗，名医荟萃，群贤毕致，大家都说用草药田基黄、虎杖等，众人谈兴正浓时，吴氏高声喝道："治疗黄疸肝炎，前人已有成熟经验，茵陈蒿汤，就是良方，如此好方，竟然搁置不用，不可思议！"一时，发言者和众人皆语塞。

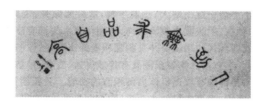

吴氏书法："人到无求品自高"

吴怀棠（约1917—1974），吴中人。善用峻逐水饮法，其1956年用十枣汤治疗胸膜腔积液，引起国内外学者高度重视。20世纪70年代，中医研究院耿鉴庭先生访日，日本学界专询吴氏此法，并云日本医界颇为推崇。吴氏曾在乡村一线服务多年，对农村患者特点十分熟悉，研制许多适合方剂，效果明显，如用赤石脂散剂治疗上消化道出血，得心应手，治愈者甚多。晚年又研究老慢支、肺病疗法，使用"皲肺丸"，疗效确切，其著《皲肺丸治肺胀疗效观察》，多次交流，亦深受重视。另，其对散剂治疗消化系疾病深有研究，取其用药配伍精当，直捣病所，效如鼓桴。

十枣汤者，伤寒原文152条谓："太阳中风，下利呕逆，表解者，乃可攻之。其人漐漐汗出，发作有时，头痛，心下痞鞕满，引胁下痛，干呕短气，汗出不恶寒者，此表〔解〕里未和也，十枣汤主之。"原文直指太阳，盖太阳为一身之纲领，主皮肤，统营卫、脏腑，百脉、经络，主寒水，司冬令，行水气，外从皮肤毛窍而出，内自小便而出，气化不乖，水行无滞，往来灌溉，何病之有？"

十枣汤，有人谓乃决堤行水之第一方也。大戟、甘遂、芫花，性味辛苦而寒，三味都是峻泻水饮的猛药，用之适当，其效极捷。但峻泻之后，影响脾胃正气，所以选用大枣为君，一以顾其脾胃，一以缓其峻毒，得快利后，糜粥自养，一以使谷气内充，一以使邪不复作，此仲景用毒攻病之法，尽美又尽善也。《金匮》饮后水流胁下，咳唾引痛的悬饮证，虽然与本条不尽相同，但病的性质是一致的，二者皆是水饮结聚于胁下，都采用攻逐水饮的十枣汤治疗。笔者曾治一冯姓农民病人，腹大如鼓，能听见水响，用峻剂十枣汤一服而解大、小便半桶，腹鼓胀顿失，继服参附汤善其后。今推广用之以治水肿病、单腹胀之腹满肠鸣、肝硬化腹水等都有疗效。

　　吴氏曾曰，悬饮即现代的胸膜炎并发胸膜积液的疾病，悬饮与胸膜积液两者仅为古今名称的不同。本方治疗胸膜积液具有疗效迅速、安全、经济、简便的优点，通过临床实践，证明十枣汤确有攻逐机体内部积液的功能。吴氏用方，将大戟、甘遂、芫花各0.3克研末备用，大枣去核加水2碗（约600毫升）煎成汤液（约300毫升）。先服枣汤一半，隔10分钟后用余半枣汤冲服药末。服本方后1～2小时，即觉腹中鸣响、隐痛，继即大便泻下稀水5～6次，有的同时出汗，有的上腹部有不适感及略有泛恶现象，少数或有呕吐。若不用枣汤送下，则呕吐更甚。如服药后泻不止，可饮浓米汤1～2盏即可停止。如服后虽效而未痊愈者，可隔3～5日后再服1～2次。

　　1995年10月，北京中日医院焦树德老治卫生部原中医局局长吕炳奎老介绍的一位协和医院收治未效的悬饮病人，其用十枣汤，且量颇大，引起众医惊诧，然焦公力主，后一服而证状大减。炳老曾向笔者多有盛赞，后还广为绍介。1997年暑期的聚会上，笔者与谢海洲老师、焦树德公一起，还提起这段佳话。当时焦老手持一扇，上有幅梅花，并题元代诗人王冕的"我家洗砚池边树，朵朵花开淡墨痕。不要人夸好颜色，只留清气满乾坤"诗句。而吴怀棠先生的"人到无求品自高"，正如其梅，万木冻折，孤根独暖，新白抱红，暗香依在。

金明渊

"读书务求四要，要勤、要精、要博、要贯通，需博览与精读相辅，背诵与理解合参。既要集众家之长，又要独立思考，善作分析，而后优柔冰释，怡然理顺，含英咀华，卓然自立而不阿。"

金明渊（1917—2006），汉族，上海人。素重基础医学的研究，认为这是提高和发展中医学之前提。治学严谨，剖析经义，彰古参今，以求中西合辙。善用经方治疗今病，并创制调肝脾方，及五果为助方治疗慢性肝病及虚劳之症，极验。

"中医之源，《内经》《难经》《伤寒》《金匮》《本草经》是也，犹儒家之四书五经，必须熟读背诵，而胸中方能自有定见，其后再汲诸家之说，是非之处，可不为其惑。昔孙真人初不重仲景之法，治伤寒病多不应手，后宗伤寒治法，始叹仲景特有奇功。故业医者切当以读书为本。"金氏认为，时下众医皆谓仲景之《伤寒论》开辨证施治之先河，其实，纵观伤寒，可知其中并无辨证施治之语，此仅为后世诸医悟其无字之书而奉之。

金先生曾曰："学医对经文及古籍所述之言，当执严谨之学风，必先深入、全面理解其正确含义，收集诸家评说，经自己思考、分析，方可作出学习结论，切不可望文生义，一知半解，妄从前人之言而误己误人。有些医理，是需要通过较长时间的反复推敲或临床验证，方能真正理解，正确认识的。习一艺欲其工，当先穷其源，顺流而下，初似难而后则易，反之，初似易而后则难矣。"

认为《金匮要略》的最大特点是辨病辨证合参论治。对虚劳、呕吐、腹满、下利等症仲景着重辨证论治；对百合病、阴阳毒病、血痹病等仲景侧重辨病论治；而书中运用更多者，则是辨病和辨证相参的诊疗方法，诸如痉病、疟病、胸痹、肺痈、寒疝、消渴、水气、黄疸等等。可见辨病论治绝非西方医学之特有，它也是中医学的基本思想。病者、本也；证者，标也。备病方有证，"不能辨病，焉能辨证"。

随着日新月异发展之现代医学的不断冲击和渗透，单纯运用中医辨证方法，已不能满足社会、患者对现代中医诊病的厚望和需求。临床上，不乏一些拿着肝功能异常、胆固醇、甘油三酯偏高，尿蛋白异常报告单而暂无自觉症状的就诊者。诸如此类"无证可辨"的乙型肝炎、高脂血症、慢性胃炎患者，现代理化检验指标成为唯一的疾病指征。这种情况下，辨病辨证合参更为要矣。

　　昔日纪晓岚在《阅微草堂笔记》中，曾收了个读书的故事，很有意思。说的是有个老学究，一天在深夜独行的时候，忽然在路途中遇到了已经去世多年的好友。老学究素来胆大，因此明知自己遇鬼也不感到害怕。老学究问亡友："夜都这么深了，你还要到哪里去呢？"鬼答道："我已经在冥府做了冥吏，受冥王差遣到南村去捉拿阳寿已尽的鬼魂，想不到刚好与你同路。"老学究与鬼一边叙旧，一边缓缓南行。当走到间破茅屋时，鬼说："这间破草房是一个读书人的家。"老学究问："你是如何知道的？"鬼答："所有活着的人，白天都是在为功名利禄而蝇营狗苟，奔波劳碌，结果把性灵都给淹没掉了。只有到了夜间熟睡的时候，万念俱寂，心平气静，其元神才会明朗清澈起来。元神一定，胸中那些阅读过的书籍，便会吐放出光芒来。如果一个人的学识高，胸中所读之书放射出的光芒，即使是那些最不济的读书人，也会散发出微小的光芒，映照户扉。这间茅屋中，透射出七八尺的书光，所以知道这是一间读书人的住宅。"老学究听了问道："我也是个读书人，你说说我在酣睡的时候，胸中散发出的光芒有多高？"鬼说："实不相瞒，我昨夜路过老先生的家，你刚好睡熟。发现老先生的胸中，存放着高头讲章一部，墨卷五六百篇，经文七八十篇，策略三四十篇。字字均幻化为缕缕黑烟，从先生的百窍中飘荡而出，我实是在没有见到一星半点的光芒。"老学究听后恼羞成怒，竟成骂，鬼却大笑，倏忽不见了踪影。纪晓岚就主张读书做学问要活学活用，不可泥古不化，以免成为那种死读书，读死书，最终读书死的"书虫"。以此故事，启示是读死书者，食古不化，不能学以致用，虽满腹书卷，却"字字均幻化为缕缕黑烟"。

　　金先生指出，辨证论治是中医的精髓，但不是精髓的全部。中医的"方证对应"与"辨证论治"的概念不同，方证对应是指方剂与证的治疗当有正确的临床回应及可重复性。"对"是正确、适合之意，而非相对，"应"是顺应、回应之意，可重复性表示这种"对应"是经验的。方证对应追求的是疗效，靠的是经验，涉及经验的积累和传承。辨证论治是辨别证候拟定治则。追求的是方法，靠的是基础，涉及理论层面。

　　任应秋先生曾经有云："中医的辨证论治，是注意于身体病变的全身证候，务使身体的生活功能恢复其正常状态，也就是说要把病体整个病理机转一变而为生理机转"。辨证论治不但不是中医的最高理论，也不是一般的理论。它不是理论，故不是规律。他说："中医辨证是不是光靠症状？这是一般所想提出的问题"。"辨证论治是中医诊断学和治疗学的基本原则。以证为对象进行治疗，反映了中医在诊断和治疗学上的特点；现代医学则是以病（病源）为对象进行治疗的，也可以说是辨病论治。"

记得朱肱的《南阳活人书》中说过："因名识病，因病识证，如暗得明，胸中晓然，反复疑虑，而处病不差矣。"赵锡武老对病证关系认为："有病始有证，而证必附于病，若舍病谈证，则皮之不存，毛将焉附？"若云辨病与辨证先后关系，非先明确病名，再依该病之变化规律，以握全局，以识病本，酌分病情之不同阶段、特点，辨证而论，酌方而治，方不为误。

傅宗翰

"对医经典籍，宜以简驭繁，去芜存菁。读《伤寒论》，就要提挈八纲，统辖六经，不必拘于文字考证，应专从虚、实、寒、热间推求。"

傅宗翰（1917—1994），江苏省南京市人，满族。幼承家学，1932年随名医张简斋习业，1937年毕业于国医馆国医研究班，1953年参加南京市中医进修学校学习，1956年任南京市中医院副院长，1978年任院长。

傅宗翰先生从医60余年，医术高超，造诣精深，以善治疑难杂症而名扬医坛。其创立和发展了脾燥、瘀血、浊脂诸学说，对治疗心血管、内分泌、结缔组织病（胶原性疾病）有独到之处。先生辨证精邃，方药新颖，中药丸、散、膏、丹、汤无所不用。其中膏方使用更是傅宗翰先生的特色。

傅先生常配膏滋治疗，盖膏方者，多以滋补为主，并多在冬季服用，尤盛于明。《黄帝内经》《五十二病方》，肪膏、脂膏、久膏、虒膏、豹膏、蛇膏和豕膏、马膏等，是为雏形。大多用以治疗外、伤科疾病。《五十二病方》中有"以水一斗，煮胶一参、米一升，熟而啜之，夕毋食"方，虽未以"膏"名，却可视为文献可见最早的内服膏剂方。《武威汉简》中有"治百病膏药方"和"治千金膏药方"等，亦为内服之膏方。

"膏"字从"肉"，本义指动物的脂肪，后泛指浓稠的膏状物。在药剂中，将中药材加工制成为像动物的油脂一样细腻稠厚的半流体状物称为"膏剂"。早期的内服膏剂又常称为"煎"，如《金匮要略》中的大乌头煎、猪膏发煎等。称为"煎"的方常把膏进一步加工成丸剂服用，如《金匮要略》中的鳖甲煎丸，《中藏经》的地黄煎、左慈真人千金地黄煎，《千金方》中的众多煎方等均是。其早期是用来治病而不是滋补的。至六朝隋唐时斯的《小品方》《千金方》《外台秘要》等文献中才见到一些滋润补益类膏方。以后滋补之膏渐多。

有滋补意义的为"膏滋"，秦伯未先生在《膏方大全》中说："膏方者，盖煎熬药汁成脂液，而所以营养五脏六腑之枯燥虚弱者也，故俗称膏滋药。"故"膏滋"或"膏方"，在个约定俗成的有特定概念。膏滋方常选"血肉有情"，如地黄、萸肉、山药、枸杞、菟丝、女贞、麦冬之类以及阿胶、鹿胶、龟胶，此类药易出膏，亦与膏剂的特性相谐，而药性清淡少汁之药较少入膏，如《国语·晋语一》谓："嗛嗛之食……不能为膏"，意有相通矣。

金元时期，朱丹溪及其再传弟子许谦，将理学结合于医学，对《黄帝内经》的阴阳五行和藏象概念产生新的认识，到了明清，医家据此阐述和发挥《内》《难》中有关"命门"的思想，创建了新的命门理论。其中肾命学派的代表医家薛己是吴中名医，孙一奎是皖南人但长期行医于江浙，赵献可、张介宾是浙江人，李中梓是江苏人，这一医学流派比较重视膏滋方。他们将《黄帝内经》的"秋冬养阴""肾藏精""藏于精者春不病温"等观念融合到命门学说中，冬令进补的思想在命门学说的基础上得到深层次的发挥；医家又将在剂型方面适宜滋养的膏状内服剂型应用于冬令进补，膏滋方由此更兴。

昔日孔伯华、施今墨先生亦善用膏方，20世纪50年代施今墨老献陈毅元帅一养生膏方，陈毅还向别人介绍。蒲辅周老治妇女痛经惯用益母草膏；叶橘泉先生用绛珠膏治溃疡诸毒，去腐、定痛、生肌；张简斋用集灵膏方治五十老妇之阴衰，盖取王秉衡《重庆堂随笔》之滋养真阴，柔和筋骨之效，方用西洋参（取结实壮大者，刮去皮，饭上蒸九次，日中晒九次），甘杞子、怀牛膝（酒蒸）、天冬，麦冬，怀生地，怀熟地，仙灵脾，八味等分，熬成膏，白汤或温酒调服。并提倡薛一瓢滋营养液膏方：女贞子，墨旱莲，霜桑叶，黑芝麻，黄甘菊，枸杞子，当归身，白芍药，熟地黄，黑大豆，南烛叶，白茯神，葳蕤，橘红，沙苑蒺藜，炙甘草，天泉水熬浓汁，入黑驴皮胶，白蜜炼收。

而今之识者，国医大师张琪公，认为用膏方之进补，主要适应四种人：一是处于亚健康状态的人，他们平时虽无慢性疾病，但容易感冒，长期劳累或压力过大而致身体虚弱，精力不足，难以胜任繁重的工作；二是慢性疾病患者，像慢性支气管炎、肺气肿、支气管哮喘、高血压、冠心病、高脂血症、糖尿病、慢性肝炎、早期肝硬化、慢性胃炎、慢性肾炎、贫血、腰腿疼、男子性功能障碍、女性月经不调等；三是体弱多病的儿童；四是康复期的患者，如手术后、出血后、大病重病后等。

张先生并嘱肾功能不全者忌服。认为膏方补脾肾，其适应证为各种原发性肾小球疾病、继发性肾脏疾病（高血压肾病、狼疮性肾病、糖尿病肾病、马兜铃酸肾病、单纯性肾盂积水、痛风肾、紫癜肾等）、早中期肾功能减退、中老年女性的慢性复发性尿路感染、未经肾穿刺确诊的蛋白尿、血尿患者，凡病情稳定，检测指标正常或接近正常，尚须服中药调治者。

张氏之谓，据其数十年经验矣，可操作性强，弥足珍贵。

董建华

"《灵枢·胀论》有云：胃胀者，腹满，胃脘痛，鼻闻焦臭，妨于食，大便难。这是胃病典型表现。由此可见，失去了胃肠，更虚更实，从上而下通降的生理状态，亦即胃气不降，不降则胃肠不能通畅，从而导致一系列病变。肠胃为市，无物不受，易为邪气侵犯而淫居其中。无论是六淫入侵，还是饮食不节，以及情志不遂，均致胃气郁滞而通降失常，日久不仅出现上述诸多病理表现，还可因水反为湿，谷反为滞，气病及血而使病机复杂化。"

董建华（1918—2001），上海人，早年随上海名医严二陵学医。幼承家学，熟读经书，勤于实践，师古不泥，创新论、立新说，其治脾胃病，有胃病认识"三要素"。就是抓住生理、病理、治疗三个要素，即生理上以降为顺，病理上因滞而病，治疗上以通祛疾，三位一体。以胃为中心，由胃及脾，由脾胃联系其他脏腑气血明阳，纲目分明。

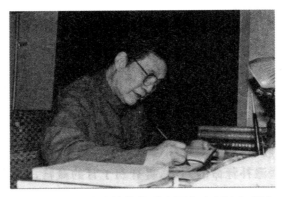

董先生为笔者责编的著作《中医急症证治》题字

盖人体胃的生理特点，集中在一个"降"字。胃的生理功能概而为三：一主容纳，为"水谷之海"；二主腐熟水谷，为后天之本；胃和脾相互配合，共同完成饮食物的消化吸收。胃属六腑之一；三主"传化物而不藏"，《灵枢·平人绝谷》云："胃满则肠虚，肠满则胃虚，更虚更满，故气得上下，五脏安定，血脉和利，精神乃居。"由此可见，这种胃肠"更虚更满"的特点就是一个"降"字，只有胃气和降，才能腑气通畅，发挥胃的正常生理功能。胃主受纳和腐熟水谷的功能，必须和脾的运化功能相配合，才能顺利完成。故云："脾，坤土（坤与乾对，坤为阴，乾为阳）也。坤助胃气消腐水谷，脾气不转，则胃中水谷不得消磨"（《注解伤寒论》）。脾胃密切合作，"胃司受纳，脾司运化，一纳一运。"（《景岳全书·饮食》），才能使水谷化为精微，以化生气血津液，供养全身，故脾胃合称为后天之本，气血生化之源。饮食营养和脾胃的消化功能，对人体生命和健康至关重要。所以说："人以水谷为本，故人绝水谷则死"（《素问·平人气象论》）。

董先生在研究李东垣脾胃学说的过程中，发现李氏立论制方，着重在于补中益气、升阳益胃方面，增强内在抗病能力，达到治愈疾病的目的。但其用药偏于温燥升补，偏重于脾胃之阳，忽视了脾胃之阴，对胃气失于和降、胃阴耗伤等疾病，还有不足之处。清代叶天士在《临证指南医案》中提出："太阴湿土，得阳始运，阳明燥土，得阴自安，以脾喜刚燥，胃喜柔润"，以及"脾宜升则健，胃宜降则和"的理论，指出了治脾与治胃的不同之处，正好补充了李东垣学说的不足。因而董先生在临床实践中，撷取李、叶之长，灵活而用，从而更准确地指导临床。

董先生在20世纪80年代末，有一次出诊到北京南罗鼓巷原北京市委书记、煤炭工业部部长高扬文家，笔者恰在董宅，董先生邀一同前往。高宅是两进门前后院，前院是工作人员住的几间南房，进了二门，走过院子，正房客厅迎面是周恩来总理巨幅座像，旁边的墙上有一幅大的红梅怒放图。董先生站在厅堂，吟道两句杜诗："雪虐风号愈凛然，花中气节最高坚"，当时先生那肃穆神情，而今恍在。

董先生善治胃病，强调一个"通"字，且极擅用通降之法。认为胃主纳，喜通利而恶壅滞，一旦壅滞，枢机不利，只入不出或少出，就无法再纳。胃病产生的疼痛、胀满、嗳气、恶心、呕吐、纳呆等症状均由胃气郁滞、失于通降所致，因而临床治疗胃病应以通降为主。在临证过程中逐渐总结出了通降十法：理气通降、化瘀通降、通腑泄热、降胃导滞、滋阴通降、辛甘通阳、升清降浊、辛开苦降、平肝降逆、散寒通阳。通降方能使气滞、湿阻、食滞、胃火等通畅下降，使上下畅通无阻，血络流畅，从而恢复正常的脾胃功能。董先生治胃以通降为大法，并非一味单纯地通降攻泻，而是审因对症，因势利导。病位单纯在胃，则重点治胃，复其通降；若胃病及脾，升降反作，则降胃理脾，二者兼顾。病情属实，则通降为主，专祛其邪，不可误补；虚实夹杂，则通补并用，补虚行滞，标本兼顾。

董先生倡以胃病治法上的"一轴线"，认为固然胃病有温、清、补、泻等众多治法，但调理气血如同一条中心轴线，贯穿其中，抓住了调理气血这一环节，也就抓住了恢复胃气通降功能的整个治法。董先生治胃病，善用气血辨证，认为这是由于胃的生理病理特点所决定的。胃为多气多血之腑，以气血调畅为贵，所以胃病多由气机阻滞，血络失调所致。一般气滞在先，血瘀在后；气滞病浅而较轻，未及络脉；血瘀病深而较重，病在络脉。《灵枢》说："若内伤于忧怒，则气上逆，气上逆则六俞不通，温气不行，凝血蕴里而不散……"《沈氏尊生书》云："气运于血，血随气以周流，气凝血亦凝矣，气凝在何处，血亦凝在何处。"气血两者相互影响。

颜德馨

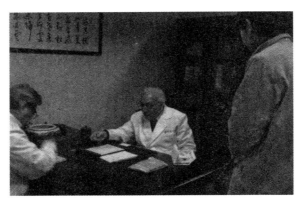

颜德馨先生

（图片来源：东方网）

"气与血是构成人体的基本物质，也是人体生命活动的动力和源泉；源于水谷，化生于脏腑，既是脏腑经络功能的动力，又是脏腑功能活动的产物。脏腑的正常功能依赖于气血的作用。故气有温熏和激发各个脏腑的功能。"

颜德馨（1920—2017），男，汉，山东人，系先贤亚圣颜渊之后裔。幼从父江南名中医颜亦鲁学医，复入上海中国医学院深造，毕业后悬壶于沪上，勇探未知，屡起沉疴，名扬海内外而不坠家声。

德馨先生的先祖颜渊，即颜回，也就是孔子称赞最多的人。其素以德行著称，"敏于事而慎于言"，孔子赞其具有君子四德：即"强于行义，弱于受谏，怵于待禄，慎于治身"。其思想与孔子的思想基本一致，后世尊其为"儒之复圣"。

1992年，笔者家兄祥云患胰腺重疾，颜先生屡屡尽心救治，后经中西合力，当瘥而出院。不久，先生约笔者赴其上海铁路宿舍宅寓一聚，谈及许久，先生谆嘱笔者，学业"尚须求进求上"。先生所教"人以气血为纲，气血通畅，生命为本。气又为百病之长，血为百病之胎，气血病变是临床辨证的基础，亦是疑难病的辨证基础。故气血不和，百病乃变化而生"时常铭记。

德馨先生多年从事"衡法"研究，据《内》"人之所有者，血与气耳"说，认为气血是人体脏腑、经络、九窍一切组织进行生理活动的物质基础，提出"气为百病之长，血为百病之胎"，"久病必有瘀，怪病必有瘀"观及调气活血之"衡法"治则，此法则在八十年代应用于延缓衰老科学研究，获国家进步奖。

德馨先生之"衡法"，盖"衡法"者，乃治气疗血，疏通脏腑血气，使血液畅通，气机升降有度，从而祛除各种致病因子。"衡"之所谓，如《礼记·曲礼下》谓："大夫衡视。"犹言平。《荀子·礼论》谓："衡诚悬矣。"系秤杆。可见，其"衡"即平衡、权衡。

"衡法"的组成，以活血化瘀、行气益气为主，畅利气机，净化血液，具扶正祛邪，固本清源，适合于阴、阳、表、里、虚、实、寒、热等病，尤治疑难杂病，于多种疑难疾病，如慢性肝炎、慢性胃炎、血小板减少性紫癜、血栓性脉管炎、慢性肾炎、尿毒症、红斑性狼疮、偏头痛、肿瘤、新生儿硬肿症及五官、皮肤等科的疑难病，皆有意料不到之效。

颜先生多年从事的"衡法"研究，唐代诗人韩偓诗云："污俗迎风变，虚怀遇物倾。千钧将一羽，轻重在平衡。"据《内经》"人之所有者，血与气耳"说，认为气血是人体脏腑、经络、九窍一切组织进行生理活动的物质基础。其治以"气为百病之长，血为百病之胎"为纲，辨治各种病证，或从气治，或从血治，或气血双治，用药多"通"，以调畅气血为则。若病邪阻遏气血属实证者，则用疏通法；若因脏腑虚弱致使气血不通者，则用通补法。通过调畅气血，以达到"疏其血气，令其条达而致和平"。

根据《素问·举痛论》"百病生于气"的理论，曾提出"气为百病之长"之说，气为一身之主，升降出人，周流全身，以温熹内外，使脏腑经络，四肢百骸得以正常活动，若劳倦过度，或情志失调，或六淫外袭，或饮食失节，均可使气机失常，而出现气滞、气逆、气陷等病理状态，气机升降失常也是导致痰饮、瘀血等病理产物内生的根本原因，血液的流行有赖于气的推动，即所谓"气为血帅"；津液的输布和排泄，有赖于气的升降出入运动，则所谓"气能生津"。气机一旦失常，即可产生瘀血、痰饮等病变。气血是疾病发展的两个分期。邪之伤人，始而伤气，继而伤血，或因邪盛，或因正虚，或因失治，误治邪气久恋不去，必然伏于血分。故颜先生主张对痼疾、顽症、劳伤沉疴，累年积月之内伤杂病、疑难重症等慢性病从血论治。

　　而久病必有瘀，怪病必有瘀且多痰，这一点，临床上历历有验。许多疑难病证大多表现为寒热错杂，虚实并见，邪正混乱，而其病机则均涉及气血。颜先生则根据疑难病证的病程缠绵，病因复杂，症状怪异多变的特点，提出"久病必有瘀，怪病必有瘀"，认为疑难病中，瘀血为病尤为多见，无论外感六淫之邪，内伤七情之气，初病气结在经，久病血伤入络，导致气滞血瘀，故瘀血一证，久病多于新病，疑难病多于常见病。

　　就活血化瘀于临床，昔日姜公春华在世，综之有一十八法，今之沪上名医，专治肿瘤大家之钱氏伯文，皆有独到。姜公十八法：即活血清热法、活血解毒法、活血益气法、活血补血法、活血养阴法、活血助阳法、活血理气法、活血攻下法、活血凉血法、活血止血法、活血开窍法、活血利水法、活血化痰法、活血通络法、活血祛风法、活血软坚法、活血攻坚法及活血祛寒法。

　　活血清热法和活血解毒法，一般选黄芩、黄柏、知母、大黄、羊蹄、石膏、地骨皮、青蒿、柴胡、连翘；解毒选银花、连翘、贯众、蚤休、蒲公英、板蓝根、大青叶、升麻、败酱草。尤治慢性肝炎或肝硬化的谷丙转氨酶增高，单用清热解毒药往往无效，活血化瘀与清热解毒法同用，常能改善肝功能，使谷丙转氨酶直线下降。

　　名医钱伯文氏，在1985年《中医杂志》刊其化瘀五法的临床运用，颇有价值，姑为飨君，摘如下。

　　1. 化瘀化痰法　瘀为血滞所成，痰为津液所化。津血同源，故津血为病，则有可能痰瘀并结。病久不愈、瘤疾顽症，多有痰瘀并结。凡瘀血日久，或肉瘿、石瘿，或痃癖，或疼痛持续兼有痰证者，均用化瘀化痰之法治之。有块者，用《外科正宗》海藻玉壶汤合《宣明论方》三棱汤（三棱、白术、莪术、当归、槟榔、木香）合方化裁。其中茯苓、土茯苓、海藻、昆布、米仁等须用24～30克以上。

　　2. 化瘀解毒法　瘀可致毒，《温热逢源》曾指出："留瘀化火"，瘀血凝结于经络，久则血毒由生，"热毒内壅"络气阻遏"（陈平伯语），血脉不利则成瘀，留瘀化火，治以化瘀为主，解毒为辅，佐通下。

　　3. 化瘀散结法　为调气化瘀散结，亦为软坚化瘀散结。"郁者，血之贼也"（陈修园语）。"气有一息之不运，则血有一息不行"（《寿世保元》）。故血瘀证尽管病因兼证各有差异，但气滞实为各种瘀血证的病变基础，而肝气的调达与否又起重要作用，须选用引入肝经之药。其中枸桔李、八月札、佛手片三昧尤多伍用。

4. 化瘀搜剔法 其所用病，用虫类搜剔络道之瘀，"虫蚁迅速飞走之灵"，"俾飞者升，走者降，血无凝著，气可宣通"。

5. 化瘀扶正法 气不足则血不行，血不行则瘀难化，血瘀患者，即使无明显气虚，也应在化瘀的同时，佐以补气。如张锡纯所云："参、芪能补气，得三棱、莪术以流通之，则补而不滞，而元气愈旺。元气既旺，愈能鼓舞三棱、莪术之力以消癥瘕，此其所以效也。"斯化瘀补气者，二者并进而借以扶正祛邪。

姚培发

"人之肾气，确为先天之源，生命之根，人身所宝。以外感热病为例，太阳病不解，外邪可由表入里而及少阴甚或直中少阴，导致心肾病变；温病由卫气而营血，从上焦入下焦，最终亦无不损及肝肾；以内科杂病而言也是如此，最终都要伤及明，五脏之伤，穷必及肾，肾穷则死。"

姚培发（1921—1999），余姚人。1942年7月毕业于上海中国医学院，自幼秉承家训，治学严谨，谦虚好学。博览群书，广采众长，尤重实践。姚氏早在20世纪50年代初就参加了高血压病专题组；60年代又参加了肝炎、老慢支专题组；80年代参加了老年病研究组。治学向有重点，其遵循古训"肾为先天之源，生命之根"，提出"肾虚既反映了机体衰老的生理现象，也反映了多种最终转归的病理结果"；"肾虚精血不足是人体衰老的主要病因病机"观点及药物成果，曾获国家科技进步奖。

姚氏精研经文，认为"肾气"，乃先天之源，生命之根。《华佗·中藏经》"肾气绝则不尽其天年而死也。""天癸"，即精血，是肾气充实至一定程度肾精所化。天癸绝，是衰老的重要标志。关于精、气、神，《类证治裁》精当之述："人身所宝，惟精气神，神生于气，气生于精，精化气，气化神，故精者身之本，气者神之主，形者神之宅也。"可见人之生命物质有有形与无形之分。"而形以阴言，实惟精血二字足以尽之"，（张景岳）所以，人的精血衰耗，乃继之气虚、形坏，则老态致矣。

虞抟《医学正传》曰："肾元盛则寿延，肾元衰则寿失。"《类证治裁》曰："人身所宝，唯精气神，神生于气，气生于精，精化气，气化神，故精者身之本，气者神之本，形者神之宅也。"由斯可见，景岳所云："精为气之根"，"精盈则气盛，气盛则神全，神全则身健，身健则病少，神气坚强，老而益壮，皆本于精"，确当。正如《素问·上古天真论》所云："肾脏衰，形体皆极。"姚氏研究，不仅研究肾精虚衰是衰老之本，且曾对社会人群作了临床调查分析。发现各年龄组肾虚百分率随年龄增高而递增，30岁以上者占40%，而40岁以上者即达70%。正如《内经》说："年40阴气自半。"现代医学则谓，衰老原因有众说：有中毒学说，有免疫学说，有内分泌学说，大脑损害论，蛋白质变性论，遗传学说，自由基学说，交联学说等等。

一般认为，衰老是一个多环节的生物学过程，往往同免疫功能降低、内分泌失调、遗传等有关。当人进入老年，体质状况，日不如昔，诸脏腑功能多为脆弱，表现为抗病能力和自我调节能力低下，极易发病，且易变，脏腑精气易损而难复。肾中精气日衰，故此，护养正气，补虚为先，增其正气，方可祛邪治病，益寿延年。

姚氏补肾填精，善用地黄、枸杞子、首乌、女贞子、沙苑蒺藜、川续断、巴戟、苁蓉。谓生地、熟地是补肾填精至要之药，且生熟同用，能调节温凉之偏颇。生地、熟地配合玄参、地骨皮益肾滋阴清热，可治消渴、降血糖；生地、熟地配合生首乌、苁蓉、当归、桑椹子，滋阴养血润燥，用于老年肠燥便秘。

京都"四大名医"之施今墨，生前曾向陈毅元帅送一免衰方：大熟地、黄芪、桑椹、茯苓、芡实、党参、黄精、首乌、黑豆、白术、玉竹、五味子、紫河车、葡萄干、大生地、菟丝子、乌梅、麦冬、莲子、丹参、柏子仁、山萸肉、炙甘草、怀山药、龙眼肉。其方首重熟地。

史载明朝万历年进士，通禅理、精鉴藏、工诗文、擅书画及理论、海内文宗的礼部尚书董其昌，因其官至南京礼部尚书，太子太保，对政治异常敏感，一有风波，就坚决辞官归乡，几次反复。万历十七年（1589年），翰林院学士田一儁去世，因为一生清廉，身后萧条，董其昌自告奋勇，告假护柩南下数千里，送老师回福建大田县。路上遇一异人，云其百岁，神采奕奕，传一丹方，后经清末名医陆九芝（懋修）亲身体验并极力推崇，此方确可须发能由白变黑，并使人耳聪目明，强腰健腿，精神充沛。方为：生地黄、何首乌、豨莶草、菟丝子、杜仲、怀牛膝、女贞子、墨旱莲、桑叶、黑芝麻、桑椹子、金樱子、金银花。研末制蜜丸，如梧桐子大小，其方首重生地，其效在滋肾养肝，益精血，为抗衰老之专方。

谢海洲

"我治疑难病，处方药味比较多，讲求多方综合。传统的中药汤剂，以其变化灵活，针对性强而泛用于临床，时至今日，尚未有可与之匹敌的其他制剂，故合方研究是一种新思路、新方法。"

谢海洲（1921—2005），字鸿波，秦皇岛人。世家四代习医，擅治风湿病、脑髓病、血液病等。1942年在燕京大学读书半年，后转入北京大学农学院生物系，专攻植物学。后拜京都名医赵橘黄先生为师，从事本草学研究。1945年毕业于天津河北专门学校，1947年经河北考试处录取为中医师。1949年任北京市卫生学校高级老师，1953年任中华医学会编辑，1956年调入北京中医学院任教，担任中药系第一届主任，1976年调入中国中医研究院广安门医院内科工作。

海洲先生早年在北京东四钱粮胡同的一个小院居住，先生与笔者先父有谊，家父因患喘疾，每作，先生便到笔者旧宅北新桥八宝坑胡同29号出诊并探望。先生的老伴很和善，身材矮胖，两人有一女，后来去了国外读书。2005年春天，海洲先生从河南讲学归京，乘火车的路上，突然呕吐并有血，回京后一查，方知患恶胃疾，手术后不久，其疾沉重，以至不起。先生2003年还和笔者一起在《健康报》上撰文《"非典"辨治与杨栗山的寒温条辨》，论治"非典"系温疫，宜从杨栗山诸法，以后又与笔者共同编写《中医历代良方全书》，洋洋七十万言，先生都细细审订，其晚年尤对总结平生用药体会致力，常常深夜伏案，力学笃至，精神感人。

海洲先生从事中医药事业60多年，汇通中医药理论，勇于创新，不仅熟谙本草，娴熟医经，而且从事临床颇有心得。而且是"本草有折衷，谢医功用深。何须九折臂，费尽一生心。药物辨真伪，方书通古今。平生常起虢，斯剂值千金。"先生认为经典著作是医学理论的源泉，也是临床经验的结晶，要注重医学经典的学习；同时要精通本草，了解每种药物的特性，在临床中要知药善用，选用精当。善用古方，但反对墨守成规，主张灵活应用，且对疑难杂症研究深入，见解独特，对妇、儿疾体会尤深。

其组方配伍着重于"散与收""攻与补""温与清""升与降""静与动"的辩证关系，尤擅清热解毒、活血化瘀、扶正培本等法的具体应用。善取各家之精华，学同道之擅长，不论派别，兼收并蓄，择善而从。平生还创制不少新方、效方，用于治疗疑难病，如其研制的"补肾生髓汤"对再生障碍性贫血、血小板减少、白细胞降低等；"补肾荣脑汤"治疗痿证、痴呆、大脑发育不全等；治脑震荡后遗症的"化瘀通络汤"；"加减升麻散结汤"治瘰疬初起。治疗癫痫的"癫痫康"，已由山西大同中药厂生产；治疗贫血、再障、抗辐射的"生血丸"，已由天津达仁堂制药厂生产；治疗痿证的"加味抗痿灵"已由浙江合州制药厂生产，均已成为其药厂的主要产品。

印象中很深的一件事是海洲先生谈仙鹤草。仙鹤草在《本草备要》中未载，近代始用，渐获推广。该药不仅用于血证，还是治疗脱力劳伤的强壮药。南方农民春季用此草喂水牛，使其强壮有力，为主人多耕田。丁福保先生称此草为"岛草"，又名西洋龙芽草，龙牙草。用于自汗、盗汗，无不效验。其味苦、涩、平。归心、肝、肺、脾经。单味功专收敛止血，又能补虚养血，且有解毒消肿之功。常用于各种出血病症证，无论寒、热、虚、实均可应用。也用于脱力劳伤等证。

其味配墨旱莲，仙鹤草长于收敛止血，墨旱莲纯阴质润，酸寒并济，味甘汁黑，为凉血止血，滋补肝肾之要药。二者相须为用，既增强敛血、凉血止血之功，又有滋补肝肾，补虚养血之效。

其配阿胶，有强壮补虚之功；阿胶为血肉有情之品，气味俱阴，长于滋阴养血，润燥除热，为补血要药。二者相须为用，具有收敛止血，滋阴养血，强壮补虚之功。

其配连翘，有强心作用。连翘功专解毒散结，且能清心除烦，《珍珠囊》曰："连翘之用有三：泻心经客热，一也；去上焦诸热，二也；为疮家药，三也。"两药相伍，有清热解毒，止血散结之功。

1984年夏，笔者约海洲先生与余瀛鳌、刘渡舟、印会河、路志正、张灿玾、王伯岳、耿鉴庭老一起在三晋讲学，课余有暇，在太原迎泽宾馆，海洲先生畅言仙鹤草研究与运用，鉴庭老连连竖指，大声云海洲先生"比我这本草家研究的还深"，众人笑而附言之。

金寿山

"临床择用攻补两法，攻要选最有利时机，在病邪还在萌芽状态轻而易举，当邪势盛大就不能硬拼，硬拼只会伤正气达不到祛邪目的。需等到正气已具备充足的抗邪能力，始可攻之。攻、补相辅相成，在多数情况下或相兼并用或先后分别使用。"

金寿山（1921—1983）。绍兴人，幼读医书，熟读《伤寒论》《金匮要略》及温病学说，运用于实践，颇具心得。寿山先生1936年来沪行医，抗日战争爆发后，赴桂林、贵阳开业。1946年战胜利后，重返上海执业，并任教于上海中国医学院。寿山先生学术融贯，学验俱富，著述有《温病学讲义》《温热论新编》《续广笔记》《金寿山医论选集》《金匮诠释》《温病释要》。

寿山先生说过，中医只会辨证，不会辨病实在是一种误解。中医是最讲辨病的，有许多疾病中医与西医的认识基本一致，病名也相同，而且有些病名为中医所特有，如痰饮、伤寒、温病，有其病因、发病机制、发展规律、治疗原则。以为中医只讲辨证施治，只要辨气虚、血虚、阴虚、阳虚、气滞、血瘀等证就可异病同治，那是把中医看得太简单了。辨证只能解释疾病过程中出现某些证候的病理，而不能认识到某一个病的全部病理。"有是证用是药"是指在见证确切的情况下应放胆使用而说，并不是说治病可以毫无原则地"随证变法"。临床上，有时暂时不能判明属于何病，只能辨证施治，这是特殊情况，不能认为异病同治，更不能因此认为可以不要辨病。强调辨病，并不是说不要辨证，不能认为辨病既确，治法就可千篇一律。如果不通过辨证，辨病是无从入手的。只是辨证要有全局观点，不能仅着眼于当前的见症，要通常达变。另外，治病，决不能以辨中医的病为满足，而必须与辨西医的病结合起来，不断总结经验，使中西医学真正从理论上做到融会贯通而又有所创新。

欲选药精当，必须熟识药性。如芍药，时医多拘于后世所谓"白补赤泻，白收而赤散"，实际汉代芍药并无赤白之分，仲景以芍药与大黄并提，说明二药功用颇为相近。又如桂枝加芍药汤治腹满时痛；大柴胡汤治少阳阳明并病而腹中实痛者，《本经》亦载芍药"主邪气腹痛，除血痹，破坚积"；《别录》明指其能"通顺血脉，缓中，散恶血，逐贼血，去水气，利膀胱"等。所谓赤白之分，实乃推测，未足为据，临床白芍作除痹、散结、通便、止痛之用，其效可靠。

寿山先生还认为，《金匮要略》中的中风、疟疾、血痹、虚劳、肺痿、肺痈、胸痹、寒疝、积聚、痰饮、消渴、水气、肠痈、蛔虫等都是病名。既称为病，就有一定的发病原因，有其发展过程与传变规律，有其一定治疗原则，有专方甚至还有专药。全书各篇，先讲辨病，后讲辨证，"××病脉证并治"就是要在识病基础上辨证施治。如咳嗽一症，不仅要辨虚实寒热，而且将其分列于"肺痿""肺痈"与"痰饮"病篇之中。《金匮要略》从理论到方药对常见病症的鉴别诊浙是其重要内容之一。重视鉴别诊断，其目的一是辨病，如风病与痹病作鉴别、女劳疸与水气病作鉴别等；二是辨证，不但要辨阴阳、表里、寒热、虚实，还要辨标本、辨主次、辨进退、测预后。

学《金匮》，还有一个重要之处，那就是要以方测证，即从方药中找出证状。《金匮要略》中，很多条文叙述的证候不详而包括在所用的方药之中，即"证以方略"，或曰"寓证于方"。如《痉湿暍病脉症》说："湿家身烦疼，可与麻黄加术汤，发其汗为宜"，仅只"湿家身烦疼"，是无法确定"可与麻黄加术汤"的。既然是"可与麻黄加术汤"，这就表明其并还有"麻黄汤"的"头痛，身痛，发热，恶寒，无汗而喘，脉浮紧"等征象存在。以证测方，即从病证中找出方药，这不仅是一种诊断渐深，施治求确的路径，实际上，也是种学习仲景学术的学习方法。《金匮》中有很多条文叙述病证较详而未出方治，这就要求我们，必须从病证中找出方剂来，因为方剂是包括在病证之中的，即为"方以证略"，或"寓方于证"。

寿山先生对张元素（洁古）、李杲（东垣）十分推崇，借鉴亦多。易水学派，乃是在金元时期，继河间刘完素创立火热论之后，河北易州张元素探索脏腑辨证，在总结前人学术成就的基础上，创立了较为系统的脏腑寒热虚实辨证体系。其后经其弟子及后世私淑者的不断发挥，在脏腑病机和辨证治疗方面取得了巨大成就，汇成于斯派。这一学派的形成，有其特定的社会历史背景。金元时期，战火连年，民受饥劳、惊恐，内伤病多。魏、晋、宋，气偏重于方，忽略理论研究。张元素整理总结《内》《难》脏腑辨证，吸取《千金方》《小儿药证直决》的脏腑辨证用药经验，结合其临床实践经验，建立了以寒热虚实为纲的脏腑辨证体系，成为易水学派的开山。

焦树德

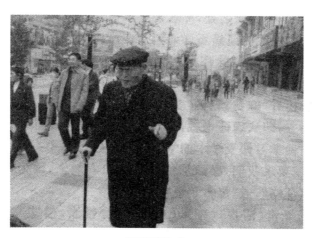

焦树德先生

"有一些人觉得中医玄，很难理解，有点神秘。这部分人习惯用西医的思维方式来思考中医。如西医认为，升血压的药只能升血压，降血压的药只能降血压。而我们中医则认为，同一味药，我要它升就升，我要它降就降，只是情形不同、配伍有别罢了。"

焦树德（1922—2008），河北省辛集市人。树德先生是位善于学习的模范。早年向外祖父学医，攻读《内经》《难经》《伤寒论》《金匮要略》《神农本草经》等经典著作，打下了坚实的理论基础，并对《千金》《外台》以及金、元、明、清等历代医家代表性著作进行了涉猎研读，还参加天津国医学院、西医专门学校函授学习。1941年在原籍设济生堂开业行医，医绩显赫。早年曾亲聆了蒲辅周、黄竹斋、杨树千、秦伯未、余无言等国内几十位中医名家的教诲，毕业时荣获银质奖章。

笔者与焦公相交甚深。20世纪七八十年代，与先生来往甚多。曾相约一起到中医局老局长吕炳奎先生在北京鼓楼后海小宅中数次，相谈甚洽。先生逝世前数月，曾托人给笔者捎来一枝非常精致的钢笔，其盒锦包，云："留个念想。"记得先生家的书斋中有幅字，写的是山东曲阜康熙进士颜修来的一首诗："身骑龙背上青云，路转峰回出丽谯。雨气全吞幽壑树，风声直送大江潮。"诗似有蕴先生的胸次。有一次，吕局长约焦公给家乡来京的一位亲友看病，焦公约笔者相携同往，待病人治愈后，吕公设家宴相谢，又是焦公约笔者共赴，席间云云，二公之音容笑貌，今犹在目！

树德先生尝谓："为什么中医能够几千年长盛不衰？因为中医属于一种文化，有自己的一套理论，所以能传宗接代，绵延不绝。没有理论，那是手艺，大家都容易学。严格地说，中医是医学艺术，而非医学技术，艺术的东西，需要人们去体验、去领悟，所以，每个人所达到的境界和程痛也就千差万别。学中医就是这样，同样一个疾病，这个大夫治得好，那个大夫却治不好。每个医生开的方剂、药味、药量都各不相同，所以效果也就不同。中医文化很深奥，你学了十年、八年，都只学到了一小部分，都还不一定能达到真正意义上的及格呢。所以，学习中医、研究中医、实践中医，一定要从文化的层面上入手，才能深刻理解，才能把握精髓，才能领悟真谛。"

树德先生擅治内科疑难重病，其自拟的三合汤、四合汤，治萎缩性胃炎、溃疡病（胃脘痛）疗效很好，对冠心病、心肌炎、心绞痛（心痹），颇极良效。

先生治中风（急性及血管病），应用中风三法；对再障贫血及出血性疾病，重用滋肾凉血、降气抑火而生血止血。对高热不退疾病，"见热莫攻热"，活用疏、滋、降、和，辨证治本，效如桴鼓。

先生在学术上强调用中医理论指导临床实践，特别重视辨证论治，主张用整体观和动变制化思想去分析观察疾病发生、发展、传变、合并、转归的规律。要求理、法、方、药，丝丝入扣，尤其强调治未病，认为预防比治疗更重要。对咳嗽的辨治，反对脱离辨证论治一味地镇咳、止咳嗽的治法，提出宣、降、清、温、补、润、收治咳七法。常谓七法犹如音乐中的七个音阶音符，相互搭配，变化无穷。要做到法中有法，法外有法，圆机活法，存乎在人。经多年临床摸索，于20世纪90年代初期，提出了著名的"治喘两纲六证三原则"，其自创的麻杏二三汤，麻杏苏茶汤等六个治喘效方和治神经衰弱，更年期综合征的揾神汤，治下肢淋巴回流障碍的消肿汤等，都在临床上得到众多医者的反复验证，被广泛运用。

树德先生在治类风湿关节炎方面，亦颇有心得。1981年他对具有关节变形、骨质受损、肢体僵曲的痹病（包括西医学类风湿关节炎、强直性脊柱炎等病），提出了"尪痹"这一新的病名，并提出了初步诊治规律。

中医的生命，就在疗效。取得疗效的重要武器，是方剂。中医要发展，方剂自然要创新，这在实践中必然被提出。而焦树德先生，正是勇于实践和敢于创新，并有所成就的人。

从树德先生的制方轨迹上，可以看出，治疗内科杂病，必须思路开阔，善于复合立法和用方，在确立病机的基础上，以法统方。科学求真，人文求善。中医天人合一、辨证论治，神形一体，具有原创的思维及原创的成就。不仅蕴藏有丰厚的哲学、史学、逻辑、心理内容，体现出中医科学与文化，如水乳之交融，其科学的人文奠基与人文的科学导向，二者互补互动，合而不同而又相辅相成。

记得美国《财富杂志》2004年第3期发表过一组对癌症观察30余年的总结资料，耗资2000亿美元，刊出150余万篇论文，筛选上千个先导化合物，然其收效甚微，自称是未取得任何实质进步。从而认为要调整思路，学习东方人与自然和谐及个体化诊断的经验。而东方人的"治未病"的理念，正是最受关注的一个方面。

树德先生生前曾多次说过，中医治未病是最有广泛发展前景的医学。这些知识，在经典中细寻可见。还指出："经典是中医的根本。"其认为，《黄帝内经》，确立了中医学理论大厦的基石，成为2000多年来历代中医登堂入室的必经门径。

先生不主张死学经典，而是要求活学，要去领悟。树德先生说："中医学院的人老问我，怎么算学好了，我说，关键是学好中医理论。他们说，中医理论学过了，还是不行。我说：还要有悟性，要真的悟进去。为什么那么多和尚不都能成佛？那么多唱京剧的只有一个梅兰芳？你没那个悟性，没有悟进去。我就知道我们北京有这样一个老中医，《内经》《难经》倒背如流，一字不差，但看病效果不好，他是学死了，背死了。我经常劝西学中的同志，学中医就学好，把中医钻透了，再去结合。你学透了，治一个好一个，自然有人找你，再去结合西医，才真叫结合。"斯谓真是卓见！

张镜人

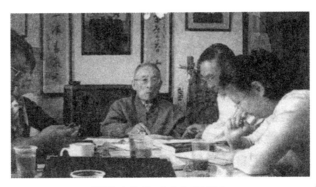

张镜人先生（中）和学生

"诊病不要受西医病名的局限，辨证论治就要从整体出发，细问病情，四诊合参，探求疾病本质，为八纲辨证、脏腑辨证、气血辨证提供依据。借助微观检测手段，为我所用。"

张镜人（1923—2009），张氏内科第12代传人，幼承家学，医文兼修，18岁悬壶沪上。300多年前，他的祖先即弃儒从医，悬壶济世。《上海县志》《上海续县志》中，载有张氏一门7代11人以医而名的事迹，可谓门楣光耀，名重一方。其曾叔祖骧云公，更是名冠大江南北。镜人先生童年入家族私塾发蒙，习诵《三字经》《四书五经》，同时夹学《汤头歌》《本草经》一类篇目。到了12岁，其家中开始遍请名医，安排他半日习文，半日学医。少年的镜人先生偏爱文学，诗词歌赋，长卷短篇，爱不释手，也很喜欢挥毫泼墨，行书作画。1945年，镜人先生独立应诊，医名渐起。1946年，先生以家传医师身份参加政府举办的抗战胜利后首届全国中医考试，在3000余名考生中脱颖而出，荣登不足300人的榜单。当时考试主要的项目是论文，题目是《亢则害承乃制论》，先生古文医典烂熟于胸，一看即知语出《内经》，挥笔而就2000余言，条分缕析，议论备至。自此被视为一代青年才俊，在上海中医界崭露头角。历年来，先生主编、参编了近20部学术专著，如《辞海》中医部分、《中医症状鉴别诊断学》、《中医症候鉴别诊断学》、《中医诊断学》及《中届中医鉴别》等。同时，先生坚持笔耕不辍，每有感悟心得，便及时记录，整理成文。

"勤以补拙，谦以代骄，慎以戒言，博以广知"，是镜人先生的座右铭。"勤"字当头，一直是被视为善治学者的本分，其曾总结自己的治学经验为"五勤"：勤学，勤读，勤问，勤写，勤实践。先生于工作闲暇常手不释卷，学习之勤，老而弥笃。

镜人先生内科临证外感热病，擅用淡豆豉、豆卷、桑叶、牛蒡子之品，尤其是淡豆豉，备受推崇。其几代先辈用之如神，镜人先生解其三昧。他总结指出，要以祛邪为要务，注重"表"与"透"：初则疏风解表发汗，进而清泄里热为主，透热转气，兼湿者必佐以化湿之品，热入营血者清营泄热，进一境，立一法，有规有章，"表"与"透"须贯穿始终。

先生治疗内科杂病，强调脾胃学说和活血化瘀法的应用，不为西医病名所限，同时主张"借助微观检测手段，为我所用"。在内科杂病临证，如急性感染性疾病、慢性萎缩性胃炎、病毒性心肌炎后遗症、冠心病、慢性肾炎、慢性肾功能不全、系统性红斑狼疮等，逐渐形成了自己独特的临床经验及学术思想，其显著特点是重视调理脾胃和活血化瘀治则。

先生认为，"脾胃强则诸脏强，脾胃弱则诸脏弱"，无论养生或治病都应重视脾胃。诊治慢性胃炎，确立升降并调、燥湿相适、寒温同用的治疗原则，并提出辨病分阶段，论治有"十法"。

"十法"，即清热和胃、疏肝和胃、益气养胃、养阴益胃、清化瘀热、调气活血、寒温相配、升降并调、化湿和中、消导悦胃。先生认为人体气血，贵在流通，一受病邪，气血必碍。血流泣涩，导致"恶血""蓄血""干血"等血瘀病变，莫不壅塞气道，阻滞气机。而造成血瘀的病因很多，因此，主张活血化瘀法的应用"必伏其所主，而先其所因"，由此出发，提出了活血化瘀法临床应用中的"五结合"，一是与行气相结合；二是与补气相结合；三是与散寒相结合；四是与清热相结合；五是与祛痰相结合。

镜人先生极善治胃肠病。其创"萎胃安冲剂"，治疗慢性萎缩性胃炎，疗效被中外医界高度肯定。

慢性萎缩性胃炎（简称CAG），是常见病，大概占胃镜受检者13.8%，在胃癌高发区可达28.1%，尤其是伴有肠上皮化生或不典型增生者，癌变可能性更大，至今尚缺乏特效药，一般认为腺体萎缩的病理改变很难逆转。镜人先生在多年探索慢性胃炎的基础上，进而致力于CAG的临床研究，借助现代科学诊断手段，创立了"调气活血"法。

斯疾多为胃粘膜腺体萎缩，还有的伴肠化、不典型增生。多属脾胃不和、气虚血瘀，主证是胃脘隐痛绵绵或刺痛，嘈杂，得食略减，多纳则胀满，精神疲乏，肠鸣便溏，脉细，舌苔薄，质淡红或暗红，微胖或边有齿痕，舌下静脉瘀紫或增粗。一般兼证是肝郁、湿阻、里热、阴虚。治疗每日服用萎胃安冲剂2小包，治6个月为1个疗程。

萎胃安冲剂基本组成：太才参、柴胡、炒黄芩、丹参、制香附、徐长卿等。随症加减：肝郁，加八月札、玉蝴蝶；湿阻，加陈佩梗、炒薏苡仁；里热，加连翘、知母；阴亏，加南沙参、川石斛；胃脘胀满，加炒枳实、佛手片；胃脘疼痛，加延胡索、九香虫；纳呆，加焦谷芽；嗳气，加旋覆花、代赭石；泛酸，加煅瓦楞子、白螺蛳壳；低酸，加乌梅、木瓜。伴肠化或不典型增生加白英、白花蛇舌草等。

印会河

"欲治病者，必先识病名。欲识病名，必中西结合。一病必有主方，一方必有主药。辨治重点在于认识疾病的病源和特征，从而选择主方、主药。如发热咳嗽，可见于感冒、肺炎、肺脓疡、肺结核，外感需解表；肺炎需清热解毒；肺脓疡要消痈排脓；肺结核需杀虫抗痨。病各有各的特性，治则有同有异，辨则有辨病、辨因、辨位。"

印会河（1923—2012），名石，字枕流，靖江人，其父印秉忠亦为名医，从小耳濡目染，锐志求学，值日寇侵华，家乡沦陷，乃弃学就医，1940年即开业，济世活人。1954年后在江苏省中医学校（现南京中医学院）任教，1957年奉调北京中医学院工作，先后担任附属医院内科主任兼内科教研组组长、温病中医基础教研室主任。1984年至1994年任中日友好医院副院长、专家室和学术委员会副主任，主编了全国中医院校《中医基础》三、四、五版教材。

会河先生学术思想开放。主张改革，力倡中医西医相结合，走中医现代化的道路，在继承中医传统理论的基础上，锐意发展，开拓创新，形成了独具特色的医疗风格。先生治学不仅确具创见，而且胆大，敢于发表不同见解。1984年，先生在笔者创办、主编的《中医药研究》杂志一期上，发表治医勿盲从，勿以伤寒为唯一的论文，引起学界震动，记得当年，何高民先生还向笔者拍了桌子，斥责放行其文的刊出。

早年先生的女儿在北京分司厅小学读书，是家姐卢晓玲的学生。先生之妻孙启基师母又和家姐来往甚多，笔者先父患疾，先生常自北门仓26号的平房宅第骑车来诊。孙启基师母是水利部水利水电出版社的编辑，人很和善，夫妻情笃，在会河先生晚年患病卧床的11年中，师母日夜陪护，以医院为家，极尽精心，很是感人。

会河先生是在2000年6月下旬出门诊突发脑梗死，当时先生是78岁高龄。当天甚热，等师母通知先生发病笔者驱车往至中日医院时，先生已人昏迷。2011年春，先生病情恶化，九月底，先生住进了重症监护病房，经过三个多月的最后治疗，终至不治。十月间，笔者赶赴中日医院探视，并由师母给了我们合影，昔年与先生一起在五合山度夏并肩骑驶，与先生一起席地烧烤情景，笔者在《中国中医药报》上刊文"印会河先生五台山骑驼"，先生让孙师母念后，嘴角笑得流涎不止的样子，依依都在，而先生于2012年1月10日，驾鹤而西游之，不胜惜哉！

会河先生20世纪70年代撰《中医内科新论》，当时有若干家出版单位欲出，但先生给笔者打电话，告之决定交笔者作责编，负责将其首版在山西推出。

会河先生独具特色的医疗风格，也是其对中国医药最大的贡献，除了统编的中医教材以外，就是先生在其善抓主症，而且经验系统、有条理，可操作、可重复性强。先生的"三十八集验方"，可谓中医临床甚为宝贵的巨大财富。

清解表热方：桑白皮10克，桑叶10克，菊花10克，黄芩12克，山豆根10克，鱼腥草30克，炙枇杷叶10克，芦根30克，生石膏30～45克（先煎）。功用清解表热。适应治感冒、急性支气管炎、肺炎、肺脓肿等呼吸道感染性疾患。斯方实质上是桑菊饮和银翘散的合方，经多年临床验证，收效甚捷。

小柴胡汤加减方：柴胡10克，黄芩15克，半夏10克，生石膏30克（先下），鱼腥草30克，山豆根10克，生姜10克。双解寒热，适于治疗上呼吸道感染、胆囊炎、早期肝脓肿。

此外，麻杏石甘汤加味、《千金》苇茎汤加味、清燥救肺汤加减、三甲复脉汤加减、小青龙汤加味、四神丸合附子理中场加味、戊己丸加味都有卓效。尤其是自创清利肠道方：桃仁10克，杏仁10克，生薏苡仁30克，冬瓜子（打）30克，黄芩15克，赤芍15克，马齿苋30克，败酱草30克。功用清理肠道，主治大肠病，亦是包括结肠炎、结肠溃疡在内的炎症性大肠疾病的最常用方剂。凡见大便垢不爽者，基本上即以此方治之，方系《金匮要略》中的大黄牡丹皮汤去大黄、芒硝等的猛攻峻下，重用败酱草、马齿苋的清热解毒，特别是马齿苋一味，民间用治菌痢，常以此一味煎汤服之辄愈。本方取效甚快，一般在1周内即有明显效果，且无不良反应。在此以前，会河先生也曾用过枳实导滞，木香导滞等方，虽有疗效，但不明显，又在初服药时，欲通不通，常致腹痛加重，便频增加。临床摸索出此方后，经用则无此弊端。慢性结肠炎，里急后重。便有粘冻，每逢寒凉或饮食不节或情志波动，症状加重，甚至便有脓血。痛楚不堪，纤维结肠镜或大便常规检查往往无阳性发现，抗生素有时只能取效于一时，有时用后出现便秘，腹胀，或肠道菌群失调等不良反应。本方集清肠解毒，开利肺气、活血逐瘀于一方之中，对便垢不爽，里急后重，脓血黏液，往往能取得满意疗效。此即所谓"行血则便脓自愈，调气则后重自除"之意耳。

除痰降火方：①痰火郁结型；柴胡10克，黄芩12克，半夏10克，青皮10克，枳壳10克，竹茹12克，制南星6克，龙胆草10克，栀子10克，合欢皮15克，首乌藤30克，葛根30克，礞石（先煎）30克，珍珠母（先煎）60克。②痰火狂乱型：柴胡10克，黄芩15克，半夏12克，青皮10克，枳壳10克，竹茹12克，制南星6克，龙胆草10克，栀子10克，合欢皮13克，首乌藤30克，葛根30克，菖蒲10克，远志6克，天竺黄10克，礞石（先煎）30克，珍珠母（先煎）60克另服：礞石滚痰丸每日上午服10克。功用除痰降火。适应于神经衰弱、精神分裂症、狂躁抑郁症。

化瘀通气方：柴胡10克，赤芍30克，丹参30克，当归15克，生牡蛎（先下）30克，广郁金10克，川楝子12克，桃仁12克，红花10克，桔梗10克，紫菀10克，土鳖虫12克。功用化瘀软坚，开利三焦。治胁腹胀痛较久，继发腹部胀满，腹胀不以饥饱为增减，一般夜间为重，渐变腹部膨大，击之如鼓，无移动性浊音（无腹水），两胁积块（肝脾肿大），证由肝炎继发，是由血瘀导致气滞。

化瘀通气排水方：柴胡10克，赤芍30克，丹参30克，当归15克，生牡蛎（先煎）30克，广郁金10克，川楝子12克，桃仁12克，红花10克，桔梗10克，紫菀10

克，䗪虫12克，椒目10克，葶苈子10克。功能化瘀软坚，开利三焦，排水消肿。治肝硬化腹水期，气臌而成水臌。

三金排石汤：海金沙（包）60克，川金钱草60克，鸡内金12克，石苇12克，冬葵子10克，滑石（包）15克，车前子（包）12克。功用利尿排石，尿石不尽加煅鱼脑石（黄花鱼头脑颅腔之两块硬骨）30克，以加强排石作用，痛甚者加琥珀末（分冲）3克，诸方等等，都极有临床价值。为医者当悉心、细致摹习之。

任继学

"学医要重视古文献和经典，不要纸上谈兵，真正理解和读透，用于指导临床。如果仔细研究古文献，就可以看到，有太多的记载证明中医理论不是凭空想象，而是有着非常系统论述的真科学。"

任继学（1926—2010），吉林省扶余人。任先生认为：中医学浩如烟海，必须特之以恒，勤奋苦读，才能学到中医的真髓。要从浅处起步，妙在浅而易知，从易处人门，从基础开始，逐步由低向高、精、尖发展，要有计划地学习经典著作，如《内经》《难经》《伤寒》《金匮》《温病条辨》等，先是粗读、泛读，了解全貌，找出重点，然后更精细地将诵、释、体会三者互用，深谙医理，探求经旨，最后客观地将所学的知识融会贯通，施于临床，指导实践。这种由浅入深，从源到流，呈阶梯式递增的学习方法，深为任先生所推崇，他说："循序渐进是一种学习方法，也是一个不能违背的客观规律，遵循这一规律，则必有所获，若反之则欲速而不达。"

任先生提出心分为神明之心和血肉之心说。前者是指脑神经而言，后者指心脏而言。心位于"肺下肝上"，"形如未开莲花"。"心为诸经之生……而血脉，脉气流于诸经。""此一主者，气血之根，生化之本，十二经之网维。""人心动，则血行于诸经。"所谓肺下肝上，是指心

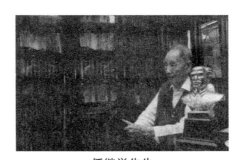

任继学先生

脏居胸腔，大如拳。"左右有肺"，"心尖略向左"，"色赤而鲜"，"体外圆滑，内腔如囊，中有横直隔膜相隔如户如房"，心脏主持血液循环。以肝的疏泄阳气，肾脏的阴精上交于心，借着自然界的诸阳之气渗透于中，转化为心气，在心气的鼓动和神明的调节下，使心脏不断地发生节奏性跳动，将血液输入血脉，循环于机体，然后由全身各处汇集的"各经之血，无不上会于肺"，从而构成机体的大小循环，担负着"食气入胃，浊气（精气）归心，淫经于脉，脉气流经，经气归于肺"，"肺主呼吸，司清浊之运化"的任务，保证了人的正常的生理活动。

任先生善思。认为内科学的病、证、症、候、理、法、方、药、调、防为核心的独特体系。区别以上10种特点的方法为辨证十法，通过辨证十法，把疾病特点分析出来，使辨证论治更清楚、更有把握。

任先生曾先后提出肺胀、胆胀、真心痛、脾心痛、厥心痛、时行感冒、虚损性肾衰、急性肾风、慢性肾风等20余种病名及系统的辨证论治理论。对于急性缺血性中风、急性出血性中风等，提出"气血逆乱、痰瘀内结、水毒伤害脑髓元神"的病机观。任先生认为，要进一步开拓中医理论的知识面，就要善于研究诸家，博览群书，博采广蓄，并细心揣摩，反复研究，摄其精要，主张采众家之长补自家之不足，取众家之精华为我所用。他说："读书须知出入法，始当求所以入，终当求所以出。"研究诸家学术，不可因循守旧，要圆机活法，知常达变，师古而不泥古。师古，是先学习，不可不知其说；不泥古，是重取舍，不可尽依其说，要明其理而活用其法以符真义。临证最忌执一方而御百病，要守一法而应万变。他对经方的研究造诣颇深。每临证时，既能执持，又能方圆，重视师其法而不泥其方。

学习贵在创新。学习是人及人类生活的一部分，而且是最重要的不可或缺的一部分。美国学者詹姆斯在《学无止境》中提出，传统的学习是维持性学习，学习者从中获取的只是固定不变的见解、观点、方法和规则，目的是应付已知的、重复发生的情况，增长学习者解决既定问题的能力，从而达到维持现存社会制度和现存生活方式的目的。

宋代诗人范成大提出："学力根深方蒂固。"《荀子·大略》说："君子之学如蜕，幡然迁之。"意谓君子的学习就像生物脱去皮壳一样，应当不断地变化更新。明代薛瑄指出："学不进，率由于因循。"学问没有长进，大多因为死守前人的结论。而要学有所成，就必须勤于思考，大胆探索，不能拘泥于前人的窠臼。宋人张载强调"学贵心悟，守旧无功"。就是说学习贵在内心领悟，即创新，抱守旧有的东西是不会有功效的。学人郭沫若说过："人是活的，书是死的。活人读死书，可以把书读活。死书读活人，可以把人读死。"任继学先生治学的思考、探索、总结、凝炼、归纳、提高，也昭示如斯。

门纯德

"他山之石，可以攻玉。治病也可以假途灭虢，旁敲侧击，对久病痼疾，即使是积聚结凝，也宜衰其大半而止，穷寇勿追，静以待时，养护正气，渐磨渐消，使人登寿域。"

门纯德（1917—1984），字秉洁，蔚县人。祖上明后流落至河北蔚县，在南留庄定居。世代务农。其祖父谓做人当洁己身，尚己志，为先生起名"纯德"，表字"秉洁"，取"素禀本洁"之义，崇学尚德，家风可见。先生年幼时即入私塾，勤于思考，精于辩论，善于举一反三。每言论事及物，滔滔不绝，旁征博引，常引裕俚之理，趣而作喻，说理明辨，人多折服。

20世纪20年代，政局动荡，战乱频仍，先生自学校毕业之后，目睹乡亲父老生活之艰，庸医误人，遂愤而倾志岐黄，自学中医。因无师承和家学，只能依靠自己的力量在医学道路上不断摸索。

先生是笔者的恩师，余与先生，交往极深。先生于1937年正式行医于乡里。时年抗日战争爆发，不久蔚县被日军占领。其间，先生因参加抗日活动，被日寇追捕。其母与妻为保护先生，拒绝说出先生的行踪而被打成重伤，几日后相继离世。遭此变故，先生不得不身背医书异地行医。面对战争中为疾病所苦的民众，先生愈发潜心钻研，勤于实践，十几年临证不倦，终成名医。

先生治学最大特点是极重兴阳法，以其法救治疑难重症，历历有验。另，惯以联合方组论治慢性杂病，经验独特，先生还以方精药简而著称于世。

治疗上，寒热即得其真，即当以峻剂直攻其本，如果畏缩逗留，则病必深固，有误人命。先生治急性病，对阴阳偏颇、水火失济的救治诸法，颇多新见。

如治一腺病毒性肺炎患儿，西医救治无效，院邀先生会诊。诊时见患儿高热、咳喘急促，呼吸困难，面色苍白，面微肿，口唇发绀，神志朦胧，舌质淡苔少，触其手足厥冷，脉极沉而细，指纹青紫。《伤寒论·辨脉法》云："凡阴病见阳脉者生，阳病见阴脉者死。"此患儿是阳病阴脉，为大逆，危矣。先生分析：小儿形气未充，脏腑娇嫩，感受外邪，传变较快。此患儿感受寒邪发热后，因酒精、冰袋用之过多，冰伏其邪，寒邪闭郁于表而发热，寒邪闭肺而咳喘，寒邪入里而损伤真阳，故此时应兴阳祛寒，放胆治之，方可有一线生机。于是，先生毅然用麻黄细辛附子汤，一剂，次日患儿喘促渐平。又服生脉散加芦根、黄芪、玉竹一剂，病遂愈。

先生临床，常用第一方、第二方递服，采取方组形式，互为补充，治贵乎灵活，辨贵精细，药贵大胆，疗效很高。临床善用经方，常言经方虽药味不多，但疗效奇特，往往立起沉疴。

曾用四逆汤治疗冠心病危症，新加汤治疗严重的神经官能症，越婢汤治疗急性肾小球肾炎，真武汤治疗慢性肾小球肾炎，芍药甘草汤治疗胃痉挛，黄芩汤治疗急性肠炎，小半夏加茯苓汤治疗肾病综合征的呕逆，甘草干姜汤治疗肺痿咯血，千金三物黄芩汤治疗产褥热，干姜人参半夏丸治疗妊娠恶阻，吴茱萸汤治疗梅尼埃病，半夏散及汤治疗慢性咽喉炎及暗哑，当归芍药散治疗习惯性流产，泽泻汤治疗高血压眩晕，白术附子汤治疗不孕症，桂枝甘草汤治疗失眠，大黄附子汤治疗急性肠梗阻等，皆有医案验案，且多奇效。

精方而专，重拳出击，目标明确，攻其一点，故收效甚捷，此亦为先生的临床特点。临床急危重症，往往突出表现为某一两个危急症状，成为亟须解决的主要矛盾，如元气亡脱证，见大汗淋漓，呼吸微弱，挽救欲脱之元气尤为紧急，尝以独参汤，单一味人参大补元气急以收功；再如白通汤治阳气欲绝证，仅以附子、干姜、葱白三味专于急救回阳。疑难杂病，一般证候错综复杂，令人无所适从，若初始治疗阶段，围绕一两个突出症状针对性治疗，常会有"柳暗花明又一村"之效。

先生除擅长运用经方外，还博采众长，虚心学习、收集偏方、验方。如治疗慢性前列腺炎常用的"白果蛋""将军蛋"，尺脉稍大者，用"将军蛋"，即把鸡蛋一端打一小口，将3克大黄粉入内，蒸熟，清晨空腹用淡盐水送服；尺脉沉细，下寒明显者，用"白果蛋"，即将白果捣成粉状，取其一钱入鸡蛋内，服法同上。另，如治疗胆道蛔虫症的葱汁汤，将大葱白500克切断，榨出葱汁，再用30克香油与葱汁搅匀后服下，可缓解胆道蛔虫所引起的剧烈腹绞痛。"商陆肉"方由30克五花猪肉和3克商陆共炖，治疗多例慢性肾炎尿毒症期的患者，效果亦好。

1984年夏，笔者邀先师赴太原讲学，当时由笔者牵头，倡办首届山西省著名中医学家学术经验交流大会。一时名家汇聚，先生身穿短衣，足踏布鞋，没有讲稿，手上只有一张写着数行提纲和两把小壶。当数以百计听众的目光都集中在他身上时，先生站在讲台中央，一手拎一把小壶，琅琅说道："我手中拿的这两把壶，一壶装茶，一壶装醋。我平生不离此二壶，我讲课就从茶与醋讲起。"独特的开篇语，吸引了众人，先生的演讲毫无造作和雕饰，从醋的治病作用和茶的养生门道，娓娓道出中医中药天然的，与天地相应的属性。讲述《黄帝内经》中病机十九条在临床中的重要作用，《伤寒杂病论》经方之祖的重要地位和自己临床惯用经方、时方杂糅的学术特点，讲到高潮时，掌声四起。讲到脱疽患者面临截肢，或因失眠多日而致狂躁急奔，自己也夜不能寐，亲自动手帮患者调药保住其患病肢体，用桂枝甘草使其安睡时，全场先是寂静无声，继而是掌声雷动。

先生说其喜茶嗜醋，实际还好酒。先生在太原讲学三天，讲毕后，笔者买好车票送先生上火车，特意买了一瓶贵州出的五粮醇酒，当天晚，先生到大同其宅，即饮此酒，第二天电话中告笔者曰斯酒"极好"。三日后，惊闻先生突逝，急急奔丧至大同医专，见先生身穿蓝色的中山装，已安卧于鲜花丛中，不禁跪拜于地，斯时斯景，至今回忆，亦感五内有恸！记得那天再往熟悉的先生卧室，看见数日前送与的五粮醇还在床头柜上，竟只有一点儿瓶底了，一询方知，先生嗜其酒，竟连日餐餐而饮！先生患的是突发脑出血，中风，确与劳累、激奋、暑热、饮酒相关，当笔者夜间守灵时，跪而再拜，深有自责，其酒作祟矣！其酒误人也！其酒令我师生阴阳相隔也！人说李白60岁醉后俯身捞月而逝；杜甫59岁"游岳祠，大水遽至，涉旬不得食，县令具舟迎之，乃得还。令尝馈牛炙白酒，大醉，一夕卒"（《新唐书·文苑传》）；我师亦60岁酒醉而终，酒之益乎？宜乎？罪乎？！

另，先生平生善用兴阳，而昔之盐山寿甫，亦好此道，常使自服硫黄。今而观之，昔张今门，皆英年涅槃，哲人其萎，修文地下，莫不兴阳之过耶？人道平和，阴阳相济，"反者道之动"（老子语），"日盈则昃，月盈则食"（《丰卦》），"毋太过"，还是不能偏也。文行于此，时值2012年壬辰中秋，云间仙霓籁寂，窗外皓魄当空，秋色平分而云衢千里皆明。夜思门师，填词一首，聊以为纪。

《沁园春·夜梦门师》

瞬息浮生，
人命如之，
低徊怎忘？
昨日雁北，
同榻一卧，
聆听难续。
哭泪洒天，
音容尤在。
灵飙一转，
丝丝悠远永仰瞻。
再思公，
茫茫隔两世，
闻声依磬。

仙踪神游泉路，
道山之三十年安否？
尘缘不曾断，
公之未死，
触绪永伤。
屡屡有忆，
清夜翻身
公容依旧。
先师未老仍如故，
笑如斯，
排云一鹤去，
遨霄不朽！